LA GLYCOGÉNIE ANIMALE

PAR

LE PROFESSEUR J. SEEGEN

DE VIENNE

Traduction par le Dr L. HAHN

Bibliothécaire en chef de la Faculté de médecine de Paris.

PARIS

G. MASSON, ÉDITEUR

LIBRAIRE DE L'ACADÉMIE DE MÉDECINE

120, Boulevard Saint-Germain, en face de l'École de Médecine

1890

LA
GLYCOGÉNIE ANIMALE

5043-90. — Corbeil. Imprimerie Crété.

LA GLYCOGÉNIE ANIMALE

PAR

LE PROFESSEUR J. SEEGEN

DE VIENNE

Traduction par le Dr L. HAHN

Bibliothécaire en chef de la Faculté de médecine de Paris.

PARIS

G. MASSON, ÉDITEUR

LIBRAIRE DE L'ACADÉMIE DE MÉDECINE

120, Boulevard Saint-Germain, en face de l'École de Médecine

1890

PRÉFACE

La statue en bronze de Claude Bernard s'élève sur un terre-plein, en face de l'entrée principale du Collège de France, l'établissement où s'exerça son activité, où furent menés à bien ses grands travaux. La main droite est appuyée sur une feuille de bronze figurant un rouleau de parchemin et pendant en avant d'une petite table sur laquelle repose la partie supérieure. Sur cette feuille sont gravées les indications des principaux travaux de l'illustre physiologiste; en tête, on lit : Glycogénie animale. Une mention sculptée sur le socle nous apprend que ce monument a été élevé à la mémoire du maître par ses élèves et ses amis.

Lorsque, il y a quelques semaines, je me trouvai en face de cette statue d'un homme que j'ai toujours vénéré, j'éprouvai une indicible émotion. Un des rayons de l'auréole dont ses découvertes ont entouré son front a pâli et ce n'est pas le moins brillant ; aucune main malveillante n'a contribué à ternir cette gloire. Des recherches sérieuses faites par un élève respectueux du savant ont paru démontrer que la glycogénie, considérée par Cl. Bernard comme une fonction vitale, n'était pas autre chose qu'un phénomène produit dans le foie après la mort, un phénomène cadavérique. Cette opinion parut confirmée par des recherches nombreuses de physiologistes estimables. On était persuadé que Cl. Bernard avait commis une erreur, que la glygocénie était, nous l'avons dit, purement cadavérique, malgré l'enthousiame soulevé il y a quarante ans par sa découverte.

Il est intéressant pour l'histoire de la science de voir jusqu'à quel point une idée doctrinale en vogue peut retentir sur l'expérimentation, jusqu'à quel point elle peut faire dévier dans une direction préétablie l'ordre des recherches; quelle importance acquièrent les observations en rapport avec elle, tandis que les observations contradictoires sont laissées au second plan. Cette théorie de la glycogénie cadavérique, qui est celle de Pavy, dominait tout; son influence était telle que l'un des premiers disciples de Cl. Bernard, un physiologiste éminent, allant plus loin que Pavy lui-même, ne pouvait rencontrer des traces de sucre ni dans le sang, ni dans le foie.

Dans les dernières années de sa vie, Cl. Bernard a publié un travail destiné à combattre les objections de ses adversaires. Ce travail n'eut pas le résultat attendu. La glycogénie hépatique resta un phénomène cadavérique. Ou bien on ne trouvait pas de sucre dans le sang, ou si on ne pouvait en nier la présence, on le considérait comme un élément accidentel d'origine alimentaire.

J'ai commencé, il y a environ douze ans, mes expériences sur la glycogénie hépatique; dès les premiers essais, j'ai acquis la conviction que la glycogénie est une fonction physiologique du foie; mais il fallait fournir des preuves en nombre suffisant pour dissiper tous les doutes.

Dans le cours de mes travaux, je m'efforçai de déterminer la quantité de sucre formée dans l'unité de temps, j'instituai des expériences pour reconnaître les matériaux aux dépens desquels se forme le sucre, je fis une série considérable de recherches, en expérimentant sur des animaux ayant jeûné ou soumis à des régimes variés, pour établir les relations qui existent entre l'alimentation et la glycogénie; enfin, je tâchai, par les procédés d'isolement du foie, à acquérir des données sur le sort ultérieur du sucre formé.

J'ai publié, il y a deux ans, une grande partie de ces expériences dans un recueil de mes travaux intitulé : *Études sur les échanges organiques* (1).

Ces études ne sont autre chose que les documents à l'appui de la doctrine que je viens soumettre aujourd'hui dans son ensemble aux médecins et aux physiologistes. Je donne d'abord le détail des méthodes que j'ai suivies dans mes travaux et que j'ai dû créer en grande partie. L'emploi de procédés défectueux a certainement été pour beaucoup dans l'insuccès qu'ont éprouvé tant d'expérimentateurs consciencieux recherchant le sucre soit dans le foie vivant, soit même dans le sang. Je poursuis ensuite les hydrates de carbone dans leur passage à travers le tube digestif; j'aborde enfin l'étude de la glycogénie hépatique, fonction qui ne dépend en rien du sucre introduit par l'alimentation.

Dans les premières recherches que j'ai faites, en collaboration avec Kratschmer, j'ai examiné le foie d'un grand nombre d'animaux vivants et dans tous les cas, sans exception, la quantité de sucre trouvée dépassa de plus du double celle trouvée par Cl. Bernard. Je ne me contentai pas de ce

(1) Seegen, *Studien über Stoffwechsel im Thierkörper*, Berlin, 1887.

résultat et chez plus de soixante chiens je recueillis isolément, par divers procédés, le sang de la veine porte et celui des veines sus-hépatiques; ce dernier était toujours de beaucoup le plus riche en sucre; enfin je démontrai par voie expérimentale que la glycogénie, qui persiste dans le foie après son extraction de l'organisme, n'est pas un phénomène cadavérique, mais, au contraire, le résultat de la survie de la cellule hépatique, et qu'il est possible d'accroître et d'entretenir l'activité glycogénique en prolongeant la vie de cette cellule par son contact avec du sang artériel.

Ainsi se trouvait démontré, et pour toujours, le caractère physiologique de la glycogénie; mais, pour se faire une idée nette de l'importance de cette fonction, il fallait en connaître l'étendue le plus exactement possible.

La détermination de l'accroissement du sucre dans le sang à sa sortie du foie et l'évaluation du volume de sang qui est amené à cet organe par la veine porte m'ont permis d'établir que de grandes quantités de sucre passent du foie dans le sang, que chez un chien de 20 à 30 kilogrammes, par exemple, le sang s'enrichit de plusieurs centaines de grammes de sucre dans les vingt-quatre heures.

Contrairement à Cl. Bernard, j'ai reconnu que ce n'est pas le glycogène, mais les substances albuminoïdes et les corps gras qui constituent les matériaux de la glycogénie; je constatai de plus que chez un animal, dont le poids reste invariable et qui est nourri exclusivement avec de la viande maigre, la plus grande partie de cette viande, ou si l'on aime mieux le carbone qu'elle renferme, sert à la formation du sucre; il en résulte, comme une conséquence nécessaire, que le sucre du sang doit suffire à l'accomplissement de toutes les fonctions physiologiques, en d'autres termes, *qu'il constitue la source dynamique de la calorification et de l'activité fonctionnelle.*

Ce n'est qu'en la comprenant ainsi qu'on apprécie toute l'importance de la glycogénie. Le sucre du sang est pour l'entretien de la vie ce qu'est le charbon pour le fonctionnement de la machine à vapeur; la vie cesserait par un simple arrêt de quelques heures de la fonction hépatique, le combustible, source de toute énergie, cessant de se former. Mais de même que la machine à vapeur ne fonctionne bien que si le combustible qu'on lui fournit est entièrement utilisé, la vie physiologique n'est possible qu'à la condition que le sucre du sang se trouve décomposé à mesure qu'il arrive dans la circulation; il n'est pas douteux que de nombreux dérangements de la machine animale doivent être attribués au trouble de l'équilibre entre l'apport et le déport, c'est-à-dire entre l'arrivée du sucre dans le sang et sa destruction. La doctrine de la glycogénie, avec l'étude des matériaux qui servent à la formation du sucre, ainsi que de l'étendue et de l'importance biologique de cette fonction, constitue l'une des pierres angulaires de toute la physiologie, et sa parfaite connaissance aura des conséquences pratiques d'une portée considérable, surtout pour la théorie du régime alimentaire.

Mon travail présente encore jusqu'à un certain point les caractères d'un plaidoyer; il s'agissait de combattre des objections justifiées ou non et de les réduire à néant par un riche faisceau de preuves. Déjà le nombre des contradicteurs a diminué : j'ai notamment éprouvé une vive satisfaction de voir J. Munk tenir compte de la doctrine actuelle de la glycogénie dans son excellent *Traité de physiologie*, qui répond si bien aux besoins des élèves. Bientôt cette doctrine sera appréciée à sa vraie valeur et occupera la place qu'elle mérite dans l'enseignement de la physiologie. Alors seulement la gloire du grand homme qui a découvert la fonction glycogénique du foie sera consacrée par un monument plus durable que l'airain, un monument qui aura ses fondements dans la science même et sera aussi impérissable qu'elle (1).

J. SEEGEN.

Vienne, janvier 1890.

---

(1) *Note du traducteur.* — Sur le désir de l'auteur, nous signalons ici une erreur regrettable qui de l'original a passé dans la traduction : à la page 210, le poids de glycogène musculaire d'un chien de 40 kilogrammes est évalué à 7 grammes au lieu de 72 (ligne 8 d'en bas) et à 16 grammes au lieu de 162 (ligne 5 d'en bas). Il est évident que les chiffres de la page 211 devront être modifiés dans ce sens. Ces corrections n'influent en aucune façon sur les conclusions de l'auteur quant au rôle du glycogène musculaire dans l'économie.

L. HAHN.

LA GLYCOGÉNIE ANIMALE

PREMIÈRE LEÇON

VARIÉTÉS DE SUCRE EXISTANT DANS L'ÉCONOMIE. — MÉTHODES POUR EN FAIRE L'ANALYSE QUALITATIVE ET QUANTITATIVE DANS LES TISSUS ET LES HUMEURS.

Il n'y a pas si longtemps que l'on sait que, abstraction faite de la lactose, du sucre peut prendre naissance dans l'organisme animal. De tout temps, il est vrai, un sucre d'origine animale, le miel, a servi dans l'alimentation, mais personne n'avait songé à en attribuer la fabrication à l'abeille elle-même. Le miel passait pour du sucre végétal, produit dans le nectaire d'un grand nombre de fleurs, sucre que les abeilles venaient récolter, qu'elles concentraient dans leur abdomen, puis déposaient dans les alvéoles comme une provision alimentaire. Tous les sucres connus étaient effectivement fournis par des plantes. Le sucre de canne ainsi que le sucre de raisin proviennent directement de végétaux; le sucre de malt, ou maltose, est le résultat de la fermentation de l'amidon des céréales sous l'influence de la diastase; les sucres obtenus dans les laboratoires et les fabriques résultent également de la transformation de substances amylacées d'origine végétale, de composition moléculaire voisine de celle du sucre. Dans quelques-uns des phénomènes de végétation les plus importants, dans la germination, la maturation des fruits, etc., la transformation de l'amidon en sucre joue un rôle capital. La formation de sucre n'est pas l'apanage exclusif de quelques plantes, c'est une fonction d'une importance vitale considérable pour tout le règne végétal ; c'est grâce à elle que l'amidon se trouve transporté d'un organe à l'autre, aussi l'a-t-on considérée longtemps comme une fonction spéciale, *exclusivement* propre aux végétaux.

La présence de sucre dans le lait aurait dû déjà faire pressentir que l'organisme animal est capable d'en fabriquer. Par cela même que la formation de la lactose est indépendante de l'alimentation chez les femelles de tous les mammifères, tant herbivores que carnivores, et qu'elle constitue l'une des fonctions normales de l'organisme pendant la lactation, on aurait dû se douter que la lactose ne provient pas d'aliments carbohydratés ; mais le fait fut mal interprété et ses conséquences si importantes passèrent inaperçues ; la formation du sucre de lait resta un phénomène capable seulement de se produire dans certaines conditions physiologiques, et on ne songea pas à la rapprocher des autres phénomènes d'échanges organiques.

Tiedemann et Gmelin les premiers reconnurent que certains ferments de nature animale jouissent de la faculté de transformer l'amidon en sucre et que ce processus commence déjà dans la bouche après l'introduction de substances amylacées ou féculentes. Mais c'est à Claude Bernard que revient la gloire d'avoir découvert la fonction glycogénique du foie et d'avoir démontré que la glycogénie est une fonction de l'organisme animal.

On verra dans le cours de ces leçons comment les faits observés par Claude Bernard furent interprétés tout différemment par la suite, et considérés comme de simples phénomènes cadavériques, comment cette opinion fut universellement agréée, comment enfin on n'a réussi que tout récemment à fournir à la découverte de Claude Bernard une base ferme et inébranlable, et bien plus, à reconnaître toute l'étendue de la fonction glycogénique et sa haute importance pour l'économie. Nous verrons que la formation du sucre est une fonction tout aussi naturelle de l'organisme animal que de l'organisme végétal, et même que la glycogénie est indispensable à la vie et à l'activité fonctionnelle du corps.

Il est dès lors intéressant de savoir quelles sont les variétés de sucre qu'on rencontre dans l'économie.

1° La variété la plus importante, celle qui se rencontre presque exclusivement dans les humeurs et dans les tissus, c'est, abstraction faite de la lactose, le *sucre de raisin* ou glycose. Le sucre que renferment l'estomac et l'intestin grêle après ingestion de matières amylacées n'est autre chose que du sucre de raisin. Il en est de même du sucre du sang et de celui formé dans le foie; de même aussi du sucre engendré dans les muscles par la transformation du glycogène. Enfin le sucre contenu dans l'urine dans certaines conditions pathologiques n'est pas autre chose que du sucre de raisin. Exceptionnellement on trouve encore dans l'organisme animal les variétés suivantes de sucre :

2° *Maltose.* — La maltose résulte de l'action de ferments tels que la salive et le suc pancréatique sur des solutions de glycogène. C'est du moins le résultat obtenu dans le laboratoire en faisant agir ces ferments sur des solutions glycogéniques ou sur de l'amidon. Dans l'économie la maltose ne paraît se rencontrer qu'exceptionnellement comme produit intermédiaire entre l'amidon et la glycose.

3° *Sucre de canne* et *sucre interverti.* — Après alimentation exclusive au sucre de canne, j'ai trouvé (1) dans l'intestin grêle du sucre interverti et dans l'urine en quantité assez notable du sucre de canne et du sucre interverti. J'ai rencontré ces deux espèces de sucre dans l'estomac de chiens nourris avec de grandes quantités de sucre de canne.

4° *Lévulose.* — Ce sucre se rencontre dans des cas extrêmement rares dans l'urine des diabétiques. Dans une observation de ce genre (2) j'ai pu établir que l'augmentation des amylacés

(1) Seegen, *Zucker im Harn bei Rohrzuckerfütterung und Beitrag zur Kenntniss der Umwandlung der Kohlenhydrate im Magen und Darmkanal. Studien über Stoffwechsel*, 1887.

(2) Seegen, *Ein Fall von Levulose im diabetischen Harn. Studien über Stoffwechsel*, 1887.

dans l'alimentation entraîne un accroissement de la quantité de lévulose, et par suite que la lévulose, aussi bien que la glycose dextrogyre, provient de l'amidon ou du sucre de canne dans le diabète léger.

5° *Inosite.* — On en a trouvé des traces dans un grand nombre d'organes, par exemple dans le myocarde, le foie, le poumon, la rate, etc. L'urine en renferme en outre assez souvent dans diverses maladies, spécialement dans le diabète.

Les trois dernières espèces de sucre dont il vient d'être question ne nous occuperont plus guère dans le cours de ces leçons. Quant à la glycose, nous aurons à l'étudier dans ses lieux de production, le canal intestinal, les muscles et le foie, et à la suivre dans ses migrations à travers le courant sanguin. Or, dans toutes les expériences que nous aurons à exposer, il s'agissait de faire le dosage exact de ce sucre dans les tissus ainsi que dans le sang. Quelles sont donc les méthodes les plus précises de dosage, celles qui permettent d'évaluer le plus exactement la proportion totale de glycose contenue dans les organes et dans le sang? Comme dans nos recherches nous aurons fréquemment à déterminer comparativement la quantité de sucre contenue dans des humeurs et dans des tissus qui ne le renferment qu'en faible proportion, il est indispensable avant tout de posséder des procédés qui permettent de doser la totalité du sucre sans perte aucune.

On ne peut s'empêcher parfois d'être étonné que le sucre normal du sang ait si longtemps échappé à l'analyse, que des chimistes éminents, tels que Lehmann, à qui revient une part essentielle dans la découverte de Claude Bernard, n'aient point rencontré de sucre dans le contenu de la veine porte, que des physiologistes comme Pavy et autres ne purent découvrir de sucre dans le sang extrait du cœur, ou n'en constatèrent que des traces dans ce liquide. La seule explication de ce fait remarquable, c'est qu'il n'existait point alors de procédé exact de dosage du sucre. Il ne nous est guère plus facile de comprendre aujourd'hui comment les physiologistes les plus autorisés ne purent trouver dans le foie, extrait de l'animal vivant, même des traces de sucre; or il n'est pas douteux que cet organe en renferme 0,4 à 0,5 p. 100. C'était encore un défaut de procédé, l'impossibilité de doser la totalité du sucre de l'organe, c'est-à-dire d'en isoler le sucre de telle manière qu'il fût facile d'en déterminer exactement la proportion.

Dans un grand nombre d'analyses il est important de reconnaître si, à côté du sucre, existent d'autres hydrates de carbone (glycogène, dextrine) et en quelle proportion; ajoutons que, pour doser exactement les hydrates de carbone, il est indispensable d'en recueillir jusqu'aux dernières traces. C'est le seul moyen qui permette de mettre bien en évidence la transformation de ces composés ternaires en sucre dans certains organes, et de démontrer pour le foie et d'autres organes que la formation du sucre est indépendante des proportions de glycogène qu'ils renferment, et ainsi de suite. Les méthodes d'analyse que nous allons exposer et que j'ai peu à peu développées dans le cours de mes travaux ont pour objet d'extraire la quantité totale de sucre et d'hydrates de carbone d'un tissu ou d'une humeur, pour en permettre le dosage rigoureux.

A. Dosage du sucre et des hydrates de carbone dans le foie. — On prend un morceau de foie qui pour la facilité des manipulations ne doit pas peser plus de 50 grammes; on le coupe finement avec des ciseaux, ou on le hache menu, puis on introduit le tout dans un vase métallique, dans lequel on verse de l'eau en abondance, et l'on fait bouillir. On maintient l'ébullition 10 à 15 minutes et plus, selon le degré de résistance du tissu. On extrait ensuite les fragments de foie et on les réduit dans un mortier à l'état de bouillie fine. On reverse cette bouillie dans l'eau et on la soumet à l'ébullition pendant quelques minutes, après quoi on fait passer le tout avec expression par de la toile épaisse, proprement lavée. On râcle avec une cuiller tranchante en fer-blanc le résidu de la filtration, et on le replace dans le mortier; on broie de nouveau jusqu'à consistance de bouillie fine et on introduit celle-ci dans de l'eau bouillante. Pour un fragment de foie d'environ 50 grammes, il faut répéter au moins six à huit fois cette opération; on lave ensuite la toile et l'on réunit l'eau de lavage obtenue avec les liquides filtrés. Enfin, on fait bouillir une dernière fois la bouillie hépatique dans de l'eau et l'on fait passer le liquide à travers la toile lavée et séchée, en l'exprimant d'abord avec la main, puis au moyen d'une presse. La petite quantité de liquide ainsi obtenue, recueillie dans un verre cylindrique, est soumise à des essais pour reconnaître le sucre et le glycogène. Si l'on n'en découvre pas de trace, on peut être sûr d'avoir complètement épuisé le foie. Dans le cas contraire, il faut râcler une fois de plus l'enduit resté sur la toile, réduire ce résidu en bouillie et le jeter dans de l'eau bouillante; enfin, procéder à de nouveaux essais jusqu'à ce qu'il soit bien démontré que le résidu ne renferme plus ni sucre ni glycogène.

Comme réactif du sucre on emploie la liqueur de Fehling. Des traces de sucre déterminent le dépôt d'oxydule de cuivre sur les parois du tube d'essai; ce dépôt se reconnaît infailliblement si l'on tient le tube contenant la liqueur bleue sur un fond foncé, par exemple sur la manche de la redingote. Il est préférable d'abandonner le tube d'essai pendant quelque temps; l'oxydule de cuivre, en quantité si minime qu'il soit, ira se déposer au fond.

Pour reconnaître le glycogène, on emploie de préférence de l'alcool à 93-95 p. 100. Les moindres traces de glycogène sont encore reconnaissables à l'anneau blanc qui se forme au niveau de séparation de la liqueur soumise à l'essai et de l'alcool qui surnage. J'ai vu réussir l'expérience même dans les cas où la solution d'iodure de potassium ioduré ne déterminait pas de changement appréciable de coloration. Les liquides réunis après les filtrations successives forment le plus souvent un volume de 10 à 15 litres; on les réduit au bain-marie à environ 200 centimètres cubes. C'est cette liqueur, mesurée et filtrée, qui sert au dosage du sucre et des hydrates de carbone. Voici comment on procède :

1° On mélange un volume donné de décoction de foie, environ 50 centimètres cubes, avec une quantité dix fois plus grande d'alcool à 93-95 p. 100, et après avoir bien agité, on abandonne le mélange pendant 24 heures, puis on filtre, on lave le résidu à l'alcool ou mieux on le détache du filtre en dirigeant sur lui une ou deux fois le jet d'une fiole à jet et on recueille le tout dans un verre cylindrique; enfin, on fait évaporer jusqu'à disparition complète de l'odeur d'alcool. J'ai remarqué qu'il est avantageux d'ajouter pendant l'évaporation à plusieurs reprises de l'eau distillée, parce que le produit est alors plus facile à filtrer. Le résidu, placé dans un verre cylindrique, est ensuite délayé dans l'eau de lavage du mortier, de manière à ramener le volume à environ 50 centimètres cubes; on filtre, puis on fait le dosage du sucre. On se sert de la liqueur titrée de Fehling, et le dosage se fait avec la même précision que dans toute autre solution aqueuse de sucre.

2° Le dosage des hydrates de carbone se fait de deux façons différentes :

a) D'après la méthode de Brücke, avec cette modification que l'on emploie de l'alcool fort ou mieux de l'alcool absolu, qui précipite non seulement le glycogène, mais encore tous les autres hydrates de carbone. Si l'on ne se préoccupe que du glycogène, on se contente d'employer de l'alcool à 60 degrés d'après les indications de Brücke. Le précipité obtenu est lavé et desséché, puis pesé.

b) Pour opérer la détermination quantitative de petites quantités d'hydrates de carbone, il faut s'adresser à la méthode indirecte, qui consiste à transformer les substances préalablement en sucre; c'est la plus exacte et la plus rapide. Dans ce but on traite 10 à 20 centimètres cubes du décocté, dans un tube de verre, par 2 à 4 centimètres cubes d'acide chlorhydrique à 10 p. 100, puis on ferme le tube à la lampe, on le place dans de l'eau bouillante et l'on maintient l'ébullition pendant dix heures. Je sais par expérience que dix heures suffisent pour la transformation complète des hydrates de carbone en sucre. Kratschmer, par des expériences faites directement avec des solutions de glycogène bien dosées, a démontré que le glycogène se transforme totalement en glycose au bout de huit heures, à la condition que sa proportion dans le liquide ne dépasse pas 1 p. 100. Au bout de ce temps, on retire le tube de verre de l'eau, on en verse le contenu dans un verre cylindrique, on lave à plusieurs reprises le tube de verre, et on réunit les eaux de lavage; on neutralise ensuite le liquide, on le réduit par évaporation à 50-100 centimètres cubes; on filtre et on dose le sucre dans le liquide filtré. Ici encore la liqueur titrée de Fehling donne des résultats absolument exacts. De la quantité totale de sucre dosé on déduit la proportion déterminée primitivement; la différence représente la quantité de sucre résultant de la transformation des hydrates de carbone.

B. Dosage du sucre et des hydrates de carbone dans les muscles. — Le muscle à analyser est finement haché, pesé, puis soumis à l'ébullition avec une grande quantité d'eau dans la marmite de Papin. S'il s'agit d'une petite portion musculaire prise sur un animal vivant ou immédiatement après sa mort, on pèse le fragment, on le divise finement et on le jette dans de l'eau bouillante, puis au bout de quelques instants on le déverse dans la marmite de Papin et on l'y fait encore bouillir 5 à 6 heures. On filtre ensuite le liquide sur une toile; on écrase le résidu de la filtration dans un mortier et on le fait bouillir dans une capsule de porcelaine avec une assez grande quantité d'eau. Le décocté est filtré, la bouillie qui reste exprimée, râclée avec la cuiller tranchante, écrasée dans le mortier, puis replacée dans de l'eau bouillante. Cette opération doit être pratiquée à plusieurs reprises, au moins six à huit fois. La bouillie musculaire restée sur la toile doit être chaque fois exprimée avec force au moyen de la main et, après décoction répétée cinq ou six fois, au moyen de la presse. On recherche le sucre et le glycogène dans les portions de liquide obtenues par expression, exactement comme on le fait dans le cas du foie. Si l'essai donne un résultat négatif, une nouvelle ébullition est inutile. Dans le cas contraire la masse presque feutrée qui reste sur le filtre doit être raclée de rechef avec la cuiller tranchante, broyée dans de l'eau en abondance, soumise à l'ébullition, en répétant cette opération jusqu'à ce que par un nouvel essai on ait acquis la certitude que la totalité des hydrates de carbone contenus dans le muscle se trouve réunis. Les divers décoctés réunis aux liquides précédemment obtenus sont réduits au bain-marie à un petit volume; on mesure ce volume et on filtre. Une portion déterminée de la liqueur filtrée est employée au dosage du sucre, une autre à celle des hydrates de carbone.

a) Le dosage du sucre peut se faire immédiatement dans le liquide filtré au moyen de la liqueur titrée de Fehling, ou bien on peut procéder comme dans le cas de l'analyse du foie, ajou ter dix volumes d'alcool, filtrer au bout de vingt-quatre heures, faire évaporer la liqueur alcoolique, dissoudre le résidu dans l'eau et doser le sucre dans la solution. Dans l'un et l'autre cas, le réactif de Fehling se trouve simplement décoloré, sans précipitation d'oxydule de cuivre ou de cet oxydule hydraté. C'est ce qu'ont aussi observé Meissner et C. Nasse. Évidemment la décoction musculaire renferme des principes qui empêchent la précipitation de l'oxydule hydraté ; c'est probablement la créatine qui doit être incriminée. Or la créatine se dissout dans l'alcool, et la difficulté reste entière si l'on veut faire le dosage du sucre dans l'extrait alcoolique. La fin de l'opération est indiquée par la décoloration complète de la liqueur de Fehling. Mon expérience personnelle m'a appris que le moment précis où la réduction est terminée ne se reconnaît pas aussi exactement que dans le cas où la réduction se manifeste par un dépôt d'oxydule de cuivre; il est donc indispensable de répéter les dosages, et l'on adoptera comme exactes celles de ces opérations dont les résultats concordent à peu de chose près.

J'ai tenté à plusieurs reprises de doser le sucre par la fermentation, et j'ai constaté, d'accord avec les observations de Meissner, que la fermentation se fait bien et en général très rapidement. D'après le volume du gaz obtenu je déterminais par le calcul la proportion de sucre qui représente en général les 90 p. 100 de la quantité trouvée par les liqueurs titrées. Les dernières portions de sucre paraissent résister à la fermentation; même en prolongeant l'expérience pendant plusieurs jours et après cessation complète du dégagement gazeux, le liquide réduisait encore le réactif de Fehling.

b) Il s'agit de doser non seulement le glycogène, mais encore tous les hydrates de carbone que renferme le muscle. On ne saurait ici appliquer la méthode employée pour le foie et qui consiste à transformer ces composés en sucre en chauffant une portion de la liqueur filtrée avec 2 p. 100 d'acide chlorhydrique dans un tube fermé à la lampe ; car le liquide extrait du tube et neutralisé est incapable de précipiter la liqueur de Fehling. Les principes qui s'opposent à cette précipitation sont restés dans le liquide chauffé. Je me suis dès lors adressé au procédé de Brücke, avec cette simple modification, comme il s'agit de précipiter tous les hydrates de carbone, d'employer pour cette précipitation de l'alcool absolu. Après vingt-quatre heures, on filtre et on lave à l'alcool le précipité resté sur le filtre. Comme ce résidu est faible en général, j'ai préféré ne pas doser ces hydrates comme tels, mais seulement après leur transformation en sucre. Après évaporation de l'alcool, le précipité resté sur le filtre est recueilli dans un verre cylindrique, puis dissous dans de l'eau et transformé en glycose, soit en totalité, soit en partie bien déterminée ; pour cela on l'additionne d'acide chlorhydrique à 2 p. 100 et on le chauffe dans un tube fermé à la lampe pendant dix heures ; le liquide extrait du tube et neutralisé est dosé par titrage. L'opération est aussi aisée que s'il s'agissait d'une simple dissolution de sucre dans l'eau.

Pour extraire du muscle la totalité du glycogène, Külz a proposé de le faire bouillir avec de la potasse (3-4 grammes de potasse avec 100 grammes de muscle en chauffant six à huit heures). Des masses musculaires volumineuses ne seraient vraisemblablement pas épuisées en entier par de l'eau seule. Mais pour de petites quantités, 60 à 80 grammes, cette méthode est bien suffisante. Je me suis assuré à plusieurs reprises que le résidu filtré ne renferme plus que des traces de glycogène. Comme dans mes essais il s'agissait de doser et le sucre et le glycogène, il ne fallait pas songer à chauffer avec de la potasse, pratique qui entraîne fatalement une modification de la proportion de sucre.

C. Dosage du sucre dans le sang. — La méthode ancienne pour débarrasser le sang des matières albuminoïdes consistait : 1° à traiter le sang par un poids égal de sulfate de soude ; 2° à le verser dans de l'alcool. Le premier procédé fournit, il est vrai, après filtration, une liqueur incolore, mais il présente deux inconvénients : d'abord une partie du sucre est retenue par le sulfate de soude après cristallisation; puis, pour permettre le dosage par titrage, il faut maintenir une température élevée afin d'empêcher la cristallisation du sulfate de soude dans la burette. Le second procédé ne permet pas de précipiter toute l'albumine, et de plus le résidu de l'évaporation renferme encore un grand nombre de principes qui entravent la filtration et prolongent l'opération outre mesure. C'est à ces imperfections des procédés qu'il faut attribuer les résultats négatifs ou presque négatifs obtenus par les anciens physiologistes.

Pour priver le sang des matières albuminoïdes, j'ai adopté le procédé imaginé par Schmidt-Mühlheim et Hofmeister pour le traitement des liquides renfermant des peptones, c'est-à-dire le traitement par le perchlorure de fer et l'acétate de soude.

Le sang, renfermé dans une capsule de porcelaine, est additionné de 8 à 10 volumes d'eau et chauffé graduellement. Lorsque la température du mélange commence à s'élever, j'ajoute d'abord une solution de perchlorure de fer, puis de l'acétate de soude, j'agite et je porte à l'ébullition. Si l'acidité est trop grande, j'ajoute une quantité suffisante d'une solution de carbonate de soude pour que la liqueur n'offre plus qu'une réaction acide faible. Si l'on a employé les deux solutions en proportion convenable, ce qui arrive toujours avec un peu de pratique, on obtient un coagulum dense, et le liquide qui surnage est limpide comme de l'eau. Un excès de perchlorure de fer ne nuit pas, car en élevant la température du liquide filtré, il s'élimine sous forme d'acétate de fer. La liqueur, soumise à l'ébullition, est filtrée à travers une chausse de toile et lavée à plusieurs reprises, puis la chausse est soumise à la presse, et tous les liquides sont réunis. Si le mélange présentait encore une légère coloration rouge, on y ajouterait quelques gouttes de perchlorure de fer, on chaufferait encore une fois et on filtrerait sur du papier. Le produit de la filtration est évaporé au bain-marie; on évalue le volume du résidu, on filtre et on dose le sucre dans le liquide filtré par les liqueurs titrées. Ce dosage est aussi aisé qu'avec une simple solution de sucre. J'ai à plusieurs reprises fait le dosage du sucre dans une très petite portion du liquide par la fermentation, et j'ai obtenu de 80 à 90 p. 100 de la proportion donnée par les liqueurs titrées.

Pour obtenir de bons résultats, c'est-à-dire un dosage exact du sucre, il est indispensable de n'opérer que sur de faibles quantités de sang. Si l'on traite une quantité trop grande de sang, il est difficile de débarrasser le coagulum totalement de sucre. Ceci n'est plus à craindre avec 40 à 50 centimètres cubes de sang; je me suis bien assuré que le résidu du coagulum soumis à la presse ne renferme plus de sucre.

Très souvent je n'ai opéré que sur 15 à 20 centimètres cubes de sang; cette quantité suffit pour faire deux ou trois bonnes analyses.

Dans quelques cas, j'ai employé, pour débarrasser le sang des albuminoïdes, un autre procédé, qui consiste à étendre le sang de 6 à 8 fois son volume d'une solution de chlorure de sodium à 2 p. 100, puis de chauffer le mélange après addition d'un peu d'acide acétique. Le liquide filtré est limpide comme de l'eau, mais le coagulum n'est pas aussi dense que par le procédé à l'acétate de fer et plus difficile à exprimer à la presse. Lorsqu'il s'agit de doser le sucre d'un mélange de foie et de sang, il est encore préférable d'employer le procédé à l'acétate de fer.

Si dans ce mélange il est nécessaire en outre de doser les autres hydrates de carbone, il ne faut pas employer l'acétate de fer pour précipiter l'albumine, car une partie du glycogène est englobée dans le coagulum, comme l'a observé Landwehr et comme je l'ai constaté moi-même.

Il est facile, dans ces conditions, de se débarrasser de l'albumine en chauffant le mélange avec de l'acide acétique qu'on ajoute par petites portions. La décoction renferme encore un peu d'albumine, mais ce principe n'entrave pas le dosage du sucre et du glycogène par les procédés décrits ci-dessus.

Un autre cas, dans lequel l'emploi de l'acétate de fer doit être proscrit, c'est quand il s'agit de doser l'acide lactique du sang, car la plus grande partie de cet acide disparaît, comme j'ai pu le constater par des expériences instituées *ad hoc*, dans lesquelles j'ajoutais moi-même de l'acide lactique au sang. Pour doser l'acide lactique, il suffit de débarrasser préalablement le sang de ses albuminoïdes en le chauffant avec quelques gouttes d'acide acétique; ce procédé donne de meilleurs résultats que le traitement à l'alcool.

DEUXIÈME LEÇON

FERMENTS DE L'ÉCONOMIE ANIMALE. — FERMENT DE LA SALIVE ET DU PANCRÉAS. — FERMENTS DE L'INTESTIN GRÊLE. — FERMENT HÉPATIQUE. — FERMENT MUSCULAIRE. — FERMENTS DIASTASIQUES DES SUBSTANCES ALBUMINOÏDES. — ACTION SACCHARIFIANTE DES BACTÉRIES.

On savait depuis longtemps que quelques ferments étaient capables, hors de l'organisme, de transformer l'amidon et le glycogène en sucre. La diastase d'origine végétale détermine cette transformation qu'accomplissent aussi certains ferments animaux, parmi lesquels la salive et l'extrait pancréatique sont les plus importants. Ce fut le point de départ des idées qui eurent cours sur la glycogénie dans l'organisme ; on la rapporta universellement à une fermentation. La production de sucre dans le foie était attribuée à l'action d'un ferment hépatique spécial sur le glycogène accumulé, et les opinions ne différèrent que sur un point, celui de savoir si ce ferment existe déjà et exerce son action pendant la vie ou s'il n'agit qu'après la mort. De même on attribuait la transformation du glycogène musculaire en sucre à l'action d'un ferment musculaire. Mes recherches, qui seront exposées plus loin, ont montré clairement que plusieurs de ces ferments sont des quantités imaginaires et que la glycogénie dépend d'autres facteurs. Cependant, pour faire la lumière sur cette question embrouillée qui occupe les physiologistes depuis une cinquantaine d'années, et pour en apprécier toute la portée, nous ne pouvons nous dispenser de passer en revue tous ces ferments et d'exposer tous les faits connus sur les ferments diastasiques.

Ferment de la salive et du pancréas.

La salive mixte, celle qui résulte du mélange des sécrétions des glandes sous-maxillaires et sublinguales et de la parotide, ainsi que l'extrait obtenu du pancréas en l'épuisant par l'eau ou la glycérine, possèdent la faculté de transformer l'amidon et le glycogène en sucre. On croyait jadis que cette *transformation en sucre de raisin* était *complète* pondéralement et rapide, et de plus que le glycogène et l'amidon passaient par un état intermédiaire, la *dextrine*, enfin que la formation du sucre n'avait lieu qu'après clarification complète du liquide, c'est-à-dire après transformation totale en dextrine. Dans des expériences personnelles (1) avec la salive mixte et l'extrait pancréatique je constatai que les choses se passent tout différemment. La formation de sucre *commence immédiatement*, dès que la salive ou l'extrait pancréatique sont mis en contact avec le glycogène, et bien avant que la solution glycogénique soit entièrement clarifiée une portion de celle-ci se trouve changée en sucre. La clarification des solutions renfermant jusqu'à 1 p. 100 de glycogène est complète au bout de 20 à 40 minutes. A ce moment la solution renferme déjà une proportion très notable de sucre; mais le processus glycogénique persiste encore pendant des heures et n'arrive souvent à son terme qu'en vingt-quatre heures, parfois même en quarante-huit heures. Cependant la plus grande masse de sucre se forme pendant les premières 20 à 40 minutes. Le résultat le plus important de mes recherches, c'est que le sucre ainsi formé *n'est pas du sucre de raisin*, mais un sucre qui fait dévier le plan de polarisation bien plus que celui-ci et possède un pouvoir réducteur bien moindre.

Le pouvoir rotatoire spécifique du sucre en question varie dans des limites assez étendues; il oscille entre 120 et 140°. Le pouvoir réducteur est environ les 68 p. 100 de celui du sucre

(1) Seegen, *Ueber die Umwandlung von Glycogen durch Speichel und Pankreasferment. Centralbl. f. d. med. Wissensch.*, 1876, n. 48; u. *Pflüger's Archiv*, Bd. XIX.

de raisin ou glycose. O. Nasse (1), qui *confirma* les résultats obtenus par moi et examina avec soin le sucre obtenu par fermentation, lui donna le nom de *ptyalose*.

C'est à Musculus et à Mering que revient l'honneur d'avoir préparé ce sucre à l'état de pureté et d'en avoir démontré l'identité avec la *maltose*. Ce sucre de fermentation ne se transforme entièrement en glycose qu'après avoir été chauffé avec de l'acide chlorhydrique ou de l'acide sulfurique dans un tube fermé à la lampe. Un produit de transformation qui apparaît en même temps que le sucre, c'est la dextrine, ou plutôt l'*érythrodextrine*, mais ce principe disparaît dès que le liquide cesse d'être opalescent. Aussitôt qu'il est devenu limpide, on ne trouve plus, à côté du sucre, que l'*achroodextrine*. A ce même instant la solution de glycogène n'est plus colorée en rouge par la solution d'iodure de potassium ioduré, et des quantités minimes d'alcool donnent en revanche un précipité blanc. L'achroodextrine se transforme graduellement en sucre jusqu'à ce que la fermentation soit entièrement terminée ; la quantité de sucre va en augmentant constamment, tandis que celle de l'achroodextrine diminue dans la même proportion.

Musculus a exprimé l'avis que, par l'action du ferment, l'amidon ainsi que le glycogène se dédoublent, avec absorption d'eau, en deux molécules de dextrine et une molécule de sucre de raisin, et que, ce dédoublement une fois terminé, toute action ultérieure de la diastase cesse, celle-ci ne possédant pas la faculté de transformer la dextrine en sucre.

Les faits viennent démentir cette vue théorique. Au moment où la solution de glycogène s'éclaircit, on n'y trouve plus ni glycogène ni érythrodextrine, mais du sucre et de l'achroodextrine. Dans cette solution limpide la proportion de sucre va constamment en augmentant, tandis que celle de dextrine diminue ; il n'est donc pas douteux qu'il y a transformation de la dextrine en sucre.

Lorsque la fermentation est terminée, l'addition de nouveau ferment n'entraîne plus de production de sucre, quoique la

(1) Nasse, *Bemerkungen zur Physiologie der Kohlenhydrate. Pflüger's Archiv*, Bd. XIV.

solution contienne encore une petite quantité de dextrine; celle-ci n'est précipitée que par de 'alcool très fort et ne peut être transformée en glycose que si on la chauffe avec un acide dans un tube fermé à la lampe. Nous avons donné à cette variété de dextrine le nom de *dystropodextrine*, en raison de sa grande stabilité.

La proportion de sucre engendrée par le ferment salivaire ou pancréatique est variable. D'après mes recherches, il s'en forme environ 38 à 42 p. 100 à la température ordinaire. A une température plus élevée, par exemple dans unesolution de glycogène abandonnée pendant deux jours sur le couvercle d'un poêle chauffé à 40-45°, la proportion monte à 47 p. 100. Au bain-marie, à une température de 50°, il se forme au bout de vingt-quatre heures 49 p. 100 de sucre, et cette proportion ne se modifie pas en prolongeant l'expérience de vingt-quatre heures. Une partie du liquide renfermée dans un tube fermé et chauffée au bain-marie fut maintenue pendant trente-six heures à une température de 50 à 60°. La proportion du sucre formé n'augmenta pas.

L'extrait pancréatique agit en général avec un peu plus d'énergie, mais jamais la proportion de sucre ne dépasse 50 p. 100.

Les chiffres ci-dessus indiquent la proportion de sucre évaluée en glycose. En évaluant la glycose en maltose, ils augmenteraient d'environ un tiers. Dès lors le chiffre le plus élevé atteindrait environ 70 p. 100. H. T. Brown et J. Heron (1), en faisant digérer de l'amidon avec de l'extrait pancréatique, trouvèrent après 40 à 50 minutes dans la liqueur environ 80 p. 100 de maltose et 20 p. 100 de dextrine.

Nous venons d'examiner l'action du ferment salivaire et pancréatique sur le glycogène hors de l'économie. Il est douteux qu'elle soit la même dans l'organisme animal. Dans celui-ci on ne rencontre que de la glycose, jamais de maltose, et nous aurons l'occasion de constater que, dans l'estomac et l'intestin grêle d'animaux nourris exclusivement de farine

(1) *Liebig's Annalen*, Bd CCIV.

de fécule, il ne se rencontre que de la glycose et point de maltose. D'autres facteurs que les ferments en question paraissent encore intervenir. Il est permis du reste de supposer que les ferments eux-mêmes, par une action prolongée, seraient capables de produire de la glycose. Du moins H.-T. Brown et Heron (1) ont fait voir que par une digestion prolongée avec l'extrait pancréatique la maltose produite se transforme graduellement en glycose. Même la digestion de maltose pure avec une infusion de pancréas détermine une transformation lente de ce sucre en glycose.

Ferments de l'intestin grêle.

Les sécrétions de l'intestin grêle possèdent une action diastasique, très modérée, il est vrai, lorsqu'on les expérimente hors de l'organisme. Des essais furent faits avec le liquide intestinal obtenu par le procédé des fistules de Thiry ou en épuisant l'intestin par la glycérine; les résultats, quant à l'action diastasique, furent toujours de médiocre importance. Paschutin a montré que l'action diastasique ainsi produite n'est pas supérieure à celle que donnent des infusions d'autres muqueuses. L'action est bien plus énergique, en revanche, lorsque la paroi intestinale est mise elle-même en contact avec la colle d'amidon. Dans les expériences de Bidder et Schmidt et dans celles d'autres physiologistes, de la colle épaisse d'amidon, renfermée dans des anses intestinales, était transformée déjà au bout de trois heures en une masse fluide renfermant du sucre en abondance. Les recherches de Brown et de Heron (2) sont également d'une grande importance à cet égard. Ces auteurs ont constaté de leur côté que l'infusion d'intestin n'exerce qu'une faible action diastasique sur l'amidon, tandis que le tissu lui-même la liquéfie rapidement. Ils se servirent pour leurs expériences du duodénum, des glandes de Brunner, du jéjunum, de l'iléon et des plaques de Payer. Ils constatèrent que ces tissus possèdent la faculté : 1° d'intervertir le sucre de canne;

(1) *Loc. cit.*
(2) *Loc. cit.*

2° de transformer l'amidon en maltose et en glycose. L'inversion du sucre de canne était relativement peu considérable et ne se produisait qu'à de hautes températures et le mieux dans le jéjunum et l'iléon. L'action sur l'amidon dissous était beaucoup plus énergique, et surtout intense sur la maltose. Ainsi en faisant digérer 100 centimètres cubes d'une solution de maltose avec 5 grammes d'intestin desséché renfermant les plaques de Payer, à une température de 40°, toute la maltose se trouva transformée en glycose au bout de 16 heures. D'après Brown et Heron, l'intestin doit principalement sa faculté diastasique aux plaques de Payer, car les portions du jéjunum et de l'iléon qui renferment les plaques de Payer sont précisément les plus actives, et leur principale activité consiste à transformer la maltose en glycose.

Ferment du foie.

La faculté glycogénique du foie est due, d'après Cl. Bernard, à un ferment spécial contenu dans cet organe. De même que dans la plante qui germe la diastase transforme l'amidon en sucre, de même le ferment du foie métamorphose le glycogène en glycose. Cl. Bernard place le ferment hépatique dans des cellules spéciales ou bien dans les espaces intercellulaires du foie, et assure avoir extrait ce ferment en épuisant le foie soit par l'eau, soit par la glycérine, et l'avoir isolé en le précipitant par l'alcool. Hensen (1) et von Wittich (2) affirment également avoir isolé le ferment hépatique. J'ai entrepris avec Kratschmer (3) de nombreuses expériences, d'après la méthode de von Wittich, pour préparer le ferment hépatique. Je me servis d'abord de foie de veau acheté chez le boucher. Il fut râpé, puis lavé pendant plusieurs heures, exprimé et additionné d'alcool absolu. L'alcool prit une grande quantité de sucre. L'opération fut répétée en changeant l'alcool après dix-huit à vingt-quatre

(1) *Virchow's Archiv*, Bd. XI.
(2) *Ueber das Leberferment. Pflüger's Archiv*, Bd VII.
(3) Seegen u. Kratschmer, *Beitrag zur Kenntniss der saccharificirenden Fermente. Pflüger's Archiv*, Bd XIV.

heures, mais le troisième et le quatrième bains d'alcool renfermaient également du sucre. Le tissu hépatique, desséché ensuite, fut finement broyé avec de la glycérine. L'extrait glycérique, filtré au bout de deux jours, renfermait encore du sucre. Aussi, pour les autres expériences, fîmes-nous usage de foies de lapin, qui furent rapidement lavés immédiatement après la mort des animaux, broyés et immergés dans de l'alcool absolu. Le premier bain d'alcool fut très chargé de sucre, mais le troisième et le quatrième bains n'en contenaient plus que des quantités minimes. Le tissu desséché fut ensuite broyé avec la glycérine ; celle-ci, après filtration, ne réduisait plus la liqueur cuprique. Mais cette même glycérine filtrée, mélangée avec une solution de glycogène, puis traitée par la liqueur de Fehling au bout de quelque temps, donnait le plus beau précipité d'oxydule de cuivre. On obtenait la même réaction en étendant d'eau la glycérine filtrée, qu'on traitait ensuite par la solution cuprique. Ces expériences mirent hors de doute que l'extrait glycérique renfermait les deux éléments de la glycogénie, le ferment et le glycogène.

La présence de ces deux éléments se manifeste encore par la formation de sucre dans l'extrait, après qu'il a été exposé à l'air et a absorbé de l'eau, tandis que, récent et privé d'eau, il ne réduit pas le réactif cuprique ; c'est que la présence de l'eau est indispensable pour la transformation du glycogène en sucre. C'est pourquoi la liqueur glycérique filtrée, maintenue à l'abri de l'air, ne possède pas le pouvoir réducteur, et ainsi s'explique qu'on ne se soit pas aperçu qu'à côté du ferment l'extrait renfermait encore en bien plus grande quantité du glycogène. Deux expériences très simples suffirent pour démontrer que le glycogène est entièrement soluble dans la glycérine, mais que la présence de l'eau est nécessaire pour permettre au ferment d'agir sur le glycogène dissout et le transformer en sucre. Nous broyâmes du glycogène desséché avec de la glycérine, et filtrâmes en présence d'acide sulfurique ; la liqueur prit une teinte très opalescente et fut additionnée de salive. Le mélange était entièrement dénué du pouvoir réducteur après un temps que l'expérience a montré suffisant pour obtenir la transformation d'une grande quantité de glycogène en sucre à l'aide de la salive. Mais la transformation commença aussitôt que le mélange fut additionné d'eau. Dans une deuxième expérience, on mélangea de la salive séchée sur l'acide sulfurique avec du glycogène sec. Puis sur le mélange on versa de la glycérine et on filtra dans l'appareil à dessiccation. Le liquide filtré ne réduisait pas le réactif cuprique ; mais il acquit rapidement le pouvoir réducteur après avoir été abandonné pendant quelque temps au contact de l'eau.

Il en est exactement de même du procédé de von Wittich appliqué au foie.

Dans le foie entièrement privé d'eau par le traitement à l'alcool absolu le glycogène et le ferment sont réunis. La glycérine broyée avec le foie desséché s'empare des deux principes, du glycogène et du ferment. Le ferment ne saurait agir sur le glycogène tant que la glycérine est privée d'eau. Si l'opération d'extraction est suffisamment prolongée, l'eau absorbée au contact de l'air suffit pour permettre la transformation du glycogène en sucre.

Nous voulions savoir s'il était possible d'isoler le ferment en le précipitant par l'alcool. L'addition d'alcool à l'extrait obtenu par la glycérine détermina la formation d'un dépôt blanc abondant. Sur le filtre ce dépôt se réduisit à une masse jaune et sèche. Ce dépôt desséché fut repris par l'eau, et une partie *a* de la solution additionnée de salive, une autre partie *b* abandonnée à elle-même. La partie *a* se transforma rapidement en un liquide très réducteur, tandis que la portion *b* n'acquit la même propriété que lentement, au bout de deux à trois heures. *Le précipité alcoolique renfermait donc une forte proportion de glycogène, associée à une petite quantité de substance saccharifiante.*

Ces expériences démontrent :

1° Qu'il est impossible d'isoler le ferment du foie;

2° Que le ferment extrait en même temps que le glycogène n'est doué que d'une activité minime, bien inférieure à celle du ferment salivaire.

D'autres expériences prouvèrent qu'on peut extraire du foie *cuit*, en même temps que le glycogène, un ferment dont l'activité saccharifiante est exactement la même que celle du ferment qu'on extrait du foie non cuit. Abeles (1) le premier a observé que dans du bouillon de foie absolument exempt de sucre on en retrouve après une nuit de séjour. Il en a conclu que le ferment du foie prend naissance après la mort. J'ai répété ces expériences. Je fis cuire des foies de lapins récemment sacrifiés, puis pratiquer un nombre de lavages suffisant pour que le bouillon n'offrît plus la moindre réaction de glycose. Ce même bouillon fut ensuite additionné d'eau salicylée. Déjà au bout de douze heures l'eau donna la réaction nette de la glycose, et celle-ci ne fit qu'augmenter en prolongeant le contact du liquide avec le foie. L'eau décantée fut filtrée, et le produit de la filtration additionné d'alcool. Il se produisit un précipité d'un blanc éclatant ; on le lava jusqu'à disparition de toute réaction glycosique. Le précipité desséché fut dissous dans l'eau, qui prit une teinte opaline. Une partie de cette solution, additionnée de salive, ne tarda pas à réduire le réactif cuprique ; une autre partie, abandonnée à elle-même, ne présenta une réaction faible qu'au bout de deux jours. Enfin, une troisième partie de ce liquide, additionnée d'une solution de glycose, ne donna également de réaction nette qu'après vingt-quatre heures. Les résultats obtenus avec le liquide extrait du foie cuit sont donc les mêmes qu'avec celui extrait du foie non cuit. Il renfermait une grande quantité de glycogène associée à une quantité minime de substance saccharifiante. Il n'y avait pas à songer à la possibilité d'isoler cette substance.

Dans une nouvelle expérience on précipita une décoction de foie par de l'alcool. Le beau précipité blanc fut lavé jusqu'à ce qu'il ne contînt plus de sucre. Après filtration, le résidu se dessécha en une masse gommeuse qui forma avec l'eau une solution opalescente offrant toutes les réactions du glycogène. Cette solution abandonnée à elle-même présentait déjà, au bout de trois à quatre jours, la réaction nette du sucre, et celle-ci n'alla qu'en augmentant par un contact prolongé de la solution avec l'air. Il n'y avait donc pas à penser ici à un ferment hépatique

(1) Abeles, *Beitrag zur Lehre von den saccharificirenden Fermenten. Med. Jahrbücher*, 1876.

développé après la mort, attendu que la décoction n'était plus en contact avec le foie. On ne pouvait admettre davantage que le ferment hépatique primitif, même s'il s'est trouvé dans l'extrait obtenu par l'eau bouillante, fût encore doué d'activité, attendu que tout ferment perd, comme on le sait, ses propriétés par l'ébullition. *La glycogénie dans le foie cuit ne saurait donc être attribuée à un ferment hépatique spécial.* Mais comme le ferment extrait du foie non cuit se comporte exactement comme celui extrait du foie cuit et présente la même action diastasique, *il est permis de douter que le foie renferme un ferment diastasique spécial.*

Ferment musculaire.

Meissner et O. Nasse attribuent la transformation du glycogène musculaire en sucre à un ferment musculaire propre. Je me suis efforcé de préparer ce ferment d'après les indications de von Wittich. De la viande finement hachée fut soumise à des lavages répétés à l'eau, puis épuisée par l'alcool absolu jusqu'à disparition totale de toute réaction glycosique. On la broya ensuite, après dessiccation à l'air, avec de la glycérine, et on filtra au bout de trois jours. On versa le liquide obtenu dans une solution glycogénique légèrement opalescente, et au bout d'une à deux heures, le mélange réduisait la liqueur de Fehling, mais l'opalescence ne disparut même pas au bout de 24 heures. Dans une expérience de contrôle avec le ferment pancréatique et la salive, l'opalescence disparut en moins de 30 minutes et la réduction du réactif cuprique fut beaucoup plus énergique. Une portion de la viande fut cuite, puis traitée comme la viande crue par la méthode de von Wittich; l'extrait par la glycérine se comporta exactement comme celui obtenu avec la viande crue *à tous les points de vue.* Si cette action dépandait d'un ferment musculaire, celui-ci serait nécessairement devenu inactif par la cuisson. *L'existence d'un ferment diastasique spécial aux muscles n'est donc pas plus certaine que celle d'un ferment hépatique.*

Action diastasique des substances albuminoïdes.

Comme, d'après nos expériences, les extraits du foie et des muscles cuits ou non cuits présentent la même action diastasique, très minime du reste, il y a lieu de penser que la saccharification ne dépend pas d'un ferment spécial au foie ou aux muscles.

Or, plusieurs auteurs, et avant tous von Wittich et Lépine, ont montré qu'un grand nombre de tissus renferment une substance saccharifiante. Von Wittich (1) assure avoir réussi à extraire, en petite quantité, il est vrai, un ferment diastasique du sang, du sérum sanguin, du tissu rénal, du cerveau et de la muqueuse de l'estomac ; il en conclut que ce ferment si répandu « n'est pas un produit de l'activité cellulaire du parenchyme de glandes, ou du moins n'a pas cette origine unique, que c'est bien plutôt un principe engendré dans les échanges organiques en général. »

Lépine (2) a trouvé dans tous les organes, excepté dans le cristallin, une substance diastasique, et il en a prouvé l'existence en portant des fragments des organes les plus variés, finement broyés, dans de l'amidon cuit additionné de beaucoup d'eau, qu'il laissait alors séjourner à une température de 8°. Il constata chaque fois la présence de sucre, quoique en proportions variables. Dans la première partie de son travail, Lépine paraît prendre ce corps diastasique pour un ferment, le même que von Wittich envisage comme le résultat des échanges organiques et comme pénétrant par diffusion dans les divers organes.

Cette vue ne cadre pas avec l'absence de substance diastasique dans le cristallin. Rappelons ici un fait observé par Cl. Bernard (3) : si l'on immerge de la fibrine du sang fraî-

(1) *Weitere Mittheilungen über Verdauungs-Fermente. Pflüger's Archiv.* Bd. III.

(2) Lépine, *Entstehung und Verbreitung des thierischen Zuckerferments. Bericht der k. sächs. Gesellsch. d. Wissensch.*, October 1870.

(3) Cl. Bernard, *Leçons de physiologie expérimentale*, t. II, 1856.

chement lavée dans de l'eau et qu'on expose le tout pendant quelques jours à la température ordinaire de l'été, le liquide filtré présente une action diastasique. Lépine a fait une expérience analogue avec le cristallin qui à l'état frais est dénué de propriétés diastasiques. Il le conserva pendant quatre jours pendant les chaleurs de l'été, puis y ajouta de l'eau renfermant de l'amidon ; au bout de deux jours le liquide contenait une quantité notable de sucre. Cette expérience et d'autres analogues lui ont fait admettre comme très vraisemblable *que le ferment ne préexiste pas dans les organes, mais s'y développe seulement pendant les expériences*.

Nous avons également fait des expériences avec des fragments pris sur les organes les plus variés, particulièrement avec de là substance des muscles, des reins et du cerveau. Mais, et c'est là ce qui distingue nos essais de ceux de Lépine et de von Wittich, nous avons d'abord fait cuire ces fragments et, après les avoir bien lavés, et vérifié, spécialement pour la substance musculaire, qu'ils ne renfermaient pas de sucre, nous les avons hachés menus et plongés dans une solution de glycogène. Dans tous les cas le liquide renfermait du sucre au bout d'un temps plus ou moins long, parfois même après quelques heures. Le cerveau cuit agit avec le plus d'énergie ; la solution glycogénique donna également la réaction du sucre d'une manière éclatante au bout de quelques heures. Impossible de songer à un ferment préexistant, la température de l'ébullition l'aurait détruite.

Tous les organes dont il a été question, quelque différentes que fussent leur structure et leur composition, avaient cela de commun qu'ils étaient de nature albuminoïde. L'idée devait donc venir naturellement de rechercher quelle serait l'action de l'albumine pure sur les solutions de glycogène.

Dans la première expérience que nous fîmes à cet égard, nous nous servîmes d'albumine pure du sérum. L'action de celle-ci sur le glycogène fut éclatante. Une solution aqueuse d'albumine mélangée avec une solution de glycogène détermina déjà après une heure sa transformation en sucre; plus le contact était prolongé, plus était grande la quantité de sucre formé.

Lorsque l'albumine était cuite et mise ensuite au contact du glycogène, l'action diastasique se manifestait plus tard, mais devenait très énergique au bout de deux jours.

Nos autres expériences furent faites avec des préparations chimiquement pures d'albumine de l'œuf, de caséine et de fibrine.

L'albumine de l'œuf se comporta exactement comme celle du sérum. Sa solution détermina au bout de peu d'heures la transformation du glycogène en sucre. La liqueur de Fehling fut colorée par l'albumine dissoute en violet et il se forma aussitôt un beau précipité rouge d'oxydule de cuivre. La caséine parut insoluble dans l'eau et ne produisit aucun effet sur la solution cuprique. Délayée dans l'eau, il lui fallut plusieurs jours pour faire apparaître des traces de sucre dans la solution glycogénique. Chose singulière, la même caséine, conservée pendant plusieurs mois, acquit une énergie diastasique bien plus grande, qui se manifestait déjà avec une intensité supérieure au bout de douze heures. Pour acquérir des données plus exactes sur le degré de solubilité de la caséine, on versa sur elle de l'eau distillée et on filtra au bout de vingt-quatre heures. L'acide acétique détermina un léger trouble dans le liquide filtré. Celui-ci, mélangé à une solution de glycogène, exerça une action diastasique, et après vingt-quatre heures de contact, la réaction du sucre fut des plus nettes. On versa une nouvelle quantité d'eau sur la caséine, et on recommença six fois cette opération, en laissant chaque fois l'eau en contact avec la caséine pendant vingt-quatre heures. L'acide acétique ne produisait aucun trouble dans les dernières portions de liquide filtré. En y ajoutant de l'alcool il se formait un léger anneau blanc au point de contact; il y avait donc encore des traces d'albumine dans le liquide; or la dernière portion filtrée agit encore avec une énergie remarquable sur la solution glycogénique, et au bout de deux jours la liqueur de Fehling y détermina la réaction la plus nette. Il suffit d'avoir fait cet essai une fois pour reconnaître d'une manière indubitable qu'on a affaire ici à un ferment diastasique. L'action de l'eau de lavage de la caséine sur le glycogène se distingue simplement de celle de la salive, par exemple, par une action plus lente, tandis que la propriété caractéristique des ferments, celle d'agir à doses excessivement faibles, se présente précisément, dans le cas de l'eau de lavage de la caséine, de la manière la plus éclatante.

Dans une autre expérience, l'un de ces liquides de lavage, dans lesquels l'alcool ne décelait plus que des traces d'albumine, fut divisé en deux portions égales. On mélangea immédiatement l'une des portions *a* avec une solution de glycogène. La seconde portion *b* fut soumise à l'ébullition avant d'être mise en contact avec une solution glycogénique, Dans le liquide *a* la présence du sucre put être reconnue après vingt-quatre heures, dans la solution *b*, après trois jours seulement. L'ébullition avait détruit le ferment, mais celui-ci s'était reformé dans la liqueur renfermant des traces d'albumine.

Ni la caséine en supension, ni la solution aqueuse de caséine ne produisent avec la liqueur cuprique alcaline la réaction connue de l'albumine. La réaction de la glycose ressort par cela même d'autant plus belle et plus nette.

La fibrine en suspension dans l'eau est absolument sans action sur une solution de glycogène; on ne réussit pas mieux avec l'eau de lavage de la fibrine. C'est que la fibrine est totalement insoluble dans l'eau, et dans l'eau de lavage filtrée il n'est possible par aucun procédé de déceler même des traces d'albumine. Si à de la fibrine on ajoute une lessive de potasse, on obtient une légère coloration violette de la solution cuprique, mais même cette liqueur alcaline reste sans action sur le glycogène.

Les résultats obtenus avec la fibrine démontrent que l'*action diastasique est due à un corps albuminoïde soluble dans l'eau.*

Ce fait ressort encore d'une autre expérience faite sur la fibrine. A l'occasion de la dissection d'un animal, nous prîmes dans le cœur un caillot fibrineux; il fut soumis à des lavages pendant plusieurs jours, au bout desquels il devint d'un blanc éclatant, et à peu près semblable à la pâte de papier la plus fine.

On y versa une nouvelle quantité d'eau, on filtra après vingt-quatre heures et on mit le liquide filtré en contact avec une solution de glycogène. Il se forma du sucre dans l'espace de dix-huit à vingt-quatre heures. Toutes les eaux de lavage obtenues successivement exercèrent un effet semblable. Mais dans toutes l'alcool permettait de déceler une substance albuminoïde dissoute; la fibrine avait donc entraîné, malgré les lavages, quelque corps albuminoïde soluble, ou bien elle était elle-même encore partiellement soluble et ne perdait sa solubilité complètement que par la dessiccation.

Cl. Bernard (1) abandonna à elle-même de la fibrine du sang pendant les chaleurs de l'été : au bout de peu de jours une portion de la fibrine, selon lui, se serait dissoute, et la solution aurait acquis la faculté de transformer de l'empois d'amidon en sucre. Cl. Bernard considère le ferment formé comme un produit de décomposition. Pour lui il en est de même du ferment salivaire, et il affirme que la salive est d'autant plus active qu'elle a été sécrétée dans des conditions pathologiques plus sérieuses, c'est-à-dire que la décomposition de quelqu'un de ses éléments et en particulier du mucus buccal a été plus intense.

Ces vues sont contredites par les faits suivants : la salive parotidienne, prise directement dans la parotide, possède une action diastasique extrêmement énergique ; l'extrait pancréatique frais possède un pouvoir saccharifiant non moins énergique.

Pour nos essais avec les tissus de divers organes nous nous servions d'animaux mis à mort ; en admettant même que la décomposition aurait commencé, dans le cerveau par exemple, quelques heures après la mort, et qu'ainsi fût né l'élément diastasique, on ne pourrait en dire autant des substances albuminoïdes chimiquement pures, telles que l'albumine du sérum, l'albumine du sang ou la caséine ; or ces principes, mélangés avec de l'eau ou dissous dans celle-ci, provoquent, à la température ordinaire des appartements, la transformation la plus nette du glycogène en sucre. Au contraire la fibrine chimiquement pure et totalement insoluble n'a pas exercé cette action diastasique, même après un contact prolongé pendant plusieurs jours avec le glycogène.

Voici en résumé les résultats de nos expériences :

(1) *Loc. cit.*

Les tissus albuminoïdes, ainsi que les corps albuminoïdes solubles totalement ou partiellement dans l'eau, possèdent la faculté, par un contact plus ou moins prolongé avec le glycogène, d'exercer une action saccharifiante. L'ébullition de la liqueur renfermant un corps albuminoïde suspend momentanément cette action diastasique ; celle-ci reprend au bout de deux à trois jours. *Il suffit de traces d'albumine pour obtenir une action saccharifiante.*

Qualitativement l'action des corps albuminoïdes en question est identique à celle de la salive et de l'extrait pancréatique. En revanche, ces substances présentent une différence essentielle au point de vue de la *quantité*, et par suite de la rapidité de l'action diastasique. Ainsi dans une solution de glycogène mise en contact avec de la salive et de l'exrait pancréatique on trouve du sucre après quelques minutes déjà, tandis que pour les substances albuminoïdes une à deux heures au moins sont nécessaires; les eaux de lavage de la caséine et les albuminates soumis à l'ébullition ne deviennent actifs qu'après un ou deux jours, et la quantité de glycose formée est toujours infiniment plus petite qu'avec la salive et l'extrait pancréatique.

Des bactéries interviennent-elles dans l'action diastasique? c'est ce qu'apprendra l'avenir. D'après Wortmann (1), les bactéries sécrètent un ferment diastasique, et Maly lui-même rapporte l'action diastasique qui se développe dans l'intestin grêle à des bactéries.

D'après Nägeli, les Schizomycètes sécrètent un ferment particulièrement énergique.

Kratschmer trouva qu'une solution de glycogène, conservée dans un tube d'essai, fermé avec un bouchon de ouate, ne réduisait par la liqueur cuprique, tandis qu'une solution semblable, contenue dans un vase ouvert, ne tarde pas à renfermer des quantités manifestes de sucre. Une goutte de cette solution fourmillait de bactéries.

Pick (2) a fait des expériences directes sur l'action saccharifiante des bactéries ; il inocula des solutions stérilisées de gly-

(1) *Maly's Jahrbücher*, 1882.
(2) *Wiener klin. Wochenschrift*, 1889.

cogène avec des cultures pures de diverses espèces de bactéries et les abandonna après occlusion à la ouate; or ces solutions ne tardèrent pas à présenter une action réductrice. Celle-ci différait d'intensité selon le bacille employé; le pouvoir réducteur était surtout énergique avec les bacilles blanc et vert-jaune de l'air. Le sucre formé était de la maltose. Ces expériences démontrent clairement « qu'il existe des microorganismes qui possèdent la faculté de provoquer la formation du sucre dans des solutions de glycogène. » Quant à la question de savoir si l'action diastasique de divers organes, de diverses humeurs ou des corps albuminoïdes doit être rapportée à des bactéries, des expériences nouvelles, faites d'après un plan tout différent, pourront seules la résoudre.

TROISIÈME LEÇON

FORMATION DE SUCRE DANS LE TUBE DIGESTIF, LA BOUCHE, L'ESTOMAC ET L'INTESTIN GRÊLE. — NATURE DU SUCRE FORMÉ.

Avant d'étudier la glycogénie telle qu'elle se présente dans l'économie indépendamment de l'alimentation, nous devons rechercher ce que deviennent le sucre ou les hydrates de carbone, voisins du sucre, introduits avec les aliments.

Les hydrates de carbone les plus importants qui servent dans l'alimentation sont le sucre de canne et la farine. Les opinions sont très divergentes quant à la digestion du sucre dans l'estomac. Maly (1) affirme qu'il n'y est pas altéré. Pour Hoppe-Seyler (2), il ne se transforme pas ou se convertit très lentement en sucre interverti. D'après des recherches approfondies de Leube, le suc gastrique serait capable d'intervertir le sucre de canne. H.-T. Brown et J. Heron (3) ont trouvé dans l'intestin, et spécialement dans les plaques de Payer, un ferment susceptible d'intervertir le sucre de canne. Quant à la fécule, la salive commence déjà sa transformation en sucre, c'est-à-dire en maltose. Mais les aliments séjournent trop peu de temps dans la bouche pour que cette action de la salive soit bien appréciable. D'après les recherches si étendues de Brücke (4), la fécule est transformée par la digestion gastrique principalement en érythrodextrine. De sucre il n'y avait point ou seulement des traces. La formation du sucre commencerait seulement dans

(1) Maly, *Chemie der Verdauungssäfte. Hermann's Handbuch der Physiologie.*

(2) Hoppe-Seyler, *Physiologische Chemie*, 1881.

(3) *Loc. cit.*

(4) Brücke, *Studien über die Kohlehydrate. Sitzungsberichte der Akademie der Wissenschaften*, Bd LXV.

l'intestin grêle sous l'influence du suc pancréatique. D'après Hoppe-Seyler, la fécule pas plus qu'aucune espèce de sucre ne saurait être digérée par le suc gastrique. Le suc pancréatique le transformerait rapidement en achroodextrine et en sucre. Ellenberger et Hofmeister (1) ont fait des expériences nombreuses sur la digestion stomacale chez des chevaux et des chiens. Ils trouvaient déjà une proportion notable de sucre dans l'estomac, et celle-ci était de 2 à 3 p. 100 au moins si la recherche en était faite dans les premières heures qui suivaient l'ingestion des aliments. H. Goldschmidt (2) est arrivé à des résultats absolument semblables.

J'ai entrepris moi-même une série d'expériences sur des chiens que je nourrissais avec du sucre de canne, des pommes de terre, du riz et de la galette de fécule. Les animaux étant sacrifiés, on ouvrait largement leur abdomen; l'estomac et l'intestin étaient liés séparément, puis incisés, et le contenu déversé dans des récipients distincts; ces organes étaient lavés à plusieurs reprises par un jet d'eau distillée, puis les eaux de lavage réunies au contenu de l'estomac et de l'intestin; enfin, on analysait les matériaux recueillis.

A. Alimentation par le sucre de canne. — I. — L'animal ingère pendant sept jours 100 grammes de sucre de canne par jour. Il est sacrifié deux heures après le dernier repas.

1° Le contenu de l'estomac étendu par les eaux de lavage occupe 500 centimètres cubes; le saccharimètre donne 7 p. 100 de sucre (évalué en glycose); la liqueur de Fehling 0,337 p. 100 de sucre; après ébullition avec l'acide sulfurique la proportion atteint 5 p. 100.

2° Dans l'intestin grêle $0^{gr},280$ de sucre.

II. — L'animal prend 100 grammes de sucre par jour pendant huit jours. Après ingestion d'une dernière dose de 84 grammes de sucre, il est sacrifié.

1° Contenu de l'estomac modérément acide; par le saccharimètre 8,7 p. 100 de sucre, par réduction 0,13 p. 100.

2° Le contenu de l'intestin grêle renferme 0,117 p. 100 de sucre, et 0,102 p. 100 après ébullition avec l'acide chlorhydrique.

III. — L'animal est nourri pendant huit jours à raison de 100 grammes

(1) *Archiv f. wiss. u. pr. Thierheilk.*, Bd VIII u. Bd XII.
(2) *Die Magenverdauung des Pferdes. Zeitschr. f. physiolog. Chemie.* Bd X.

de sucre par jour; on le met à mort 3 heures plus tard après ingestion d'une dernière dose de 70 grammes de sucre.

1° Estomac plein, contenu acide; au saccharimètre 10,7 p. 100 de sucre, par réduction 0,3 p. 100.

2° Contenu de l'intestin grêle avec 1,25 p. 100 de sucre par réduction, 1,14 p. 100 après ébullition avec l'acide chlorhydrique.

Après filtration du contenu sur du noir animal, le dosage donne, par déviation (à gauche) du plan de polarisation 0,5 p. 100, par réduction 0,85 p. 100 de sucre.

IV. — L'animal reçoit pendant 7 jours 100 grammes de sucre par jour. Quatre heures après ingestion d'une dernière dose de 80 grammes de sucre, il est sacrifié. Une circonstance imprévue ne permet d'examiner le contenu de l'intestin et de l'estomac qu'au bout de 24 heures. Les deux liquides sont très acides.

1° Contenu de l'estomac : rien par le saccharimètre; par réduction 0,12, après ébullition avec un acide 0,3 p. 100 de sucre.

2° Contenu de l'intestin : traces impondérables de sucre.

V. — L'animal est mis à mort après ingestion d'une dernière quantité de 100 grammes de sucre. Contenu de l'estomac faiblement acide; au bout de 24 heures très acide. Pas de traces de réduction, réaction énergique de biuret. Contenu intestinal examiné au bout de 24 heures, très acide, réaction très minime.

Ces expériences nous apprennent : *a. Que l'estomac est capable d'intervertir le sucre;* à côté d'une grande quantité de sucre de canne se trouve toujours une proportion notable de sucre doué du pouvoir réducteur. Ce qu'il y a de particulier, c'est que dans les trois expériences où du sucre a été trouvé, il y en avait toujours environ 0,30 p. 100 réduisant la liqueur cuprique. En se rappelant que l'estomac absorbe certainement du sucre, ce chiffre minime en apparence plaide également en faveur d'une inversion énergique.

b. Le contenu de l'intestin grêle ne renferme pas de sucre de canne, car dans les expériences II et III le contenu filtré après ébullition avec un acide n'est pas plus riche en sucre qu'avant. (La petite différence observée ne dépasse pas les limites des erreurs d'observation.) S'il y avait là du sucre de canne, celui-ci serait interverti par l'ébullition avec un acide et après ébullition la proportion de sucre donnée par le dosage deviendrait plus grande. Le sucre contenu dans l'intestin grêle est du sucre interverti, car la liqueur filtrée sur le noir animal (exp. III) donne 0,5 p. 100 de sucre au saccharimètre (déviation à gauche) et 0,8 p. 100 en employant les liqueurs titrées.

L'absence de sucre de canne dans l'intestin grêle démontre que *l'inversion du sucre se passe tout entière dans l'estomac* et que le sucre réducteur qui en résulte est absorbé à mesure de sa formation.

c. Vingt-quatre heures après la mort et probablement plus tôt il n'existe plus de sucre dans l'estomac et il n'y en a que des traces dans l'intestin. Le contenu de l'estomac et de l'intestin grêle est très acide, le sucre s'est converti en acide lactique. Probablement cette transformation se produit déjà beaucoup plus tôt; c'est pourquoi on a conseillé de faire rapidement l'examen du contenu de l'estomac et de l'intestin de l'animal sacrifié, si l'on veut obtenir une notion exacte en ce qui concerne le sucre.

J'ai fait deux expériences pour savoir si le sang de la veine porte contient du sucre de canne. Le sucre y fut dosé par un procédé approprié, puis 20 centimètres cubes de la liqueur destinée au dosage furent chauffés pendant douze heures avec 4 centimètres cubes d'acide chlorhydrique à 10 p. 100 dans un tube fermé à la lampe; on fit un nouveau dosage du liquide extrait du tube et préalablement neutralisé. La proportion de sucre fut trouvée identique dans les deux cas.

1re Expérience.	Proportion de sucre dans le sang de la veine porte....	0,217
	— dans la liqueur chauffée avec l'acide.	0,212
2e Expérience.	Proportion de sucre dans le sang de la veine porte....	0,107
	— dans la liqueur chauffée avec l'acide.	0,102

L'analyse ne permet donc pas de constater la présence de sucre de canne. Cependant je nourris plusieurs chiens avec du sucre de canne (1), puis après un jeûne de deux jours je leur donnai en une fois 100 à 120 grammes du même sucre. On recueillit l'urine et on y dosa le sucre par le saccharimètre, par la fermentation et par les liqueurs titrées, et l'on reconnut que l'urine renfermait à la fois du sucre de canne et du sucre interverti. L'excrétion de sucre constituait 2 à 4 p. 100 de la totalité ingérée et le sucre de canne entrait pour environ 1/4 à 1/3 dans la quan-

(1) Seegen, *Ueber Zucker im Harn bei Rohrzuckerfütterung. Pflüger's Archiv*, Bd. XXXVII.

tité éliminée. Ces essais prouvent catégoriquement que du sucre de canne doit pénétrer dans le sang de la veine porte. La contradiction apparente des résultats obtenus dans ces expériences avec ceux de l'analyse directe du sang de la veine-porte s'explique, comme l'a déjà montré Flügge, par cette circonstance que la proportion de sucre qui passe dans le sang de la veine porte est trop faible pour être déterminée par nos moyens de dosage. Ainsi, par exemple, dans la première expérience d'alimentation par le sucre de canne (1) furent ingérés 520 grammes de sucre de canne et excrétés 15 grammes de sucre de canne et de sucre interverti, soit par jour environ 3 grammes de sucre, dont environ les 3/4 sont du sucre interverti. Il pénètre donc journellement dans la veine porte 0gr,6 à 0gr,8 de sucre de canne, qui est entraîné dans la circulation. En admettant même qu'il ne passe que 200 litres de sang dans la veine porte dans les vingt-quatre heures, la proportion de sucre de canne dissoute dans ce sang s'exprimerait à peine par une 4e décimale et l'on conçoit qu'une quantité si minime ne soit pas dosable. Il est permis de supposer cependant qu'à un moment donné, lorsque l'absorption de sucre de canne est à son maximum d'activité, la proportion s'en élève assez pour devenir appréciable à l'analyse; c'est ce qui fait probablement que des chimistes, comme Drosdorff (2), aient pu déceler du sucre de canne dans le sang de la veine porte.

B. Alimentation par la fécule. — I. — L'animal, nourri pendant 8 jours avec 200 grammes par jour de galette de fécule, est sacrifié 13 heures après avoir mangé. L'estomac renferme encore 100 grammes de fécule; le contenu de l'estomac, très acide, ne réduit pas le réactif cuprique. Le contenu de l'intestin est faiblement acide; étendu, il occupe un volume de 73 centimètres cubes, puis on le filtre;

Pour 1 c. c. de solution cuprique on emploie 1,2 c. c. de liquide filtré. ⎫ = 0,83 p. 100
— 2 — — 2,5 — ⎭ de sucre.

10 centimètres cubes sont chauffés pendant 12 heures dans le tube fermé à la lampe avec 2 centimètres cubes d'une solution d'acide chlorhydrique à 10 p. 100, après quoi on filtre; la liqueur filtrée, très limpide,

(1) *Loc. cit.*
(2) *Zeitschrift f. physiolog. Chemie*, Bd. I.

d'un jaune pâle, est neutralisée et étendue juqu'à occuper un volume de 30 centimètres cubes;

Pour 1 c.c. de solution cuprique on emploie 3,3 c.c. de liquide filtré. } = 0,90 p. 100
— 2 — — 6,8 — } de sucre.

Ainsi avant et après ébullition avec l'acide chlorhydrique, le contenu intestinal renferme à peu près les mêmes proportions de sucre.

Le sang de la veine porte renfermait 0,156 p. 100 de sucre, après avoir été chauffé avec l'acide chlorhydrique 0,148 p. 100.

II. — Un chien nourri pendant 7 jours avec des pommes de terre est mis à mort 3 heures et demie après avoir ingéré une dernière fois 150 grammes de purée de pommes de terre.

Estomac plein de pommes de terre; on étend le contenu, on l'agite, on lave par irrigation l'estomac et on filtre. La liqueur filtrée est très acide. Elle est colorée en rouge bordeaux par la solution d'iodure de potassium iodurée, en violet par l'eau iodurée, et troublée par l'alcool. Elle réduit à peine le réactif cuprique, en ne produisant qu'un faible enduit d'oxydule de cuivre sur les parois du tube d'essai; réaction intense de biuret.

Soumise à l'ébullition avec l'acide chlorhydrique pendant quelques minutes, elle fournit 0,3 p. de sucre.

On filtre le contenu de l'intestin. La liqueur obtenue est fortement colorée par la bile et faiblement acide. L'alcool y détermine un précipité blanc abondant.

La solution d'iodure de potassium iodurée la colore en jaune faible; traitée par la solution de Fehling, elle fournit 0,66 p. 100 de sucre, et après avoir été chauffée dans un tube fermé à la lampe avec de l'acide chlorhydrique 0,87 p. 100 de sucre.

40 centimètres cubes de la liqueur filtrée furent traités par 400 centimètres cubes d'alcool absolu, puis séparés du précipité par filtration.

Le liquide obtenu donne par réduction 0,52 p. 100 de sucre, et après avoir été chauffé avec de l'acide chlorhydrique 0,45 p. 100.

III. — Un chien nourri pendant 7 jours avec de la galette de pommes de terre est sacrifié 7 heures et demie après l'ingestion d'une dernière quantité de 150 grammes de galette.

L'estomac renferme de la pomme de terre en abondance, et le contenu en est très acide. Traces de réduction de la liqueur cuprique; après ébullition avec l'acide chlorhydrique pendant quelques minutes le dosage donne 0,05 p. 100 de sucre; le contenu de l'intestin délayé et amené à un volume de 140 centimètres cubes est filtré, et la liqueur filtrée donne avec l'alcool un précipité blanc abondant.

La solution d'iodure de potassium iodurée la colore en jaune faible; traitée par la liqueur de Fehling, elle donne 1,08 p. 100 de sucre, et après avoir été chauffée avec de l'acide chlorhydrique en vase clos 1,3 p. 100.

On précipite 50 centimètres cubes de la liqueur par 500 centimètres cubes d'alcool absolu, et on filtre. Après filtration, on fait évaporer à siccité, on redissout et on filtre. Le produit obtenu, dosé par la liqueur de Fehling, donne 1 p. 100 de sucre, et le même chiffre après avoir été chauffée en tube fermé avec de l'acide chlorhydrique.

Le sang de la veine porte renferme 0,210 p. 100 de sucre et une quantité égale après avoir été chauffé en vase clos avec de l'acide chlorhydrique.

IV. — Un chien nourri pendant 4 jours avec des pommes de terre est sacrifié douze heures après avoir mangé pour la dernière fois. Contenu de l'estomac très acide, pas de pommes de terre visible à l'œil nu. La solution d'iodure de potassium iodurée détermine une coloration rouge bordeaux, l'alcool produit un trouble; avec la liqueur de Fehling, réaction intense de biuret et réduction insignifiante; après ébullition avec l'acide chlorhydrique, réduction également faible et réaction de biuret nette.

Traité par la solution d'iodure de potassium iodurée, le contenu de l'intestin se colore en jaune faible; la liqueur filtrée traitée par la liqueur de Fehling fournit 0,4 p. 100 de sucre; après qu'elle a été chauffée avec de l'acide chlorhydrique dans un tube fermé à la lampe 0,5 p. 100.

On précipite 50 centimètres cubes de la liqueur par 500 centimètres cubes d'alcool absolu et après filtration on obtient avec la liqueur de Fehling 0,2 p. 100 de sucre, après traitement par l'acide chlorhydrique en vase clos 0,17 p. 100; le sang de la veine porte renferme 0,102 p. 100 de sucre, et après traitement à l'acide chlorhydrique en tube fermé 0,130 p. 100.

Le liquide retiré du tube, quoique très exactement neutralisé, décolore la liqueur de Fehling, sans produire de dépôt. Le moment exact de la fin de la réaction ne put être rigoureusement précisé; il fallut prendre la moyenne de plusieurs essais pour le déterminer de la manière la plus approximative possible.

V. — Un chien nourri pendant quelques jours avec du riz fut sacrifié quatre heures après avoir ingéré la dernière dose de riz. Le contenu de l'estomac possède une réaction modérément acide. Avec la liqueur de Fehling on obtient une réaction énergique de biuret et à peine des traces de réduction. La réduction est beaucoup plus intense après ébullition du contenu stomacal avec de l'acide chlorhydrique.

Traité par la liqueur de Fehling, le contenu de l'intestin grêle fournit 1,04 p. 100 de sucre, et après avoir été chauffé avec de l'acide chlorhydrique dans un tube fermé à la lampe 1,8 p. 100.

On précipite 50 centimètres cubes de la liqueur par 500 centimètres cubes d'alcool absolu et on filtre.

Le liquide filtré rencerme 1 p. 100 de sucre et après avoir été chauffé avec de l'acide chlorhydrique 0,95 p. 100.

Les expériences d'Ellenberger et de Hofmeister me déterminèrent à examiner le contenu stomacal de plusieurs chiens nourris avec de la fécule deux heures à deux heures et demie après l'ingestion des aliments. Je trouvai dans ce contenu, dans trois de mes expériences, $0^{gr},3$ à $0^{gr},4$ et dans une autre expérience $0^{gr},92$ de sucre. Je m'étais servi d'un extrait alcoolique du contenu de l'estomac obtenu de la manière suivante ; ce contenu partiellement filtré, additionné de dix volumes d'alcool absolu, avait été évaporé pour chasser l'alcool, et le résidu repris par l'eau. Pour déterminer la nature du sucre, on prit une portion mesurée de la solution et on la chauffa avec de l'acide, dans un tube fermé à la lampe, pendant huit à dix heures. La proportion de sucre obtenue fut toujours beaucoup plus grande que celle donnée par la solution primitive. Ainsi dans un essai on trouva $1^{gr},25$ de sucre au lieu de $0^{gr},92$, dans un autre $0^{gr},61$ au lieu de $0^{gr},42$, dans un troisième $0^{gr},533$ au lieu de $0^{gr},290$.

Voici les résultats de ces expériences :

a. Dans l'alimentation par les hydrates de carbone (galette de fécule, pommes de terre et riz) on trouve dans le contenu de l'estomac de l'érythrodextrine et du sucre. Dans les premières heures qui suivent l'ingestion des aliments, la proportion de sucre est assez notable. Au bout de six à huit heures il n'y en a plus que des traces. On ne peut se prononcer exactement sur la nature de ce sucre. L'excédent qu'on observe après l'ébullition avec un acide pourrait n'être qu'apparent, en admettant que le sucre formé primitivement ne présente qu'un faible pouvoir réducteur ; mais on peut aussi supposer que l'alcool n'a pas précipité toute la dextrine et que par l'ébullition avec un acide celle-ci s'est transformée en sucre. Pour résoudre la question il faut des recherches nouvelles et étendues, en opérant sur des contenus d'estomac riches en sucre.

b. L'intestin grêle renferme de la dextrine. C'est ce qui ressort de l'augmentation de la proportion de sucre dans le contenu après l'avoir chauffé avec un acide. La proportion de dextrine se comporte d'une manière variable à l'égard de celle du sucre ; elle est presque nulle dans l'alimentation par la fécule, elle forme les 1/5 à 1/3 de la proportion du sucre dans l'alimentation par les pommes de terre, et elle l'égale presque dans l'alimentation par le riz. Cela tient probablement à la période de la digestion à laquelle l'examen de contenu intestinal a été fait. Comme la dextrine formée ne se colore pas par la solution d'iodure de potassium iodurée, c'est *sans doute de l'arthroodextrine*, comme l'a déjà constaté Brücke.

c. Le résultat le plus important de ces recherches, *c'est que le sucre trouvé dans l'intestin grêle est du sucre de raisin ou glycose.* Dans toutes nos expériences le liquide filtré, après précipitation de la dextrine par l'alcool, renfermait une variété de sucre dont le pouvoir réducteur n'augmentait pas après qu'on l'eût chauffé avec de l'acide chlorhydrique en vase clos. La proportion de sucre était après ce qu'elle était avant, ou bien légèrement moindre comme dans les expériences II, IV et V, mais cette différence ne dépassait guère les limites des erreurs d'observation.

Quant à la question de savoir comment et par quels voies et moyens la fécule se transforme en glycose, de nouvelles recherches sont nécessaires pour l'élucider. L'amidon se transformerait-il d'abord en maltose et celle-ci, sous l'influence de la sécrétion intestinale, en glycose? H. T. Brown et J. Heron (1) ont fait des recherches intéressantes à cet égard, comme nous l'avons dit plus haut. Ils ont fait digérer de l'amidon avec de l'infusion de pancréas, et ont trouvé après un contact prolongé 55,5 parties de maltose pour 32,7 de glycose; puis ils ont fait digérer de la maltose avec de l'infusion de pancréas et au bout de seize heures ont constaté la formation de 16,2 p. 100 de glycose. Ils obtinrent des effets bien plus énergiques en faisant agir des fragments d'intestin sur de l'empois d'amidon et surtout sur une solution de maltose. Ainsi 100 centimètres cubes d'une solution de maltose à 3 p. 100 furent mis digérer pendant seize heures à 40° avec 5 grammes d'intestin sec renfermant des plaques de Payer; la transformation de la maltose en glycose était complète. Si cette transformation s'opérait de la

(1) *Loc. cit.*

même manière dans le corps vivant, on devrait, dans une expérience ou une autre, trouver de la maltose non encore entièrement transformée dans l'intestin grêle, ce qui ne s'est jamais vérifié dans nos expériences.

d. Dans quelques expériences j'ai dosé le sucre directement dans le sang de la veine porte et dans le sang chauffé avec de l'acide chlorhydrique pendant douze heures en vase clos. Dans les deux essais I et III, la proportion de sucre trouvée fût exactement la même, dans l'essai VI au contraire cette proportion fut 0,102 p. 100 pour le sang de la veine porte et 0,130 p. 100 pour le même sang chauffé avec l'acide chlorhydrique. Ces expériences, en trop petit nombre, il est vrai, donneraient donc ce résultat, que le sucre contenu dans le sang de la veine porte est de la glycose, que de plus ce même sang, dans quelques essais, renfermait de la dextrine, comme le démontre sa transformation en sucre. Les résultats négatifs ne peuvent être absolument interprétés en faveur d'une absence de la dextrine, attendu que des quantités minimes de ce corps ne sauraient guère être déterminées, lors de la transformation en sucre, par nos moyens analytiques imparfaits. Il suffit donc d'un seul résultat positif pour démontrer la possibilité de l'absorption de dextrine.

Von Mering (1) de son côté a constaté que le sérum de la veine porte, soumis à l'ébullition avec de l'acide sulfurique à 2 p. 100 pendant deux heures au bain salé, présenta un pouvoir réducteur supérieur de 25 p. 100 à ce qu'il était avant : il pense que le sang de la veine porte renferme de l'achroodextrine.

Bleile (2) trouva une fois dans l'alimentation par la dextrine une proportion de sucre de 0,375 p. 100 dans le sang de la veine porte. Par l'ébullition avec l'acide chlorhydrique dilué cette proportion s'éleva à 0,500. Dans d'autres essais l'ébullition avec un acide ne modifia en rien la proportion de sucre. Il faut en conclure que la dextrine passe *parfois* dans le sang.

(1) Von Mering, *Ueber die Abzugswege des Zuckers aus der Darmhöhle. Du Bois-Reymond's Archiv*, 1877.

(2) Bleile, *Ueber den Zuckergehalt des Blutes. Du Bois-Reymond's Archiv*, 1879.

Ici se présente la question de savoir ce que deviennent ultérieurement les hydrates de carbone transformés en sucre. Von Mering et Bleile ont fait des expériences remarquables à cet égard.

Von Mering (1) a démontré que le sucre des aliments ne passe pas dans le chyle. Il recueillit le chyle du canal thoracique qu'on laissa s'écouler pendant quatre heures et demie après avoir alimenté l'animal avec 100 grammes de glycose et 100 grammes de fécule; il obtint ainsi 350 centimètres cubes de chyle renfermant $0^{gr},454$ de sucre; dans une deuxième expérience dans laquelle on avait donné 150 grammes de glycose, le chyle recueilli dans les trois heures qui suivirent le repas était de 150 centimètres cubes et renfermait $0^{gr},131$ de sucre. Après alimentation avec de la viande et cinq jours de jeûne on trouva dans le chyle la même proportion de sucre.

Bleile (2) nourrit des chiens avec du sucre de canne et de la dextrine et trouva dans le sang de la veine porte notablement plus de sucre que dans le sang irriguant l'intestin. L'excédent moyen de sucre dans le sang de la veine porte fut de 70 milligrammes par 100 centimètres cubes. Étant donnée la puissance du courant sanguin dans le système de la veine porte, on conçoit que par ce moyen des quantités notables de sucre puissent être rapidement enlevés à l'intestin. Une portion de ce sucre apparaît dans le système artériel. Bleile examina le sang de la carotide immédiatement avant alimentation par la dextrine et pendant les quatre heures qui suivirent; il constata que la proportion de sucre s'élevait pendant les deux à trois premières heures pour devenir ensuite stationnaire, quoique les intestins renfermassent encore des quantités notables de sucre, qui passaient régulièrement dans la circulation. Il constata de plus que l'augmentation de la proportion de sucre dans le sang artériel était extrêmement faible comparativement aux masses considérables de sucre qui pendant le même temps disparaissaient de l'intestin. Ainsi, tandis que dans une expérience, par exemple, 82 grammes de glycose disparurent de l'intestin dans l'espace de quatre heures et demie l'accroissement dans le

(1) *Loc cit.*
(2) *Loc cit.*

système artériel fut à peine de 1/2 gramme. Il n'est pas absurde de penser qu'une partie du sucre se transforme dans l'estomac et dans l'intestin en acide lactique. Cependant les résultats obtenus par les physiologistes sont contradictoires, et même ceux des observateurs qui ont réussi à trouver de l'acide lactique dans l'intestin n'en ont trouvé que des quantités minimes. Le sucre, dans son passage de l'intestin au cœur, doit donc être fixé d'une autre manière; Bleile de son côté conclut *que la plus grande partie du sucre venant de la veine porte doit se trouver retenue dans le foie sous une forme quelconque.*

Mes essais d'alimentation ont été faits non seulement avec du sucre de canne et de la dextrine, mais encore avec des pommes de terre et du riz, c'est-à-dire avec des substances tenant un rang important parmi les aliments carbo-hydratés. Comme Bleile, j'ai constaté que dans l'alimentation par le sucre et par la dextrine le sang de la veine porte est beaucoup plus riche en sucre que le sang de la carotide. C'est ce que feront le mieux ressortir les chiffres du tableau suivant :

Alimentation par le sucre et par la dextrine.

NOMBRE D'HEURES ÉCOULÉES entre le début de l'expérience et le dernier repas.	SUCRE P. 100.	
	SANG DE LA CAROTIDE.	SANG DE LA VEINE PORTE.
3 heures.	0.162	0.264
2 h. 1/2	0.185	0.328
3 heures.	0.128	0.192
	Alimentation par la dextrine.	
4 heures.	0.230	0.258
	Alimentation par le sucre.	
2 heures.	0.156	0.200
2 heures.	0.180	0.250

Les choses se passent tout autrement dans l'alimentation par la fécule, par les pommes de terre et le riz. Le sang de la veine porte ne renferme pas ou guère plus de sucre que le sang de la carotide. Cela tient à ce que, dans l'alimentation par les féculents, la digestion est très lente ; j'ai souvent encore trouvé en quantité notable, des restes d'aliments dans l'estomac au bout de dix-neuf à vingt-deux heures. La transformation en sucre est donc très lente et celui-ci ne passe que très graduellement dans le sang de la veine porte; la masse de sucre met donc un temps très long à passer dans la circulation, se répartit ainsi sur une quantité de sang considérable et ne peut dès lors guère être déterminée quantitativement. Au contraire, dans l'alimentation par la dextrine et par le sucre la digestion, et par suite l'absorption, est très rapide. Le sang de la veine porte sort de l'intestin chargé de sucre en abondance, et ainsi la proportion de sucre qu'il contient vient à s'exprimer par un chiffre plus élevé que celle du sang artériel. Cette surcharge du sang de la veine porte en sucre fait encore que celui-ci n'est pas retenu en totalité par le foie et reparaît dans le sang artériel, quoique en petite quantité. Il arrive aussi, comme nous l'avons vu dans l'alimentation par le sucre de canne, qu'à la suite d'ingestion excessive de celui-ci, une partie reparaît dans l'urine, ce qui n'arrive *jamais* dans une alimentation graduelle. Comme le sucre absorbé dans l'intestin n'apparaît pas dans le sang artériel, ou n'y apparaît qu'en très petite quantité, dans l'alimentation par le sucre de canne et par la dextrine, par exemple, on est amené à admettre que ce sucre est retenu dans le foie. On a appris par de nombreuses expériences de Tscherinoff, Weiss, Dočk, Luchsinger et autres que, dans l'alimentation par les hydrates de carbone, il se forme de glycogène en grande abondance dans le foie. Mes expériences m'ont conduit au même résultat. Dans l'alimentation par le riz, je trouvai 8 à 10 p. 100. *Il est donc plus que probable que le sucre est retenu sous forme de glycogène.* Mais comme la quantité de glycogène trouvée dans le foie après alimentation par des hydrates de carbone ne correspond pas de beaucoup à la quantité de sucre parvenue dans l'intestin, il faut admettre que le glycogène, à mesure de sa formation, est en partie entraîné plus loin ou en partie soumis à une nouvelle métamorphose.

Il est permis de supposer que le glycogène musculaire provient de celui du foie; il est non moins vraisemblable, et au plus haut degré, que la formation de graisse est en rapport intime avec le glycogène hépatique; mais ce ne sont encore là que des hypothèses et il faut de nouvelles recherches pour les confirmer d'une manière absolue.

QUATRIÈME LEÇON

GLYCOGÉNIE HÉPATIQUE. — SON HISTOIRE. — LES TRAVAUX DE CL. BERNARD, PAVY, SCHIFF, RITTER, ETC. — EXPÉRIENCES DE TIEFFENBACH.

Nous avons tenté de suivre jusqu'à présent les migrations dans l'économie du sucre ou des hydrates de carbone susceptibles de se transformer en sucre. Jadis on n'admettait pas la possibilité de l'existence de sucre dans le corps sans que ce sucre y fût introduit.

Cl. Bernard avait pris pour tâche de suivre le sucre introduit, puis absorbé par l'intestin, dans ses migrations à travers la circulation et était arrivé à conclure que ce sucre est détruit, c'est-à-dire brûlé dans le poumon, et cela parce qu'il n'avait pas réussi à découvrir de sucre dans les vaisseaux artériels, tandis qu'il avait pu en constater la présence dans le système veineux jusqu'aux poumons. Il résolut de faire une expérience de contrôle sur un animal nourri exclusivement avec de la viande, et à son grand étonnement il constata la présence de sucre dans le sang pris dans le cœur droit de cet animal. Cette expérience faite dans un but tout différent fut le point de départ de la découverte de Cl. Bernard, celle relative à la formation du sucre dans le corps même de l'animal. Le lieu de formation de ce sucre est le foie. Cl. Bernard examina les foies de presque toute la série des animaux, y compris ceux de cinq condamnés exécutés. Il y trouva une très grande quantité de sucre, sans aucune exception. Le dosage était fait par titrage au moyen de la liqueur cuprique de Barreswill et par la fermentation. Cl. Bernard montra souvent dans ses leçons un petit flacon renfermant environ 3 grammes d'alcool obtenu par la fermentation d'une décoction de foie humain. Biot a en outre dosé la décoction de foie par la polarisation. Comme contrôle on examina la plupart des organes et dans aucun on ne trouva du sucre. Pour démontrer que le sucre du foie ne venait pas du dehors, Cl. Bernard nourrit une série d'animaux, surtout des chiens, exclusivement avec de la viande pendant six à huit mois, les sacrifia ensuite et trouva dans leurs foies du sucre en abondance (1,9 p. 100). Il considéra comme la preuve la plus effective de la fonction glycogénique du foie, ses analyses faites sur le sang avant son entrée dans le foie et après sa sortie de cet organe. Il mettait l'animal à mort en le piquant à la nuque, incisait rapidement la ligne blanche de l'abdomen, liait en masse le hile du foie et par une ponction recueillait le sang de la veine porte. Puis sur la portion de la veine cave inférieure située dans le thorax, il appliquait deux ligatures et prenait du sang de ce vaisseau. Dans le sang provenant de la veine porte il n'y avait pas de traces de sucre, tandis que dans le sang pris dans la veine cave le sucre put être décelé tant par le réactif cuprique que par la fermentation.

Lehmann (1) a presque en même temps et de la même manière que Cl. Bernard pratiqué la même expérience sur trois chevaux récemment mis à mort; il a trouvé le même résultat. Le sang que la veine porte amenait au foie ne contenait que des traces de sucre; chez l'un des chevaux, le dosage ne donna aucun résultat et chez les deux autres l'analyse fournit 0,055 p. 100 et 0,0052 p. 100 de sucre, tandis que le sang de la veine hépatique renfermait 0,635 p. 100; 0,776 p. 100 et 0,893 p. 100 de sucre.

Une autre observation importante faite par Cl. Bernard, c'est que le foie chargé de sucre, traversé par un courant d'eau qu'on y fait entrer sous pression par la veine porte assez longtemps pour faire disparaître tout le sucre qu'il contenait, régénéra du sucre après avoir été abandonné à lui-même pendant quelque temps. S'appuyant sur ces expériences et ces observations, Cl. Bernard crut pouvoir affirmer que la glycogénie est un processus physiologique et que cette fonction est dévolue au foie.

(1) Lehmann, *Bericht der Gesellschaft der Wissensch. zu Leipzig*, 1850, Bd. III.

En 1857, Cl. Bernard et Hensen réussirent à déterminer et à isoler le principe aux dépens duquel se forme le sucre; voici par quel procédé: le foie d'animaux récemment mis à mort est plongé rapidement pour quelques minutes dans de l'eau bouillante, puis finement broyé dans un mortier, enfin soumis à l'ébullition avec de l'eau acidulée. La liqueur obtenue après filtration est additionnée de cinq à six volumes d'alcool, il se forme un précipité blanc qui se dépose rapidement et qu'on doit débarrasser par l'ébullition avec de la potasse des matières organiques qu'il a entraînées. Ce précipité est analogue à l'amidon et à la dextrine. Les acides minéraux bouillants, la salive, le suc pancréatique, le sérum sanguin et l'extrait aqueux froid du foie le transforment en sucre. C'est aux dépens de ce principe, d'après Cl. Bernard, que le foie produit le sucre; sans lui pas de fonction glycogénique, d'où le nom de *glycogène* que Cl. Bernard lui a donné.

Le sucre formé dans le foie passe, selon Cl. Bernard, dans le sang, arrive par la veine cave inférieure dans le cœur et de là dans les poumons; dans cet organe le sucre est brûlé et le sang revenant au cœur ne renferme presque plus de sucre. Une analyse comparative prouva que le sang de la veine cave inférieure et du cœur droit est chargé de sucre tandis que le sang artériel n'en renferme que des traces.

Les observations de Cl. Bernard furent confirmées par un grand nombre d'autres expérimentateurs, par Poggiale, Leconte, Schiff, Chauveau, etc. Les adversaires de Cl. Bernard, Figuier et autres, qui prétendaient que le sucre arrive dans l'organisme du dehors exclusivement, reçurent un démenti formel; une commission de l'Académie avait répété l'expérience fondamentale de Cl. Bernard et constaté, en conformité exacte avec les résultats obtenus par lui, l'absence de sucre dans le sang de la veine porte et sa présence dans le sang des veines sus-hépatiques. Les observations de Cl. Bernard furent acceptées et il parut dès lors bien établi que la fonction glycogénique est un phénomène physiologique. Pavy (1), qui fut

(1) Pavy, *On the alleged sugar forming function of the liver*. London, 1861.

également un zélé partisan de la théorie de Cl. Bernard, s'avisa un jour, pour s'assurer de la destruction du sucre dans les poumons, de prendre au moyen d'une sonde du sang dans le cœur droit d'un animal vivant; mais il n'y trouva que des traces de sucre, tandis que dans le sang du cœur droit d'animaux mis à mort il trouva, comme Cl. Bernard, des proportions très notables de sucre. Après avoir répété plusieurs fois cette expérience, il eut le premier la pensée que la transformation de glycogène en sucre pouvait ne pas avoir lieu pendant la vie, mais *constituer plutôt un phénomène cadavérique*. Pour le démontrer il fallait trouver un moyen d'enrayer la formation de sucre dans le foie immédiatement après la mort de l'animal.

Or si l'on soumet une substance organique à une température inférieure à 0°, toute fonction vitale s'y trouve suspendue, et à l'ébullition tout ferment est détruit ; on avait donc deux moyens d'empêcher la transformation du glycogène, tout en maintenant les choses en l'état où elles étaient au moment de la vie. Le foie pouvait ainsi être examiné dans l'état où il se trouve chez l'animal vivant. L'animal est mis à mort par une piqûre à la nuque, la cavité abdominale ouverte *avec la plus grande rapidité*, un fragment de foie excisé et plongé dans un mélange réfrigérant tenu tout prêt. Ce fragment congelé est alors divisé en petits morceaux, ceux-ci sont broyés dans un mortier, et la pulpe obtenue est plongée dans de l'eau bouillante ; la décoction laiteuse qui en résulte est filtrée et soumise aux réactifs. Si l'expérience a été faite avec soin, on n'obtient point de réaction ou celle-ci est très faible. On arrive au même résultat en plongeant directement un morceau du foie du même animal dans de l'eau bouillante immédiatement après la mort, puis le laissant bouillir pendant deux minutes. Le décocté de foie ne renferme que des traces de sucre. J'ai eu l'occasion d'assister à ces expériences. Pavy les pratiqua devant mes yeux sur deux lapins. Les décoctés de foie obtenus soit après congélation de l'organe, soit en le plongeant directement dans l'eau bouillante furent traités par la solution cuprique ; dans les deux cas la réduction fut insignifiante. En revanche, le fragment de foie resté dans le corps de l'animal pendant une demi-heure, et ensuite épuisé, fournit un extrait qui réduisit abondamment le réactif cuprique.

Meissner et Ritter ont repris les expériences de Pavy et constaté à leur tour que le foie frais ne renferme pas de sucre; Ritter (1) a fait un essai avec le foie d'animaux *vivants*. On ouvre rapidement l'abdomen d'un lapin par une large incision, on coupe un fragment de foie et on le plonge le plus vite possible dans de l'eau bouillante toute prête. Le décocté ainsi obtenu ne renfermait *pas de trace* de sucre. C'est précisément par la petite différence entre les résultats de cette expérience et ceux obtenus par Pavy qu'on a voulu démontrer que la glycogénie est un processus cadavérique; le temps très court qui, dans les expériences de Pavy, s'écoulait entre la mort de l'animal et l'ouverture de l'abdomen, devait suffire pour la formation de traces de sucre, et ces traces se retrouvaient dans les décoctés. Quelques minutes après la mort de l'animal, Ritter excisa un fragment de foie de volume à peu près égal au premier et en fit un extrait; celui-ci réduisait déjà très nettement la solution cuprique, et les fragments pris successivement, à des intervalles rapprochés, renfermaient d'autant plus de sucre qu'ils étaient essayés à un moment plus éloigné de la mort de l'animal.

Schiff (2) a repris les expériences de Pavy en se servant de chiens, de chats, de lapins et de lièvres. Le foie plongé, au moment de la mort de l'animal, par un aide, dans de la glace ou dans de l'eau bouillante, ne contenait point de sucre. Dans une autre série d'essais il s'efforça de maintenir le foie dans des conditions semblables à celles de la vie. Comme il ne voulait pas se servir d'animaux vivants, il employa un autre procédé. Il tua des animaux par le curare introduit en petite quantité par la voie hypodermique. Au moment où les animaux se mettaient à chanceler, il pratiquait rapidement la respiration artificielle. Des expériences préalables lui avaient permis de constater que l'empoisonnement par le curare ne produisait pas

(1) Ritter, *Ueber das Amylum und den Zucker der Leber. Zeitschrift f. rat. Medicin*, Bd. II.

(2) Schiff, *Nouvelles recherches sur la glycogénie. Journal de l'anat. et de la physiol.*, 1886.

de glycosurie, lorsqu'on pratiquait la respiration artificielle en temps opportun. On enleva à divers intervalles des fragments de foie sur les animaux traités de la sorte, et on soumit les extraits aux réactifs convenables. Jamais on ne put y déceler de trace de sucre. Mais dès que la respiration artificielle était interrompue, le fragment du foie excisé immédiatement après en renfermait abondamment.

Pour rechercher le sucre dans le sang sortant du foie, Ritter se procura, au moyen de sondes élastiques, du sang du ventricule droit de l'animal vivant, et examina par comparaison du sang d'une des artères ou des veines du pied. Il résulta de ces expériences plusieurs fois répétées que de même que le sang artériel, le sang du cœur droit renferme de petites quantités de sucre, et qu'il n'en renferme pas plus que les autres variétés de sang.

Pavy a déterminé ces quantités minimes de sucre contenues dans le sang provenant du ventricule droit ; il trouva, dans trois essais distincts : 0,0047 p. 100 ; 0,0058 p. 100 ; 0,0073 p. 100 de sucre. Après la mort, le sang du cœur en renfermait de 0,7 à 0,9 p. 100. Pavy constata que le sang extrait au moyen de la sonde devenait plus riche en sucre lorsque pendant l'opération l'animal présentait de l'agitation, opposait de la résistance, se livrait à de violents mouvements musculaires ou souffrait de dyspnée. Il est allé jusqu'à prétendre qu'il lui est possible de dire d'avance d'après le degré de tranquillité de l'animal pendant l'opération, quelle sera la proportion du sucre contenue dans le sang extrait.

M'Donell (1), à l'exemple de Pavy, a expérimenté tant sur le sang que sur le foie, en variant diversement ses essais. Il affirme être parvenu, à force de pratique, à extraire du sang du cœur droit d'animaux vivants, au moyen de la sonde, sans que ces animaux opposent une résistance appréciable. En deux minutes il obtenait 2 à 3 onces (60 à 90 grammes) de sang. Voici les résultats de douze expériences faites sur des chiens qui pendant plusieurs semaines avant l'opération furent nourris exclusivement avec de la viande. Le sang de sept des chiens ne ren-

(1) M'Donell, *Observ. on the function of the liver*. Dublin, 1865.

fermait pas de trace de sucre, celui des cinq autres donnait lieu à une réaction très faible, correspondant à des traces de sucre. M'Donell pense que ces quantités infinitésimales de sucre ne sauraient être attribuées qu'à la résistance presque inévitable opposée par les animaux. Les expériences sur les foies frais d'animaux mis à mort furent exécutées exactement d'après la méthode de Pavy. Les fragments de foie, plongés immédiatement après leur excision dans l'eau bouillante ou dans la glace, renfermaient des traces de sucre, tandis que des fragments de volume égal, extraits 20 minutes après la mort, contenaient 12,5 et 3,5 grains ($0^{gr},81$ et $0^{gr},226$) de sucre. Pour maintenir dans le foie les conditions qu'il offre pendant la vie, M'Donell se servit encore d'un autre procédé ; il fit lentement geler un cobaye et trouva son foie complètement privé de sucre.

Pour rendre plus saisissables les modifications chimiques qui se produisent si rapidement dans le foie après la mort, Pavy les compare à la coagulation du sang dans les cadavres. D'après lui, la cause de cette métamorphose de l'*amidon du foie* ou de la substance amyloïde du foie, comme Pavy appelle le glycogène de Cl. Bernard, est tout aussi peu connue que la cause de la coagulation du sang.

Les explications données à cet égard par les auteurs sont très divergentes et s'étayent sur les observations les plus contradictoires.

Quelques physiologistes, et Pavy est de ce nombre, pensent que le sang est doué de la faculté de transformer directement le glycogène en sucre. Pendant la vie, le sang et le glycogène ne peuvent arriver au contact ; mais grâce au faible pouvoir diffusif de l'amidon du foie, celui-ci peut à la rigueur pénétrer dans la circulation en quantité infinititésimale et s'y transformer effectivement en ces traces de sucre qu'on rencontre dans le sang. Pavy pensait le démontrer par des injections de glycogène dans ce liquide ; il constata en effet à la suite de cette opération la présence d'une proportion notable de sucre dans le sang et dans l'urine.

Tieffenbach trouva aussi la proportion de sucre augmentée dans le sang deux minutes à peine après injection de glycogène. Ritter et Schiff ont répété cette expérience et n'ont obtenu qu'un résultat négatif.

Tiegl (1), se basant sur de nombreuses expériences, pense également devoir attribuer au sang le pouvoir saccharifiant; d'après lui, le sang opère la transformation de l'amidon et du glycogène en sucre lorsque pour une cause ou pour une autre les globules rouges s'y détruisent. Tiegl n'a pas réussi à extraire du foie un ferment direct.

Contrairement à l'opinion de ces auteurs, Cl. Bernard, Hensen et von Wittich pensaient que le foie renferme un ferment glycogénique. Von Wittich crut avoir préparé ce ferment avec des foies complètement privés de sang par lavage. J'ai, dans une autre leçon, établi que c'était là une opinion erronée, et que par la glycérine on arrivait à extraire du foie simplement un ferment diastasique peu énergique, le même qu'on extrait de toutes les substances albuminoïdes.

En 1877, Cl. Bernard, dans un travail lu à l'Académie (2), a cherché à réfuter toutes les objections faites contre la doctrine physiologique de la fonction glycogénique du foie. Il avait fait de nouvelles expériences sur des animaux *vivants*, chiens et lapins. L'abdomen de l'animal vivant était ouvert largement par une incision suivant la ligne blanche, le foie attiré au dehors, un lobe de l'organe séparé du reste par une ligature appliquée sur sa base ou par une pince à pression continue; un fragment de ce lobe était excisé et jeté dans de l'eau bouillante, puis après vingt, quarante, soixante minutes, de nouveaux fragments étaient enlevés sur le foie de l'animal vivant et traités comme précédemment. *Tous ces fragments renfermaient du sucre en quantité égale, c'est-à-dire* 0,23 *à* 0,24 *p.* 100. Il ne pouvait donc être question ici d'une formation de sucre après la mort. La glycogénie continue après la mort, et le sucre s'accumule dans le foie simplement parce qu'il n'en est pas enlevé à mesure par la circulation. Quant aux expériences de ses contradicteurs, Pavy, Meissner, Ritter, etc., elles sont entachées

(1) Tiegl, *Ueber die Fermentwirkung des Blutes. Pflüger's Archiv*, Bd. VI.

(2) Cl. Bernard, *Critique expérimentale sur la fonction glycogénique du foie. Comptes rendus Acad. d. sc.*, t. LXXXIV, 1877.

d'erreurs; ces auteurs n'ont pas dosé le sang au début et se sont servis de méthodes ne permettant pas de doser de petites quantités de sucre. Ils ont vu un morceau de foie, pauvre en sucre au moment où il est pris sur l'animal vivant, s'enrichir rapidement en matière sucrée, et ils ont cru que ce sucre s'était produit par le fait de la séparation du foie de l'organisme, sous l'influence soit d'une cessation de l'innervation, soit de l'entrée en activité d'un ferment cadavérique.

C'est le contraire qui est la vérité; la glycogénie est une fonction physiologique propre au foie, qui persiste encore quelque temps après la mort, exactement comme le pouvoir digestif de l'estomac et la contractilité des muscles. Cl. Bernard ajoute, dans une note: « Le tissu hépatique continue à faire du sucre pendant un temps proportionnel à la quantité de matière glycogénique antérieurement formée; mais il n'en forme plus. »

Dans un autre mémoire (1), il expose le mécanisme de la glycogénie. Il maintient les vues qu'il a exposées pour la première fois vingt-deux ans auparavant, et affirme que le sucre dérive d'une substance découverte par lui et qui prend naissance dans le tissu hépatique. Le glycogène se transforme en glycose sous l'influence d'un ferment diastasique, exactement comme l'amidon est changé en sucre par la diastase dans une graine en germination. Cl. Bernard a isolé le ferment hépatique par la méthode de von Wittich, en épuisant par de la glycérine le foie lavé et débarrassé (!) de sucre et de glycogène. Il avoue qu'il est difficile d'isoler le ferment, parce que ferment et glycogène sont solubles et précipitables par les mêmes agents. Il ajoute que ces précipitations par l'alcool atténuent toujours plutôt qu'elles n'exaltent les propriétés des ferments solubles, et que pour ce motif il préfère garder ces ferments dans leurs solutions glycériques qui se conservent indéfiniment. « Le sucre, le glycogène et le ferment existent simultanément dans le foie. Lorsqu'on extrait le foie du corps d'un animal vivant, on constate bien nettement que la matière sucrée continue à se

(1) Cl. Bernard, *Critique expérimentale sur le mécanisme de la formation du sucre dans le foie. Comptes rendus de l'Acad. d. sc.*, 1877, t. LXXXV.

former dans le tissu hépatique aux dépens du glycogène. En effet, il y a une corrélation proportionnelle entre ces deux substances dans le tissu hépatique ; à mesure que le sucre y augmente, le glycogène y diminue dans le même rapport... Si l'on jette immédiatement le foie dans de l'eau bouillante, on arrête définitivement la formation sucrée, en coagulant le ferment diastasique. Si, au contraire, on plonge le tissu du foie dans de l'eau glacée, on arrête également la formation sucrée, parce qu'on engourdit momentanément le ferment du foie... »

La formation du sucre dans le foie, conclut Cl. Bernard, est le résultat de deux mécanismes corrélatifs : 1° mécanisme de la formation de la matière amylacée (amidon ou glycogène) ; 2° mécanisme de la formation du sucre (glycose). Le mécanisme de la formation de la matière amylacée nous est complètement inconnu ; en revanche, celui de la formation du sucre à l'aide de l'amidon nous est parfaitement connu, et l'on constate dans ce phénomène le plus parfait parallélisme entre le règne animal et le règne végétal, tant au point de vue de la substance qui se transforme que du ferment qui détermine la transformation.

J'ai longuement exposé les vues de Cl. Bernard, en me servant le plus souvent de ses propres expressions ; je crois avoir ainsi établi clairement que *les faits démontrés expérimentalement* par Cl. Bernard établissent d'une manière inébranlable la glycogénie hépatique, mais que bien des faits qu'il admettait comme évidents par analogie, n'ont pas été suffisamment vérifiés par l'expérience.

Dalton (1) a voulu également déterminer la proportion de sucre du foie dans l'animal vivant, et il a réussi à démontrer que le foie vivant en contient 0,2 à 0,4 p. 100.

Pavy (2), dans un nouvel ouvrage, critique les expériences de Cl. Bernard ; la principale objection qu'il fait, c'est que le physiologiste français a employé trop peu d'eau, 60 grammes seulement d'eau pour 20 grammes de tissu hépatique ; il en

(1) Dalton, *Sugarformation in the liver. Transact. of the New-York Academy*, 1871.

(2) Pavy, *On certain points connected with diabetes. Croonian lectures*, 1878.

résulterait, selon lui, que le morceau de foie a pu refroidir l'eau bouillante assez pour empêcher la destruction du ferment qui, à cette haute température, a dû agir d'autant plus énergiquement sur le glycogène.

Il entreprit en conséquence des expériences sur des animaux vivants et trouva 0,02 à 0,06 p. 100 de sucre dans le foie. C'est insignifiant, et Pavy en conclut une fois de plus que le foie ne forme pas de sucre pendant la vie. D'après lui le foie n'est pas un organe de formation de la glycose, il assimile, au contraire, le sucre qui arriverait dans le sang par une autre voie et se trouverait excrété par l'urine. La présence de traces de sucre dans le foie vivant s'explique aisément par l'extrême mutabilité de la substance amyloïde. Ce sucre, formé en quelque sorte contre le gré du foie, passe dans le sang et se trouve également excrété par l'urine. La formation du sucre dans le foie constitue un processus pathologique, et le sucre ainsi produit apparaît dans l'urine : c'est le diabète.

Dans ses nouvelles recherches, Pavy avait trouvé du sucre en quantité très appréciable dans le sang, mais comme il en constata une égale proportion dans les sangs artériel et veineux, il conclut que le sucre ne saurait se transformer dans le corps et que sa présence dans le sang ne dépend pas d'une fonction physiologique.

Quiconque lira sans parti pris ce dernier volume de Pavy sera obligé de reconnaître que tous les faits qu'il renferme confirment purement et simplement les résultats obtenus par Cl. Bernard par ses expériences sur les animaux vivants. Comme lui, Pavy trouve du sucre dans le foie vivant et dans toutes les parties du système vasculaire. Les deux physiologistes ne diffèrent que par la quantité de sucre dosée par eux.

Un peu plus, et Pavy arrivait à douter de l'exactitude de sa théorie de la formation de sucre dans le foie post mortem; il n'avait plus qu'à doser le sucre dans le sang à son entrée dans le foie et à sa sortie, et tout était dit; or, il ne l'a *jamais* fait, et il s'est contenté, comme nous l'avons dit, de conclure de l'égalité de la teneur en sucre du sang artériel et du sang veineux, que le sucre ne se décompose pas dans l'organisme et par conséquent ne peut arriver dans la circulation par une genèse continue. Nous reviendrons plus tard sur le peu de solidité de cette conclusion.

Pavy n'a pas changé sa manière de voir, mais ce qu'il y a de plus étonnant, c'est que son opinion domine encore parmi les physiologistes, du moins parmi les physiologistes allemands. Nous concevons que des expérimentateurs tels que M'Donnell, Meissner, Ritter, Schiff, etc., qui n'ont pas réussi à trouver du sucre dans le sang des animaux vivants, aient suivi fidèlement la bannière de Pavy. Mais ce qui est absolument inconcevable, c'est que la théorie de Pavy ait encore des partisans, lorsqu'il a été établi par des expériences innombrables que le sucre est un élément normal et *nullement insignifiant* du sang, lorsque grâce au perfectionnement des méthodes, toute personne un peu familiarisée avec la chimie peut, dans 10 à 15 centimètres cubes de sang pris par la saignée sur un animal ou sur un homme de bonne volonté, reconnaître le sucre *d'une manière invariable*, et cela en proportion presque égale à la fibrine. La plupart des expérimentateurs qui nient la formation du sucre dans le foie gardent le silence sur l'origine du sucre du sang; d'autres disent que c'est du sucre introduit par l'alimentation, ou le dérivent du glycogène déposé dans le foie et dans les muscles. Mais ils oublient qu'il existe du sucre dans le sang lors même qu'un animal a longtemps jeûné et que toute trace de glycogène a disparu de l'organisme. Je reviendrai en détail sur ce sujet et j'aurai alors l'occasion d'insister sur les travaux de quelques physiologistes qui ont failli reconnaître la glycogénie hépatique, mais ont cherché des objections contre les faits trouvés par eux-mêmes, parce qu'ils étaient encore imbus de cette idée fixe que la formation du sucre est un phénomène cadavérique, ou que le sucre du foie, comme le pensait Cl. Bernard, dérive exclusivement du glycogène. Je ne mentionnerai ici qu'un seul travail, celui publié par Tieffenbach (1), en 1869. Dans ce mémoire, écrit sous les auspices de von Wittich, se trouve établi par des expériences nom-

(1) Tieffenbach, *Ueber die Existenz der glycogenen Function der Leber. Inaug. Dissert.* Königsberg, 1869.

breuses et très ingénieuses, que le sucre du sang subit des transformations dans l'organisme et que l'opinion de Pavy, d'après laquelle les traces de sucre qui arrivent accidentellement dans le sang sont excrétées par l'urine, ne repose sur aucun fondement. Une seconde série d'expériences faites par Tieffenbach vient infirmer la théorie de Schiff, celle qui veut que la formation de sucre ne soit due qu'à l'action d'un ferment développé par la stase du sang, et établit par des faits indiscutables l'inanité de cette théorie. Malheureusement ces expériences passèrent inaperçues. Tieffenbach n'avait pas apporté de preuve directe de la fonction glycogénique du foie, et il en fut de ses conclusions comme de la voix du prophète clamant dans le désert.

CINQUIÈME LEÇON

EXPÉRIENCES PERSONNELLES SUR LA GLYCOGÉNIE HÉPATIQUE. — NATURE DU SUCRE HÉPATIQUE. — RECHERCHE DU SUCRE DANS LE FOIE VIVANT. — ACCROISSEMENT DE LA PROPORTION DE SUCRE DANS LE FOIE SÉPARÉ DE L'ORGANISME. — PREUVE QUE CETTE FORMATION DE SUCRE N'EST PAS UN PHÉNOMÈNE CADAVÉRIQUE. — EXPÉRIENCES DE DOSAGE DU SUCRE DANS LE SANG DE LA VEINE PORTE ET DES VEINES SUS-HÉPATIQUES.

J'ai moi-même compté parmi les partisans les plus zélés de Pavy, parce que son opinion sur l'origine pathologique du sucre dans l'économie paraissait le mieux s'accorder avec l'expérience clinique. Le fait de la coïncidence de symptômes diabétiques avec la présence de faibles quantités de sucre dans l'urine paraissait se concevoir mieux en admettant que l'organisme sain est incapable de produire du sucre. Naturellement je n'avais alors pas douté un instant que les faits sur lesquels Pavy fondait sa théorie ne fussent solidement établis; en d'autres termes je considérais comme acquis que le foie des animaux vivants ne renferme pas de sucre, et que le sang n'en contient point ou en contient seulement des traces, enfin qu'il en était de même dans tous les départements vasculaires Les expériences ultérieures de Cl. Bernard, mentionnées plus haut, eurent lieu sur le foie vivant. Les résultats qu'elles donnèrent, d'accord avec les observations presque simultanées de Dalton, mirent hors de doute la présence du sucre dans le foie vivant; ma confiance dans la justesse des vues de Pavy fut ébranlée, et je résolus de faire personnellement des expériences sur ce sujet.

J'entrepris mes premiers travaux en collaboration avec le Dr Kratschmer ; leur importance alla en croissant, car de nouveaux problèmes venaient sans cesse se rattacher aux faits déjà acquis et il était nécessaire de leur trouver une solution satisfaisante. Je ferai connaître ici les expériences les plus importantes, pour permettre à chacun de vous d'arriver spontanément aux conclusions qu'elle comportent.

Notre premier travail avait pour but de déterminer la nature du sucre hépatique. Évidemment, celle-ci une fois connue, on pouvait dans une certaine mesure pressentir le mode de formation de ce sucre. Si la glycogénie était un phénomène cadavérique et résultait de l'action du ferment hépatique sur le glycogène du foie, on devait s'attendre à constater l'identité du sucre formé dans le foie avec celui obtenu par l'action des autres ferments diastasiques, salive, extrait pancréatique, etc., sur le glycogène.

Des recherches antérieures faites par O. Nasse lui avaient déjà permis d'affirmer que le sucre contenu dans le foie mort était de la glycose. Musculus et Mering prétendent avoir trouvé dans le foie de la maltose à côté de la glycose. Nous avons varié nos expériences (1) de différentes manières.

1° Du foie de veau frais haché finement est fortement exprimé et le suc obtenu dialysé, la liqueur dialysée, évaporée à siccité, et dans l'extrait alcoolique du résidu le sucre amené à l'état de saccharate de potasse. Ce saccharate se distinguait déjà par son aspect extérieur de celui que nous avions préparé en traitant du glycogène par des ferments. De même que le saccharate obtenu en ajoutant à une solution alcoolique faible de glycose une solution alcoolique de potasse, il formait un enduit léger, semblable à du vernis, sur le fond du vase. Cet enduit, desséché sur de l'acide sulfurique, était dissous dans un peu d'eau, son pouvoir rotatoire et réducteur déterminé et la teneur en sucre établie par la fermentation. C'était bien de la glycose, les trois facteurs concordaient à cet égard ; *il n'y avait pas de trace de la présence d'un autre sucre.*

(1) Seegen u. Kratschmer, *Die Natur. des Leberzuckers. Pflüger's Archiv.*, Bd. XXII.

2° Après nous être assurés par des expériences préalables que la maltose se dialyse très rapidement, tandis qu'il faut plusieurs jours à des quantités appréciables de dextrine pour se dialyser nous fîmes directement une série d'essais sur l'extrait froid du foie après sa dialyse, en le traitant par le réactif cuprique et par la fermentation et déterminant son pouvoir rotatoire, enfin en chauffant au bain-marie une dernière portion avec de l'acide chlorhydrique en vase clos et dosant le sucre dans le liquide contenu dans le tube.

La proportion de sucre ainsi déterminée n'indiqua *jamais une augmentation* de celle-ci, il n'y avait donc ni maltose ni dextrine dans la liqueur dialysée. En prenant pour point de départ le pouvoir réducteur de la glycose, on obtint toujours le même chiffre pour la quantité de sucre soit par la réduction soit par le procédé de fermentation, et le pouvoir rotatoire spécifique était compris entre 52 et 54°. Les résultats donnés par les divers procédés de dosage concordaient donc; le sucre expérimenté était de la glycose et il était ainsi surabondamment démontré *que le sucre du foie est exclusivement de la glycose.*

Ceci étant bien établi, on était autorisé à penser que le sucre du foie ne se forme pas après la mort seulement, pas plus que par une fermentation. Il fallait des expériences directes pour établir définitivement ce fait.

Il y avait donc lieu avant tout de rechercher si le foie extrait de l'animal *vivant* renfermait ou non du sucre. Nos expériences (1) portèrent sur des chiens, des lapins et des cobayes. Les chiens étaient nourris exclusivement soit avec de la viande, soit avec du pain, ou ils furent soumis à un jeûne absolu pendant trois fois vingt-quatre heures. On les mettait à mort en leur versant une solution de cyanure de potassium dans le pharynx. Ils tombaient au bout d'une minute à une minute et demie; on les saisissait à ce moment, on les couchait sur la table d'expérience, et pendant que le cœur se contractait encore avec énergie, on excisait rapidement le foie. On en pe-

(1) Seegen u. Kratschmer, *Ueber Zuckerbildung in der Leber*, I u. II. *Pflüger's Archiv*, Bd. XXII u. XXIV.

sait un fragment qu'on plongeait ensuite dans de l'eau bouillante tenue toute prête. Toutes ces opérations prenaient de deux à trois minutes. Les lapins étaient liés sur la table tout vivants, et une longue incision faite sur la ligne blanche, sans qu'on observât de la résistance ou un cri de douleur de la part de ces animaux; le foie était attiré vivement au dehors, une portion de l'organe enlevée et plongée dans de l'eau bouillante. Tout cela s'accomplissait en quelques secondes. Pour ne pas perdre de temps en pesées, nous avions, pour nos expériences sur les lapins, pris les précautions suivantes : un grand flacon renfermant environ 3/4 de litre d'eau est fermé par un bouchon en caoutchouc percé d'une ouverture; dans ce bouchon s'engage un tube de verre courbé à angle droit. Un court tube de gutta-percha fait communiquer ce flacon avec un autre; celui-ci renferme un tube en U contenant du chlorure de calcium. Les deux flacons sont pesés avant l'expérience. Nous nous étions assurés que lorsque l'eau du premier flacon avait bouilli pendant vingt à trente minutes, le poids de l'appareil n'avait pas changé; la vapeur d'eau qui se dégageait du premier flacon était simplement absorbée par le second. L'eau du premier vase est donc soumise à l'ébullition, le bouchon légèrement soulevé et la portion de foie introduite dans le flacon après avoir été coupée en très petits morceaux ou simplement écrasée entre les doigts lorsque le parenchyme est très mou; puis on bouche. Après avoir laissé bouillir le tissu pendant dix à quinze minutes, on éloigne le feu, et on pèse l'appareil. La différence des poids donne celui du fragment de foie.

Le foie cuit est ensuite broyé dans le mortier, la bouillie obtenue replongée dans l'eau chaude et soumise à une nouvelle ébullition de dix minutes. On filtre le décocté sur un morceau de toile; on exprime fortement, on râcle le résidu, on le broie avec de l'eau, puis on l'introduit de nouveau dans de l'eau chaude et après un moment d'ébullition on filtre, et on répète l'opération jusqu'à ce que le foie ne renferme plus de trace de sucre ni de glycogène. Les divers décoctés sont réunis, réduits par évaporation à un petit volume qu'on mesure; une portion en est additionnée de dix volumes d'alcool à 93 p. 100, puis la liqueur alcoolique filtrée, évaporée jusqu'à disparition de l'odeur d'alcool; enfin on y dose le sucre par le titrage au moyen de la liqueur de Fehling. *Une série nombreuse d'expériences a toujours et sans exception donné ce résultat, qu'un fragment de foie enlevé sur un animal vivant renferme 0,5 à 0,6 p. 100 de sucre.* Ce chiffre est plus élevé que ceux obtenus par Cl. Bernard, Dalton et Pavy dans leurs expériences sur les animaux vivants. Bernard avait trouvé 0,2 à 0,3 p. 100, Dalton 0,2 à 0,4 p. 100, Pavy 0,05 p. 100 seulement; les différences s'expliquent par la précaution que nous avons prise d'épuiser le foie *totalement.* Cl. Bernard dit qu'il a fait bouillir le foie, l'a broyé dans un mortier, puis a dosé le sucre dans le décocté. Dalton, après avoir filtré ce premier décocté, en a fait un second. Pavy a tout simplement filtré le décocté primitif sur de la mousseline sans s'occuper de la bouillie de foie. Évidemment par ces divers procédés une portion seulement du sucre a été extraite de l'organe. Nous avons au contraire soumis le tissu hépatique à des ébullitions innombrables, puis chaque fois exprimé la bouillie en continuant ainsi jusqu'à ce que nous ayons acquis la certitude, par l'essai des liquides, que le foie ne contenait plus de sucre. Notre chiffre donne donc la teneur *complète* du foie en sucre.

Dans le foie extrait du corps de l'animal la proportion de sucre s'accroît sans interruption et de 0,4 à 0,5 p. 100 s'élève graduellement au chiffre de 3 p. 100. Dans nos expériences nous coupions en morceaux les foies enlevés sur des chiens, nous pesions ces morceaux et en examinions un immédiatement, un autre au bout de deux à trois minutes, puis d'autres au bout d'une heure, de vingt-quatre, de quarante-huit heures et au delà. La proportion de sucre obtenue dans le premier essai fut de 0,5 à 0,6 p. 100, à peu près comme dans le foie enlevé sur l'animal vivant. Dans le tableau suivant on peut suivre l'augmentation graduelle de la quantité de sucre constatée dans les fragments examinés successivement; l'expérience a porté sur les foies de cinq chiens.

ACCROISSEMENT DE LA PROPORTION DE SUCRE								
	DANS LA 1re HEURE.		DANS LES 23 HEURES SUIVANTES.		DANS LES PREMIÈRES 24 HEURES.		DANS LES 3 A 5 JOURS SUIVANTS.	
	I	II	I	II	I	II	I	II
A	0.91	= 43.5 %	0.60	= 28.7 %	1.51	= 72.2 %	0.58	= 27.7 %
B	1.40	= 39.4	1.47	= 41.4	2.87	= 80.8	0.68	= 20.1
C	1.06	= 40.0	0.69	= 26.0	1.75	= 66.0	0.70	= 34.0
D	0.95	= 44.8	0.86	= 40.1	1.84	= 84.4	0.31	= 15.4
E	1.08	= 67.7	0.51	= 32.0	1.59	= 99.7	Diminution insignifiante.	

Ce petit tableau donne pour les cinq chiens A-E, les chiffres de l'accroissement du sucre dans les diverses phases de l'expérience; la colonne I donne la proportion p. 100 de sucre dans le foie, la colonne II la proportion p. 100 de l'accroissement dans les délais successifs, l'accroissement total dans le foie mort étant désigné par 100. On voit que le plus fort accroissement revient à la première heure qui suit la mort et que vingt-quatre heures après la mort environ se sont produits les 80 p. 100 et plus de tout le sucre qui doit se former. Il est probable que cet accroissement est le plus actif dans les premières heures, comme le fait pressentir l'accroissement rapide pendant la première heure. Pour acquérir une certitude absolue à cet égard, il faudrait diviser un foie en un grand nombre de morceaux, et après chaque période de vingt à trente minutes doser le sucre dans un nouveau fragment. Après les vingt-quatre premières heures l'accroissement est modéré ou presque nul.

Dans ses premières expériences, celles sur lesquelles il édifia sa théorie glycogénique, Cl. Bernard avait trouvé dans le foie 1 p. 100 de sucre et plus; cette forte proportion prouve que Cl. Bernard faisait ses expériences sur des foies qui avaient été enlevés depuis une heure au moins du corps des animaux. Pavy avait donc parfaitement raison de ne pas admettre ce résultat comme la preuve de la fonction glycogénique du foie *pendant la vie*. Mais il se trompait en considérant tout ce sucre trouvé après la mort comme l'expression d'un phénomène cadavérique. Déjà cette circonstance, que le plus fort accroissement de la quantité de sucre a lieu pendant la première heure, contredit les vues de Pavy. Les conditions de la formation cadavérique de sucre, telles que les indiquent Pavy et autres, c'est la présence de glycogène et de ferment. Or ces conditions continuent à exister plus tard, et il serait difficile de s'expliquer pourquoi la formation de sucre cesserait ou du moins s'amoindrirait à ce degré extrême au bout de vingt-quatre heures, et pourquoi elle est précisément la plus énergique pendant la première heure qui suit la mort. Il ne s'agit donc pas là d'un phénomène cadavérique, et l'on peut admettre comme infiniment probable que cette glycogénie qui persiste après la mort n'est que la continuation d'une fonction physiologique, dont l'énergie se maintient aussi longtemps que les éléments anatomiques conservent leur vitalité ; à mesure que la vie de la cellule, c'est-à-dire son activité fonctionnelle s'amoindrit et disparaît, la fonction glycogénique s'amoindrit et finalement cesse.

Pour prouver que le foie vivant ne forme pas de sucre, Pavy a plongé le foie extrait de l'animal dans de l'eau bouillante ou dans un mélange réfrigérant. Par là toute formation ultérieure de sucre était empêchée. L'observation est exacte, mais son interprétation erronée. Pavy pensait, par ce procédé, détruire le ferment produit après la mort et mantenir le foie dans l'état qu'il présente durant la vie. C'est juste le contraire qui arrive. L'immersion du foie dans l'eau bouillante ou dans un mélange réfrigérant le tue ; l'activité fonctionnelle de la cellule cesse et la fonction glycogénique, liée à la vie de la cellule, s'arrête nécessairement.

Quelque claire et simple que soit l'explication de ces phénomènes, il m'a cependant paru d'un grand intérêt de prouver expérimentalement que la fonction glycogénique, qui persiste après la mort de l'animal, constitue un processus vital de la cellule, et je tentai de le démontrer en m'efforçant d'accroître l'énergie vitale de la cellule par du sang conservé vivant et en recherchant si dans ces conditions la formation de sucre serait plus active que dans un échantillon témoin.

Dans ce but j'ai entrepris une série d'expériences avec des foies de chiens, de lapins et de veaux, enlevés sur les animaux ımédiatement après leur mort. Deux fragments de foie sont upés finement ou divisés au hachoir, puis pesés. L'un t arrosé de 60 à 80 centimètres cubes de sang défibriné pris r l'animal sacrifié, introduit dans un flacon à fermeture :echsel qu'on relie à un aspirateur, puis on fait passer un urant d'air pendant vingt à vingt-quatre heures. Le second ıgment également divisé est placé dans une capsule de verre ı de porcelaine et abandonné dans le même milieu pendınt un temps égal. Au bout de vingt-quatre heures, on fait ;ssai des deux échantillons et on en extrait tout le sucre et tous s hydrates de carbone qu'ils renferment. On évapore les dé›ctés, on mesure les résidus, on les additionne d'alcool absolu raison de 500 centimètres cubes par 50 centimètres cubes, on ltre après vingt-quatre heures, on lave le dépôt, on évapore liquide qui a passé; le résidu est dissout dans de l'eau et le ıcre dosé dans cette solution par titrage et par fermentaɔn. Une seconde portion de 10 à 20 centimères cubes est enrmée dans un tube de verre avec 2 à 4 centimètres cubes acide chlorhydrique à 10 p. 100, puis chauffée au bain-marie; ɑe fois le sucre dosé, la proportion totale des hydrates de carɔne s'obtient par le calcul. Les résultats de ces expériences ›nt résumés dans le tableau suivant :

os D'ORDRE des EXPÉRIENCES.	ESPECE ANIMALE.	20 A 24 HEURES APRÈS LA MORT.			
		SANS ADDITION DE SANG.		AVEC ADDITION DE SANG ET ASPIRATION.	
		Sucre p. 100.	Totalité des hydrates de carbone p. 100.	Sucre p. 100.	Totalité des hydrates de carbone p. 100.
I.	Chien	1.9	»	2.5	»
II.	Chien	1.9	»	2.4	»
III.	Veau	2.5	4.6	3.2	6.08
IV.	Bœuf	3.2	5.4	4.2	6.40
V.	Veau	1.82	3.4	2.4	5.10
VI.	Lapin	4.25	5.5	4.9	8.30
VII.	Lapin	2.64	3.5	3.3	5.60
VIII.	Lapin	3.00	7.0	4.5	8.30
IX.	Veau	3.85	6.3	4.16	7.80
X.	Lapin	2.43	12.0	3.08	12.50
XI.	Veau	2.07	3.5	2.60	5.60
XII.	Chien	0.82	1.15	1.15	2.10
XIII.	Chien	2.80	3.76	3.71	5.10

Voici les importants résultats donnés par ces expériences :

a. Le fragment de foie, mis en communication avec l'aspirateur, renferme plus de sucre que le fragment abandonné à lui-même.

b. La proportion de la totalité des hydrates de carbone, de même que celle du sucre, est plus considérable dans le fragment soumis à l'aspiration que dans l'échantillon témoin.

Le premier fait établi, l'accroissement de sucre, aurait pu recevoir, d'après les idées de Pavy, une autre interprétation ; ce serait le sang qui aurait fourni le ferment actif sous l'influence duquel une plus grande quantité de glycogène aurait été transformée que dans l'échantillon de contrôle. Cette interprétation est totalement réduite à néant par les faits établis sous *b*. Si une plus grande quantité de glycogène avait servi à former du sucre, la quantité totale de sucre déterminée dans le fragment soumis à l'aspiration, quantité comprenant le sucre formé directement, plus celui résultant de la transformation des hydrates de carbone, n'aurait pas dû être supérieure à la proportion de sucre contenue dans le fragment témoin. L'accroissement de la totalité des hydrates de carbone prouve dès lors que le sucre ne s'est pas formé aux dépens du glycogène. Dans la plupart des expériences l'accroissement de la totalité des hydrates de carbone dans le fragment de foie mis en rapport avec l'aspirateur est même supérieur à celui qui résulterait du seul accroissement du sucre ; cela peut s'expliquer de deux manières, soit que dans le morceau de foie maintenu vivant d'autres hydrates de carbone, de la dextrine par exemple, se forment à côté du sucre, soit que la transformation du glycogène se trouve contrariée et par suite restreinte.

Ainsi se trouve démontré expérimentalement pour la première fois, *que la cellule hépatique possède la faculté de faire du sucre, et que la formation de sucre qui s'observe dans les premiers temps après la mort n'est que l'expression de l'activité fonctionnelle de la cellule hépatique encore vivante.*

Ces expériences suffisent bien pour établir que le foie possède la faculté de former du sucre, mais elles ne nous renseignent pas sur le mécanisme de cette fonction ni sur son étendue. Pour bien élucider ce point, il était nécessaire de doser exactement le sucre dans le sang à son entrée dans le foie et à sa sortie de cet organe. Dans son travail fondamental devenu si célèbre, Cl. Bernard a pris pour base de sa théorie la détermination des proportions de sucre dans ces deux sortes de sang ; mais l'expérience n'avait pas porté sur des animaux vivants et Pavy pouvait objecter à juste titre que la formation de sucre post mortem jouait un rôle dans la différence observée entre les deux dosages. Lorsque plus tard Cl. Bernard démontra la présence de sucre dans le foie vivant, il négligea de reprendre son expérience fondamentale en opérant sur des animaux vivants. Il aspira le sang de la veine cave inférieure au-dessous de l'abouchement des veines rénales au moyen d'une sonde élastique introduite dans la veine jugulaire externe droite, puis il retira la sonde jusqu'au niveau du diaphragme et après avoir comprimé la veine cave entre les veines rénales et la sonde aspira une nouvelle quantité de sang. Le dosage du sucre dans les deux échantillons de sang donna des résultats différents ; il trouva pour le premier 0,5, pour le second 1,1 p. 1000. « Ainsi il y a un point, dit Cl. Bernard en propres termes (1), dans la veine cave inférieure, vers le diaphragme, où le sucre augmente Les vaisseaux qui apportent cette substance, ce ne sont pas les veines rénales, dont le sang est au contraire pauvre en sucre ; ce sont les veines sus-hépatiques, qui viennent déboucher au-dessus du diaphragme précisément dans le point où nous avons constaté l'augmentation du sucre ». Cette expérience suffisait bien à démontrer que le sucre vient du foie, mais elle était absolument insuffisante pour fournir des données certaines quant à la quantité de sucre que le sang sortant du foie entraîne. Pour arriver à un résultat certain *il est indispensable de faire le dosage comparatif du sucre dans le sang de la veine porte et dans le sang des veines sus-hépatiques.*

Pavy n'a *jamais* mis à exécution l'analyse comparative de ces deux variétés de sang. Il a analysé, sur l'animal vivant, le sang de la carotide et celui de la veine jugulaire. En moyenne il a trouvé (2) environ 0,9 p. 1000 de sucre. Il considère cette

(1) Cl. Bernard, *Leç. sur le diabète*, Paris, 1877, p. 282.
(2) *Loc. cit.*

quantité de sucre comme insignifiante (a minute amount of sugar) et ne se prononce pas clairement sur sa provenance.

Dans plus de soixante expériences sur des chiens vivants j'ai exactement déterminé la proportion de sucre contenue dans le sang de la veine porte et celui des veines sus-hépatiques. Il fallait avant tout se procurer des échantillons de sang purs et sans mélange, et j'y suis parvenu par trois méthodes différentes. La première n'est qu'une modification de celle que von Mering a indiquée pour le première fois. Pour obtenir du sang de la veine porte, on fait une profonde incision dans la paroi abdominale, on attire la rate hors de la plaie, on recherche la grande veine splénique et on la lie. Puis on ouvre la veine et on y introduit une canule. Un second fil de ligature, placé préalablement au-dessous de la veine, est lié sur la canule et celle-ci poussée en avant jusqu'au tronc de la veine porte; on retire le mandrin et on recueille dans un cylindre de calibre connu le sang qui s'écoule par un ajutage latéral; von Mering lie le tronc de la veine porte avant d'introduire la canule dans la veine splénique. Cette manière de faire a un double but : 1° la canule fournit une plus grande quantité de sang, puisque l'écoulement vers le foie est impossible; 2° on est sûr de ne recueillir que du sang se dirigeant vers le foie, tandis que si l'on recueille le sang par une ouverture faite à la veine porte même il n'est pas prouvé qu'il ne soit mélangé de sang qui aurait reflué du foie. Comme je ne tenais pas à avoir du sang en abondance et comme je m'étais assuré par des expériences comparatives préalables que la teneur en sucre du sang affluant au foie était la même du moins pour des quantités moyennes de sang, qu'il fût prélevé dans la veine porte ouverte ou liée, j'ai fait presque tous mes essais en laissant libre le cours du sang veineux-porte. Il en résultait ce grand avantage que le sang des veines sus-hépatiques pouvait être recueilli sans qu'un trouble sérieux eût été apporté à la circulation hépatique.

Pour obtenir le sang des veines sus-hépatiques à l'état de pureté, on ouvre largement (méthode A) l'abdomen par une incision sur la ligne blanche et l'on introduit dans la veine cave ascendante une longue canule métallique fenêtrée, plus ou moins épaisse selon l'animal, fermée par un mandrin qui s'y engage exactement. De même qu'à la petite canule un petit tuyau de décharge est adapté obliquement à environ 3 centimètres de l'extrémité inférieure; cet ajutage s'engage dans un tube en caoutchouc. La canule est enfoncée jusqu'au niveau de l'embouchure des veines sus-hépatiques, puis une ligature appliquées au-dessus de l'embouchure des veines rénales sur la canule. Pour éviter que du sang venu du cœur vienne se mélanger avec le sang qui sort du foie, von Mering fait passer par la veine jugulaire et par le cœur jusque dans la veine cave inférieure une vessie qu'on arrête au diaphragme. On dilate cette vessie au moyen de mercure de manière à obturer totalement la veine, et à ce moment on retire le mandrin de la canule. Dans mes expériences j'obtenais l'obturation de la veine cave de la manière suivante, plus simple et plus sûre à mon avis. On fait une ouverture dans l'un des espaces intercostaux, on pratique la respiration artificielle, on place une ligature immédiatement au-dessus du diaphragme et un aide la serre au moment précis où le mandrin arrive en deçà de l'ajutage latéral de la canule. Cette opération se fait très rapidement, le jet de sang est énergique et en quelques secondes on en recueille la quantité nécessaire à l'analyse. Voici l'ordre dans lequel j'opérais : par deux ouvertures pratiquées à l'abdomen j'introduisais les canules, l'une dans la veine cave inférieure, l'autre dans la veine splénique et je les fixais par des ligatures. Je recueillais d'abord le sang veineux-porte, ce qui prenait quelques secondes, puis je replaçais le mandrin. J'ouvrais alors rapidement un espace intercostal, j'appliquais une ligature sur la veine cave immédiatement au-dessus du diaphragme et je recueillais le sang des veines sus-hépatiques.

La deuxième méthode (B) pour obtenir du sang veineux hépatique consiste, après avoir recueilli le sang de la veine porte, à ouvrir largement l'abdomen et à attirer le foie au dehors assez pour découvrir les veines sus-hépatiques. On introduit dans celle des veines qui est la plus accessible une canule construite d'après les indications de von Basch, elle est courte, recourbée à angle droit, à extrémité d'acier taillée en biseau; à l'autre extrémité est adapté un tube de caoutchouc par l'intermédiaire duquel on recueille le sang. L'ordre suivi dans les opérations est le même que précédemment; on recueille d'abord le sang de la veine porte, puis on introduit la canule dans l'une des veines sus-hépatiques et on recueille du sang de la veine. Si l'on procédait en sens inverse, il pourrait arriver que l'introduction de la canule gênât l'écoulement du sang venant du foie et le fît refluer en partie, d'où la possibilité, en recueillant le sang de la veine porte, de n'obtenir qu'un mélange des deux sangs. Des expériences directes m'ont appris qu'effectivement le sang, dont l'écoulement hors du foie est gêné, peut refluer dans la veine porte.

Enfin, on peut employer une troisième méthode (C), imaginée par Pal et Ikalowicz, pour recueillir le sang veineux hépatique. C'est une modification de la méthode de Cl. Bernard. Une canule métallique creuse, un peu recourbée à son extrémité inférieure, est introduite par la veine jugulaire droite dans la veine cave. Le grand mérite de ce procédé c'est qu'il permet de recueillir directement le sang de l'une des veines sus-hépatiques, ce qui n'est pas le cas dans la méthode de Cl. Bernard. Inutile ici de comprimer la veine cave ou les veines rénales; le sang, qui ne s'écoule que goutte à goutte, émane évidemment de l'une des veines sus-hépatiques. On ne réussit pas toujours du premier coup à pénétrer dans l'une de ces veines, et encore n'aura-t-on de certitude absolue que la canule se trouve dans l'une de ces veines et que le sang recueilli en émane qu'en pratiquant une large ouverture à l'abdomen, et palpant le foie jusqu'à ce qu'on sente la canule engagée dans un lobe plus ou moins volumineux de cet organe.

Mes expériences furent pratiquées exclusivement sur des animaux non anesthésiés. Ils avaient été nourris de manière très variable. Les uns avaient reçu exclusivement de la viande pendant six à huit jours, les autres exclusivement de la graisse, d'autres encore rien que des aliments carbohydratés, quelques-uns furent soumis au jeûne absolu pendant huit à dix jours.

Dans le tableau ci-dessous les proportions de sucre exprimées sont rapportées à 100. Les lettres A, B, C, indiquent la méthode employée pour recueillir le sang des veines sus-hépatiques.

A.			B.			C.		
Nos N'ORDRE.	VEINE PORTE.	VEINES SUS-HÉPATIQUES.	Nos D'ORDRE.	VEINE PORTE.	VEINES SUS-HÉPATIQUES.	Nos D'ORDRE.	VEINE PORTE.	VEINES SUS-HÉPATIQUES.
I.	0.080	0.160	XXXVIII.	0.138	0.256	LXI.	0.101	0.258
		(Narc.)	XXIX.	0.130	0.200	LXII.	0.090	0.175
II.	0.126	0.200	XXX.	0.121	0.189	LXIII.	0.107	0.209
III.	0.109	0.198	XXXI.	0.132	0.196	LXIV.	0.120	0.287
IV.	0.121	0.285	XXXII.	0.121	0.265			
V.	0.105	0.369	XXXIII.	0.112	0.256			
VI.	0.112	0.251	XXXIV.	0.171	0.279			
VII.	0.103	0.164	XXXV.	0.132	0.215			
VIII.	0.119	0.280	XXXVI.	0.091	0.156			
IX.	0.133	0.350	XXXVII.	0.169	0.190			
X.	0.166	0.268	XXXVIII.	0.156	0.200			
XI.	0.163	0.424	XXXIX.	0.120	0.346			
XII.	0.158	0.409	XL.	0.170	0.252			
XIII.	0.123	0.215	XLI.	0.138	0.241			
XIV.	0.120	0.183	XLII.	0.120	0.190			
XV.	0.200	0.299	XLIII.	0.207	0.270			
XVI.	0.250	0.359	XLIV.	0.170	0.250			
XVII.	0.264	0.272	XLV.	0.136	0.250			
XVIII.	0.320	0.347	XLVI.	0.176	0.238			
XIX.	0.192	0.367	XLVII.	0.144	0.250			
XX.	0.258	0.294	XLVIII.	0.192	0.265			
XXI.	0.141	0.430	XLIX.	0.137	0.200			
XXII.	0.143	0.300	L.	0.161	0.210			
XXIII.	0.110	0.230	LI.	0.101	0.230			
XXIV.	0.160	0.300	LII.	0.145	0.384			
XXV.	0.150	0.232	LIII.	0.104	0.202			
XXVI.	0.155	0.223	LIV.	0.128	0.230			
XXVII.	0.120	0.270	LV.	0.129	0.222			
			LVI.	0.109	0.210			
			LVII.	0.100	0.156			
			LVIII.	0 120	0.270			
			LIX.	0.111	0.256			
			LX.	0.114	0.196			
	4.201	7.679		4.505	7.720		0.418	0.929
	Moyenne de 27 expériences :			Moyenne de 33 expériences :			Moyenne de 4 expériences :	
	0.155	0.248		0.136	0.234		0.104	0.234
	Diff. : + **0.129**			Diff. : + **0.098**			Diff. : + **0.130**	

Dans les soixante-quatre expériences que j'ai faites, le sang sortant du foie a été trouvé *invariablement* plus riche en sucre que le sang qui y arrive. Dans de rares expériences, celles particulièrement qui portent les n°s XVII, XVIII et XX, la différence est faible en apparence. Ce sont précisément celles qui ont porté sur des animaux abondamment nourris avec de la dextrine et du sucre. Dans ces conditions le sang de la veine porte renferme déjà du sucre en abondance. Il n'est pas douteux, comme nous le verrons du reste plus loin, qu'une partie de ce sucre se dépose dans le foie sous forme de glycogène. La faible différence qui a été notée entre les deux sangs ne donne pas l'expression exacte du sucre parvenu dans le foie, car une partie de ce sucre a remplacé le sucre d'alimentation retenu dans cet organe et naturellement cette quantité n'est pas exprimée dans le chiffre différentiel. Cette différence, dans les vingt-sept expériences exécutés d'après la première méthode, oscille *onze* fois entre 0,02 et 0,2 grammes, onze fois entre 0,1 et 0,15 et *cinq* fois entre 0,2 et 0,26 grammes. Dans les essais faits d'après la seconde méthode l'accroissement de sucre resta dix-sept fois inférieur à 0,1 gramme, oscilla quinze fois entre 0,1 et 0,15 grammes et fut une fois seulement de 0,02 grammes. Il ne m'est pas possible d'expliquer cette variabilité de l'excédent du sucre. Probablement des facteurs variés interviennent, la taille, l'âge, l'état de nutrition de l'animal, peut-être aussi la phase de la digestion au moment de l'expérience, car il ne saurait être douteux que l'activité de la fonction hépatique, comme celle de toutes les fonctions organiques, varie d'intensité selon les circonstances.

En moyenne, les vingt-sept expériences faites selon la première méthode donnent :

Proportion de sucre dans le sang de la veine porte = 0,155 p. 100.

Proportion de sucre dans le sang des veines sus-hépatiques = 0,284 p. 100.

Différence en faveur du sang veineux hépatique + 0,129 = **83** p. 100 de la proportion contenue dans le sang de la veine porte.

Les trente-trois expériences exécutées d'après la seconde méthode donnent :

Proportion de sucre dans le sang de la veine porte = 0,136 p. 100.

Proportion de sucre dans le sang des veines sus-hépatiques =0,234 p. 100.

Différence en faveur du sang veineux sus-hépatique +0,098=**72** p. 100 de la proportion contenue dans le sang de la veine porte.

Dans cette série d'expériences la différence est moindre, parce que dans un assez grand nombre de cas, la canule, en pénétrant dans l'une des veines sus-hépatiques, la déchirait et était lancée au dehors par le flot sanguin qui se répandait dans la cavité abdominale, et c'est ce sang qui alors était recueilli et dosé. Or, du sang de la veine cave pouvait se trouver mélangé à ce sang dont la teneur en sucre se trouvait abaissée d'autant.

Enfin, les quatre dernières expériences faites conformément à la troisième méthode donnent en moyenne :

Proportion de sucre dans le sang de la veine porte=0,104 p. 100.

Proportion de sucre dans le sang des veines sus-hépatiques =234 p. 100.

La différence en faveur du sang des veines sus-hépatiques est de 0,130 et par conséquent dépasse de plus de **100** p. 100 la teneur en sucre du sang de la veine porte.

On a objecté que la plus grande teneur en sucre du sang des veines sus-hépatiques pouvait tenir à la perte d'eau que le sang veineux porte subirait dans le foie, d'où il résulterait que le sang qui sort du foie serait plus concentré et par conséquent donnerait au dosage un chiffre plus élevé pour le sucre, sans qu'il fût question de sucre nouveau ajouté à ce sang dans le foie. L'invraisemblance de cette explication saute aux yeux. L'excédent de sucre dans le sang des veines sus-hépatiques est de 60 à 100 p. 100, or il n'y a pas à songer à une perte d'eau telle que le sang de la veine porte se trouvât réduit à la moitié de son volume. Du reste deux séries d'expériences ont été faites pour déterminer la quantité d'eau contenue dans les deux sortes de sang. Ce sont d'abord quatre expériences de C. Flügge (1) qui prouvent qu'il n'y a pas de différence cons-

(1) Flügge, *Nachweis des Stoffwechsels in der Leber. Zeitschr. f. Biologie*, Bd. XIII.

tante entre les proportions d'eau contenues dans les deux sangs, que la différence de toutes manières est insignifiante, et il arriva dans trois des expériences sur quatre que ce fut le sang des veines sus-hépatiques qui renferma un léger excès d'eau, soit quelques dizièmes en plus. Flügge a également dosé l'hémoglobine des deux sangs, d'après la méthode de Preyer, et a trouvé de petites différences qui sont loin d'être constantes D'autre part les recherches de Drosdorff (1) ont prouvé que le sang de la veine porte est plus riche en principes fixes, donc plus pauvre en eau, que le sang des veines sus-hépatiques; mais la différence est à peine de 2 p. 100. J'ai entrepris de mon côté quelques expériences à cet égard sur le sang des chiens non narcotisés qui avaient servi à mes expériences de dosage du sucre. On recueillait le sang de la veine porte à l'aide d'une canule introduite dans le tronc de cette veine à travers la veine splénique. Quant au sang des veines sus-hépatiques, je m'en procurai deux fois par une ponction directe dans l'une d'elles et trois fois par introduction d'une canule dans la veine cave inférieure liée au-dessus des veines rénales et immédiatement au-dessus du diaphragme. Sur le sang non battu, destiné au dosage du sucre, je prélevai 40 à 60 grammes pour y déterminer la proportion d'eau. Je le fis évaporer dans de petites capsules en verre, au bain-marie, jusqu'à siccité, puis dessécher à l'étuve sèche à 100° jusqu'à ce que deux pesées successives donnassent le même chiffre. On trouvera dans le tableau suivant les résultats de ces expériences :

Proportion d'eau p. 100.

	NUMÉROS D'ORDRE				
	I.	II.	III.	IV.	V.
Sang de la veine porte........	78.9	78.3	79.8	79.2	76.6
Sang des veines sus-hépatiques.	77.9	79.2	79.3	80.1	75.2

(1) Drosdorff, *Chemische Analyse des Blutes der V. portæ und der V. hepat. Zeitschr. f. physiol. Chemie*, I.

Les différences de proportion d'eau dans les deux sangs oscillent donc autour de 1 p. 100, et deux fois le léger excès a été en faveur du sang de la veine porte. L'accroissement constant du sucre dans le sang des veines sus-hépatiques ne peut donc dépendre de ces petites oscillations de la proportion d'eau.

Toutes mes expériences ont été exécutées sur des animaux non narcotisés. Des expériences d'Abeles, sur lesquelles j'aurai l'occasion de revenir plus tard, me déterminèrent à faire quelques essais sur des animaux chloroformés; je recueillis le sang des veines sus-hépatiques par la méthode Pal-Ikalowicz. A ma grande surprise je constatai que la différence des proportions de sucre dans les deux sangs était de beaucoup plus faible que chez des animaux non anesthésiés. L'excédent de sucre dans le sang veineux hépatique ne fut que de 40 p. 100, tandis que chez des animaux non chloroformés il dépassait 100 p. 100.

On sait que Pavy et ses partisans ont affirmé que chez les animaux qui résistent énergiquement la proportion de sucre dans le sang est considérable, tandis qu'il n'en est pas de même des animaux qui restent calmes. En d'autres termes, les animaux réagiraient contre la douleur en produisant du sucre dans le foie. Quelque invraisemblable que soit une supposition de cette nature, il se pouvait cependant que les différences observées par moi selon que les animaux étaient ou n'étaient pas chloroformés pussent être attribuées à cette cause; aussi fis-je de nouvelles expériences sur la glycogénie en me servant de morphine au lieu de chloroforme. Dans le même but, j'entrepris quelques expériences sur des animaux curarisés, qui n'opposent aucune résistance. Je recueillis le sang des veines sus-hépatiques par trois méthodes différentes. Enfin, comme supplément d'information, je dosai le sucre dans le sang des veines sus-hépatiques recueilli par les méthodes de la ligature et de la ponction sur des animaux chloroformés. Comme témoin je prenais parfois du sang de la carotide au lieu de sang de la veine porte. Le tableau suivant donne le résultat de ces expériences.

Nos D'ORDRE DES EXPÉRIENCES.	CAROTIDE.	VEINE PORTE.	VEINES SUS-HÉPATIQUES.
	A. — Animaux chloroformés.		
	a) *Ligature.*		
I	0.166	»	0.189
II	0.170	0.176	0.204
III	0.201	»	0.322
IV	0.128	0.083	0.213
	b) *Ponction.*		
V	»	0.135	0.153
VI	0.173	0.155	0.174
VII	0.156	0.165	0.216
	c) *Par la veine jugulaire.*		
VIII	0.125	»	0.175
	B. — Animaux morphinisés.		
	a) *Ligature.*		
IX	0.170	0.153	0.217
X	0.138	»	0.363
	b) *Ponction.*		
XI	»	0.175	0.196
XII	»	0.112	0.204
XIII	0.149	»	0.217
	c) *Par la veine jugulaire.*		
XIV	0.144	»	0.186
	C. — Animaux curarisés.		
	a) *Ligature.*		
XV	»	0.116	0.192
	b) *Ponction.*		
XVI	»	0.143	0.160
	c) *Par la veine jugulaire.*		
XVII	0.159	»	0.300

Il résulte de ces expériences que chez les animaux anesthésiés par le chloroforme ou la morphine, ainsi que chez les animaux curarisés, la différence de la proportion de sucre dans le sang qui entre dans le foie et celui qui en sort est parfois faible, et cela surtout chez les animaux qui sont sous l'influence du chloroforme et du curare. Cette différence ne dépasse quelquefois pas 0,02 à 0,03 gramme. Dans d'autres essais cette différence est considérable et l'excès de sucre dans le sang des veines sus-hépatiques atteint 0,08 à 0,12 gramme, égalant ainsi la différence moyenne que nous ont donnée les nombreuses expériences que nous avons faites sur les animaux non intoxiqués. Dans la narcose par la morphine nous avons bien eu l'occasion de constater la diminution d'activité de la glycogénie hépatique, mais le fait paraît relativement rare, car chez la plupart des animaux anesthésiés par la morphine, la proportion de sucre dans le sang des veines sus-hépatiques était aussi grande que chez les animaux non anesthésiés. Les animaux qui ont servi aux expériences ci-dessus étaient soumis à l'anesthésie complète avant les opérations nécessitées par l'extraction du sang et restaient immobiles pendant toute la durée de celles-ci. Si donc, malgré tout, on a constaté dans quelques expériences, spécialement sous l'influence de la morphine, un très grand excès de sucre dans les veines sus-hépatiques, il est démontré par cela même que l'accroissement du sucre n'a rien à faire avec la résistance opposée par les animaux, et inversement que la faible augmentation constatée dans l'anesthésie chloroformique ne saurait être rapportée à l'immobilité. Le résultat de nos expériences ne donne donc lieu qu'à cette seule interprétation, *que par suite de l'anesthésie ou de la curarisation, l'activité de la glycogénie hépatique est diminuée*. Cette interprétation n'est pas en désaccord avec l'apparition exceptionnelle, malgré l'anesthésie, d'un excès considérable de sucre dans le sang des veines sus-hépatiques.

Les animaux, même lorsqu'ils appartiennent. à la même espèce, réagissent d'une manière infininiment variable contre les narcotiques; cette différence ressort déjà avec une netteté extrême dans les fonctions les plus faciles à contrôler; un grand nombre d'animaux anesthésiés ou curarisés ne sécrètent pas une goutte d'urine pendant de longues heures, tandis que chez d'autres cette fonction n'est pas influencée du tout. Par induction il est permis de supposer que l'action du poison sur la fonction glycogénique du foie diffère selon les individus.

SIXIÈME LEÇON

EXPÉRIENCES DE BOCK ET HOFFMANN, DE VON MERING ET BLEILE ET D'ABELES. — OBJECTIONS FORMULÉES CONTRE LA VALEUR DES FAITS PROUVANT QUE LE SANG SE CHARGE DE SUCRE DANS SON PASSAGE A TRAVERS LE FOIE. — DISCUSSION DE CES OBJECTIONS.

Si vous examinez attentivement la série des expériences exposées dans la leçon précédente, vous reconnaîtrez que ce n'est pas à la légère que j'ai conclu : *que la glycogénie est une fonction normale du foie.* Ce que Cl. Bernard avait pressenti avec l'intuition du génie, j'ai cherché par des essais nombreux et pénibles à l'établir solidement, en rendant toute objection impossible. Dans les expériences que j'ai faites en commun avec Kratschmer, j'ai démontré que, chez les animaux vivants appartenant à diverses classes, le sucre forme un élément normal du foie. Nous avons employé des méthodes qui excluent toute perte de temps entre le moment de l'extraction du foie et son immersion dans l'eau bouillante, et la quantité de sucre que nous avons trouvée a été si uniforme et si considérable qu'il ne pouvait être question d'une formation cadavérique de ce sucre pendant les quelques minutes qui ont suivi l'extraction du foie. Mais je ne me contentai pas de ce résultat, et je démontrai expérimentalement que si la glycogénie continue après la mort, c'est que la fonction de la cellule hépatique persiste tant que vit cette cellule ; je réussis en effet à accroître la production de sucre et des autres hydrates de carbone en entretenant la vie dans les cellules au moyen de sang artériel. De plus par mes dosages de sucre dans le sang qui arrive au foie et dans celui qui en part, j'ai démontré que le sucre formé dans le foie passe sans interruption dans le sang. J'ai fait ces expériences par trois méthodes différentes; mais elles avaient cela de commun, que l'on recueillait séparément les deux sortes de sang; quoique la gravité de l'opération différât selon le procédé, le résultat ne varia pas, et l'on trouva toujours le sang plus riche à sa sortie du foie qu'à son entrée. Ces expériences étaient pratiquées sur des animaux nourris très diversement ou même soumis à un jeûne de huit à dix jours. Le résultat fut toujours le même. Le sang des veines sus-hépatiques chez l'animal presque mort d'inanition renfermait le même excédent de sucre que celui pris sur des animaux nourris abondamment avec de la viande, de la graisse ou des hydrates de carbone; il était ainsi démontré *que le sucre, dont le sang se charge en traversant le foie, ne vient pas des aliments.*

Les preuves de la glycogénie hépatique ressortent si nombreuses et si variées de mes expériences que je considère cette fonction physiologique comme irrévocablement établie; je laisse à mes contradicteurs le soin de prouver l'inanité de mes expériences ou de faire voir d'où vient le sucre dont la présence dans le sang ne peut plus être niée même par eux. Néanmoins je tiens à faire connaître les travaux d'autres expérimentateurs qui se sont ralliés, quoique avec réserve, à la théorie de la glycogénie hépatique, ou qui ont apporté des preuves de sa justesse et sont arrivés malgré cela à des résultats contradictoires, parce qu'ils étaient encore sous le charme des idées de Pavy.

Le travail le meilleur et le plus ancien qu'il convient de citer ici est celui de Bock et Hoffmann (1). Ces expérimentateurs se servirent de lapins. Après s'être assurés par de nombreux essais que le sang renferme constamment du sucre, dans la proportion de 0,07 à 0,1 p. 100, ils se demandèrent si ce sucre venait du foie et ils cherchèrent à obtenir la solution de cette question en isolant le foie de la circulation. La ligature de la veine porte seule n'avait aucune influence sur la proportion de sucre contenue dans le sang du cœur, mais après isolement du

(1) C. Bock u. F. Hoffmann, *Experiment. Studien über Diabetes.* Berlin, 1874.

foie, par un procédé ou un autre, la quantité de sucre diminuait rapidement dans le sang; chez des animaux qui survécurent trente minutes à l'opération, la proportion n'était plus que de 0,02 p. 100, et lorsque la survie était de quarante minutes, le sang du cœur ne renfermait plus de trace de sucre. Dans la pensée que le sucre d'alimentation pouvait être amené dans le sang par le chyle, Bock et Hoffmann liaient en même temps le canal thoracique. Selon eux, le sucre contenu dans le sang du lapin a une double origine, le foie et le chyle. Pour démontrer que le sucre vient exclusivement du foie, il aurait fallu établir que le sang des animaux renferme du sucre même par une alimentation animale et que chez eux le sucre disparaît du sang après isolement du foie. Pour divers motifs qu'ils énumèrent Bock et Hoffmann ne purent entreprendre des expériences de cette nature.

Des expériences plus récentes de von Mering ont prouvé que le sucre des aliments ne pénètre pas dans les chylifères; il en résulte que les expériences de Bock et Hoffmann gardent toute leur valeur en ce qui concerne la glycogénie hépatique. Bock et Hoffmann pressentaient même la grande importance, pour l'économie, de la présence du sucre dans le sang; ils firent des dosages du sucre dans le sang de l'homme et, s'appuyant sur les résultats donnés par leurs expériences d'isolement du foie quant au temps nécessaire pour la disparition de quantités données de sucre, ils calculèrent qu'un homme bien portant consomme par jour 100 à 200 grammes de sucre du sang; et plus loin ils disent : « Quoique nous ne connaissions pas le rôle que ce sucre joue dans l'économie, son importance nous paraît certaine. »

Je dois maintenant mentionner deux travaux exécutés à l'institut physiologique de C. Ludwig, tous deux très riches en faits d'une haute valeur et fournissant des preuves importantes de la glycogénie hépatique, malgré l'interprétation absolument opposée qui en fut donnée sous l'influence des idées alors dominantes. Von Mering (1) a fait, sur des animaux soumis au jeûne, trois analyses comparatives du sang de la carotide et de

(1) Von Mering, *Ueber die Abzugswege des Zuckers aus dem Darmkanal. Du Bois-Reymond's Archiv*, 1875.

celui des veines sus-hépatiques, après s'être préalablement assuré que le sang de la carotide et celui de la veine porte renfermaient la même quantité de sucre. Dans deux de ces expériences sur trois, nos XV et XVI, on recueillait le sang de la carotide, après avoir isolé le foie de la circulation. Dans la troisième expérience, n° XVII, le foie resta en rapport avec la circulation générale. La proportion de sucre fut trouvée à peu près égale dans les deux sangs. Von Mering pense pouvoir conclure de ces expériences que, chez l'animal qui jeûne, le sang qui arrive au foie et celui qui en sort ne diffèrent pas, quant à la proportion de sucre, du sang pris dans n'importe quelle autre partie du corps. Cette conclusion n'est pas fondée, du moins en ce qui concerne les deux premières expériences, et même la seconde expérience prouverait plutôt que le sucre contenu dans le sang artériel est originaire du foie, car le sang pris dans la carotide, après ligature des veines sus-hépatiques, renfermait beaucoup moins de sucre que le sang prélevé avant la ligature. Ce dernier échantillon renfermait 0,29 p. 100 de sucre, tandis que l'autre n'en contenait que 0,19 p. 100. Quoi qu'il en soit, le nombre des expériences n'était pas suffisant pour permettre de formuler une conclusion positive sur une question de cette importance; du reste, comme je le ferai voir plus tard, j'ai constaté que la proportion de sucre du sang artériel se trouve essentiellement modifiée par la ligature de la veine cave dans l'abdomen, même sans isolement du foie. Chez des animaux qui étaient nourris avec du sucre, von Mering a fait deux expériences comparatives sur le sang de la veine porte, des veines sus-hépatiques et de la carotide. Il trouva le sang de la veine porte très riche en sucre, le sang des veines sus-hépatiques moins riche; mais dans ces expériences il recueillait le sang des veines sus-hépatiques par une canule introduite dans la jugulaire, et il avoue qu'il ne possédait aucune garantie de la pureté de ce sang. Il y a lieu aussi de remarquer que les effusions de sang furent très considérables; ainsi à un même animal on tira successivement 250 centimètres cubes de sang veineux hépatique, puis 360 centimètres cubes de sang veineux-porte, et dix minutes après 400 centimètres cubes de sang carotidien; il est donc permis de supposer que l'accroissement du sucre dans le sang recueilli en dernier lieu tient aux pertes de sang précédentes, comme l'avait observé Cl. Bernard et comme l'a établi von Mering par des expériences directes instituées *ad hoc*.

Cependant ces expériences de von Mering ne furent ni assez nombreuses ni assez appropriées au but proposé pour fournir une solution de la question en litige; l'observation suivante du même physiologiste est bien plus fondée. Il a constaté, chez des lapins soumis au jeûne et dont le foie ne contenait pas de glycogène, la présence de sucre en abondance dans le sang carotidien; il a vu en outre que la proportion de sucre dans le chyle présente les mêmes moyennes chez des chiens ayant jeûné depuis cinq jours et chez un chien nourri avec de la fécule et du sucre. Comme, par le jeûne, la quantité de glycogène hépatique diminue, et même disparaît entièrement, du moins chez le lapin, von Mering se croit autorisé à conclure « que le sang est saccharifère sans la participation du foie. » Pour moi, ce fait que j'ai souvent constaté dans de nombreuses expériences, ainsi que Bock et Hoffmann, prouve simplement « que la présence du sucre dans le sang ne dépend pas de la quantité de glycogène contenue dans le foie », *que le sucre en conséquence dérive d'une autre substance.*

Pour arriver à la solution de cette question, Bleile (1) a entrepris des analyses comparatives du sang entrant dans le foie et de celui qui en sort sur six animaux nourris avec du sucre et de la dextrine. Dans deux des expériences le sang des veines sus-hépatiques fut recueilli par la méthode de Cl. Bernard, c'est-à-dire directement par la veine-cave non obturée, dans les quatre autres après obturation de la veine cave par le procédé de von Mering. Dans les deux premières expériences le sang de la veine porte fut trouvé plus riche en sucre que le prétendu sang veineux hépatique.

Expér. I.	Sang de la veine porte	0.307	Sang des veines sus-hépatiques	0.287
— II.	—	0.421	—	0.347

(1) Bleile, *Ueber den Zuckergehalt des Blutes. Du Bois-Reymond's Archiv*, 1879.

Dans les quatre autres analyses faites sur du sang des veines sus-hépatiques pur, les proportions furent les suivantes :

Expér. III.	Sang de la veine porte	0.355	Sang des veines sus-hépatiques	0.385
— IV.	—	0.355	—	0.465
— V.	—	0.291	—	0.340
— VI.	—	0.217	—	0.306

Le sang des veines sus-hépatiques était donc notablement plus riche en sucre. « La proportion moyenne pour 100 de sucre pour les deux premières analyses avec veine cave ouverte est pour le sang de la veine porte 0,380, pour le sang des veines sus-hépatiques 0,309.

« Pour les quatre analyses comparatives, dans lesquelles on a opéré sur du sang hépatique pur, la proportion moyenne pour 100 de sucre est : dans le sérum de la veine porte 0,285 et dans le sérum de la veine sus-hépatique 0,334 ». Bleile continue ainsi : « Il y a donc une grande différence entre les analyses selon que le sang de la veine cave inférieure a pu ou n'a pas pu venir se mélanger avec le sang du foie; dans les premières c'est le sang de la veine porte, dans les dernières c'est le sang des veines sus-hépatiques qui renferme plus de sucre. Si ce n'est pas là un simple effet du hasard, il faut rechercher une autre explication. L'excès de sucre dans le sang de la veine porte, dans le cas où la veine cave n'avait pas été liée, *pouvait s'expliquer par exemple par le mélange d'un sang plus pauvre en sucre avec le sang des veines sus-hépatiques*, comme, d'autre part, on pouvait attribuer l'excès de sucre des veines sus-hépatiques, dans la seconde série d'expériences, à des troubles de la circulation, aux manœuvres nécessaires pour isoler le sang des veines sus-hépatiques. C'est grâce à ces troubles, ajouterons-nous, qu'une partie du glycogène accumulé dans le foie aura pu se transformer en sucre qui se sera mélangé avec le sang hépatique. De nouvelles recherches sont nécessaires pour établir laquelle de ces deux causes expliquera le mieux les faits »... « On aurait tort, dit l'auteur plus loin, à cause des points douteux que nous avons signalés, de ne tenir aucun compte des résultats donnés par ces six expériences. » On pouvait s'attendre que Bleile, fort des résultats obtenus dans les cas où il opérait sur du sang hépatique pur, en aurait tiré cette conséquence naturelle que le sucre dont le sang s'est chargé dans le foie s'était formé normalement dans cet organe, ou du moins que, dominé par le doute exprimé plus haut, il eût laissé en suspens tout jugement définitif, jusqu'à ce que les doutes fussent levés par d'autres expériences dans un sens ou dans l'autre. Au lieu de cela, il arrive à cette conclusion surprenante « que le foie n'a pas influé dans une mesure appréciable ni sur la diminution ni sur l'augmentation de la quantité de sucre apportée par le sang de la veine porte. » (!)

C'est moi qui ai mis à exécution les nouvelles recherches demandées. J'ai montré que le sucre du foie, donc le sucre que le sang entraîne hors du foie, ne dérive pas du glycogène; je me suis procuré du sang hépatique pur par trois méthodes différentes, dont deux, l'introduction d'une sonde dans l'une des veines sus-hépatiques et la ponction d'une de ces veines, n'influencent pas ou n'influencent guère la circulation hépatique; j'ai constaté, en expérimentant sur des animaux ayant jeûné ou soumis à une alimentation telle que le glycogène disparaisse du foie ou du moins y soit peu abondant, j'ai constaté, dis-je, que dans ces cas le sang venant du foie renferme notablement plus de sucre que chez les animaux nourris avec de la dextrine ou du sucre et chez lesquels la quantité de glycogène hépatique dépassait 10 p. 100. L'excédent de sucre dans le sang, au sortir du foie, dépassait 90 p. 100, lorsque les animaux avaient jeûné ou avaient été nourris avec de la viande et de la graisse, tandis qu'il n'était que de 20 p. 100 environ lorsque la nourriture avait consisté en dextrine et en sucre. Cet accroissement plus faible n'est qu'apparent; il exprime simplement la différence des proportions de sucre contenues dans le sang de la veine porte et le sang des veines sus-hépatiques. Mais comme, ainsi que l'a du reste constaté Bleile, dans l'alimentation par la dextrine et le sucre, une partie du sucre que la veine porte amène au foie est retenue par cet organe, il devient évident que la quantité de sucre reçue par le foie dépasse le chiffre indiquant la différence des proportions de sucre contenues dans les deux sangs, d'autant plus qu'une portion du sucre entraîné hors du foie compense la portion de sucre alimentaire que le foie retient sous forme de glycogène. Les différences trouvées par moi concordent absolument avec celles qu'ont données à Bleile les quatre expériences dans lesquelles la veine cave était obturée. C'est pourquoi ces expériences *prouvent pleinement, à mon avis, la glycogénie hépatique* (1).

Abeles (2), dans une série nombreuse d'expériences, avait trouvé du sucre dans le sang de tout l'appareil vasculaire. De

(1) Dans son ingénieux manuel de chimie physiologique, Bunge a traité en peu de mots, mais avec une grande autorité, la question de la provenance du sucre du sang. Tout d'abord il présente comme « un fait acquis » (!) : que chez l'animal qui a jeûné la teneur en sucre du sang de la veine-porte est égale à celle du sang veineux hépatique et du sang artériel; par l'alimentation avec les hydrates de carbone, la proportion de sucre augmente dans le sang de la veine-porte, mais non dans le sang de veines sus-hépatiques. Puis il fait le raisonnement suivant : Le sucre constitue une source de forces importantes et il est nécessaire que la circulation en amène une quantité convenable dans les capillaires; le rôle du foie consiste à empêcher que le sang ne renferme trop de sucre. Dès que, par suite de la digestion des hydrates de carbone la quantité de sucre contenue dans le sang de la veine-porte augmente, le foie emmagasine le sucre sous forme de glycogène. Dès que, au contraire, par suite de la consommation du sucre dans les organes, la proportion de sucre menace de s'abaisser au-dessous de la normale, le foie cède une partie de sa provision de sucre, et celui-ci arrive au cœur avec le sang des veines sus-hépatiques. « C'est pourquoi, dit Bunge dans une note, la proportion de sucre contenue dans le sang des veines sus-hépatiques est tantôt plus, tantôt moins élevée que dans le sang de la veine-porte. Il faut encore remarquer que, par suite de l'irritation anormale que subit le foie lors des tentatives faites pour recueillir le sang des veines sus-hépatiques, il peut se produire un départ de glycogène et une augmentation de la quantité de sucre contenue dans le sang des veines sus-hépatiques. » C'est là une *hypothèse* faite par Bleile et à laquelle cet auteur a du reste opposé une autre supposition; Bunge a choisi cette hypothèse comme donnant seule la vraie explication des faits. Quant aux recherches nouvelles que Bleile a déclarées nécessaires pour dissiper tout équivoque, Bunge ne s'en est pas préoccupé. Par cela même qu'il accorde au sucre du sang une si haute importance dans l'économie, Bunge aurait dû être amené à se demander d'où vient ce sucre chez les animaux qui ont jeûné et chez ceux qui ont été nourris de graisse. Le sujet est certes trop important pour être traité aussi partialement que l'a fait Bunge, en ne prenant en considération que quelques expériences choisies à son gré, du moment surtout que ces expériences sont susceptibles d'une interprétation toute différente de celle adoptée par l'auteur.

(2) Abeles, *Der physiologische Zuckergehalt des Blutes. Wiener med. Jahrbücher*, 1875.

ses analyses comparatives du sang de la veine porte et de celui recueilli dans la veine cave supérieure, il avait conclu que le foie ne forme pas de sucre, parce que les deux variétés de sang renfermaient la même proportion de cet élément. Cette conclusion n'était pas fondée, car le sucre amené par les veines sus-hépatiques dans la veine cave s'y trouve dilué à un tel point que l'analyse est impuissante à le déceler. Abeles a, du reste, reconnu dans un travail plus récent (1), que ses expériences étaient entachées d'erreur, attendu qu'il ne comparait pas du sang pur extrait des veines sus-hépatiques, mais du sang pris dans le cœur ou dans la veine cave, avec celui de la veine porte. Il a donc repris ses expériences, recueilli les deux sangs d'après la méthode de von Mering modifiée par moi, puis dosé le sucre.

Le tableau suivant donne les résultats obtenus par Abeles :

Nos d'ordre.	Sang I de la carotide.	Sang de la veine porte.	Sang des veines sus-hépatiques.	Sang II de la carotide.
I	0.120	0.102	0.200	»
II	»	0.095	0.210	»
III	»	0.124	0.345	0.200
IV	0.142	0.139	0 375	0.250

Dans une cinquième expérience il compara le sang de la veine jugulaire avec celui des veines sus-hépatiques ; il trouva dans le premier 0gr,155, dans le dernier 0gr,226 de sucre. Dans l'expérience III l'animal avait été anesthésié par la morphine; dans les autres expériences aucun narcotique n'avait été employé. Les résultats d'Abeles concordent *absolument* avec les miens. Le sang de la carotide et celui de la veine porte renferment à peu près la même quantité de sucre, celui des veines sus-hépatiques en renferme plus de deux fois autant. Abeles confirma un autre fait établi par moi, c'est que la proportion de sucre contenue dans le sang de la carotide

(1) Abeles, *Zur Frage der Zuckerbildung in der Leber. Wiener med. Jahrbücher*, 1887.

est notablement plus grande lorsque ce sang a été recueilli après l'extraction du sang des veines sus-hépatiques qu'avant cette extraction : ainsi dans l'expérience III il trouva, dans le sang de la carotide recueilli après l'extraction du sang des veines sus-hépatique une proportion de sucre égale à 0,200 p. 100, tandis que le sang de la veine porte, et probablement aussi le sang de la carotide, n'en renfermait que 0,124 p. 100 ; de même dans l'expérience IV (la sixième de la série des expériences d'Abeles) la proportion de sucre du sang carotidien était de 0,142 p. 100 avant et de 0,250 p. 100 après l'extraction du sang hépatique. La première fois que je fis cette observation, je cherchai à savoir à quelle phase des opérations destinées à fournir du sang des veines sus-hépatiques correspondait cet accroissement du sucre dans le sang carotidien, et je reconnus que celui-ci est consécutif à la ligature de la veine cave dans l'abdomen ; de plus, je constatai cet accroissement sans que le foie eût été touché. Mais Abeles est d'avis que l'accroissement du sucre dans le sang artériel constaté consécutivement à la ligature de la veine cave dans l'abdomen, indique sans nul doute « que l'accroissement du sucre dans le sang des veines sus-hépatiques doit être une conséquence de l'irritation du foie. »

Abeles fut fortifié dans ses idées par les résultats que lui donna une autre série de dosages comparatifs de sangs artériel ou veineux et de sang des veines sus-hépatiqnes, dans laquelle il se procurait ce dernier sang directement par la méthode Pal-Ikalowicz. Le sang hépatique ainsi recueilli renfermait cependant toujours un peu plus de sucre que du sang pris dans une autre partie de l'appareil circulatoire, mais l'excédent était faible et atteignait à peine 20 à 30 p. 100. Dans quelques expériences, Abeles a pris successivement plusieurs échantillons de sang au moyen d'une canule introduite dans l'une des veines sus-hépatiques ; il constata que la proportion de sucre allait en augmentant ; ainsi dans l'expérience XI le dosage du premier échantillon donna 0,116, celui du second 0,150 et le troisième 0,186 p. 100 de sucre ; dans l'expérience XII le premier échantillon en renfermait 0,163, le second 0,252 p. 100. Abeles s'est également procuré du sang par ma méthode, c'est-à-dire par la ponction de l'une des veines sus-hépatiques. Par comparaison avec du sang artériel, il trouva dans deux essais faits d'après ce procédé une différence extrêmement minime entre les deux sangs. Il constata l'augmentation progressive de la proportion de sucre par l'analyse successive de divers échantillons de sang obtenus en laissant la canule en place pendant quelque temps; dans l'un des cas cette proportion s'éleva de 0,112 à 0,142 p. 100 (exp. XIV), dans un autre de 0,140 à 0,193 p. 100 (exp. XV). Cet accroissement prouve, selon Abeles, que même les traumatismes légers qui résultent de l'application des susdites méthodes déterminent, par leur influence prolongée, une augmentation de la quantité de sucre, et il en conclut « que l'excédent de sucre que renferme le sang des veines sus-hépatiques comparativement au sang prélevé partout ailleurs est l'expression d'un processus qui se produit au moment même de la mort (!) et qui doit être attribué au traumatisme. »

Après la publication des résultats obtenus par Abeles en employant le procédé de Pal-Ikalowicz, j'ai également fait quelques expériences, d'après la même méthode; j'en ai donné plus haut les résultats; voici en moyenne les chiffres qu'elles m'ont donnés : proportion de sucre dans le sang de la veine porte 0,104, dans le sang des veines sus-hépatiques 0,234 p. 100. L'application de la méthode (B) par ponction m'avait donné, comme moyenne de trente-trois expériences, 0,136 pour le sang de la veine porte, 0,234 p. 100 pour le sang veineux hépatique. Je ne pouvais m'expliquer que les résultats obtenus par Abeles par l'application des deux dernières méthodes fussent si différents des miens, tandis qu'en employant la première méthode appliquée par moi (ligature de la veine cave dans le thorax et dans l'abdomen), il avait constaté entre les deux variétés de sang les mêmes différences que celles que j'avais obtenues. J'examinai donc de près les expériences d'Abeles pour voir s'il les avait exécutées dans les mêmes conditions que moi; je constatai que toutes celles qui lui avaient procuré des différences si insignifiantes entre les dosages des deux sangs avaient été pratiquées sur des animaux chloroformés, tandis que les miennes avaient été faites sur des animaux non anesthésiés. J'entrepris alors à mon tour des expériences sur des animaux chloroformés, celles que j'ai déjà signalées plus haut, et, par l'application des trois procédés, je trouvai une différence bien moindre entre les quantités de sucre contenues dans le sang de la veine porte et dans celui des veines sus-hépatiques ; *ce n'est donc pas*, comme le dit Abeles, *la plus grande légèreté du traumatisme opératoire qui a entravé une formation anormale de sucre, c'est plutôt l'anesthésie chloroformique qui a influencé la fonction normale du foie.* De même l'accroissement du sucre dans le sang des veines sus-hépatiques, qu'on observe en opérant par les procédés B et C et en laissant la sonde ou la canule en place pendant un certain temps, ne peut être interprété comme la conséquence d'une irritation plus prolongée du foie. C'est simplement la conséquence de la gêne apportée à l'écoulement du sang hépatique et grâce à laquelle le sucre du foie s'accumule en plus grande quantité dans ce liquide; cet excès de sucre prouve une fois de plus l'activité ininterrompue de la fonction glycogénique du foie. Lorsque (1) je recueillais le sang de la veine porte *après* le sang des veines sus-hépatiques, celui-ci étant recueilli par ponction de l'une des veines ou par introduction d'une canule par l'intermédiaire de la jugulaire dans la veine cave d'après le procédé de Cl. Bernard, je trouvais *le sang de la veine porte* aussi riche en sucre que le sang hépatique, tandis que cela ne se présentait jamais lorsque je retirais la sonde avant de recueillir le sang de la veine porte. J'interprétai le fait en admettant que, par suite de la gêne apportée à l'écoulement du sang hépatique, une partie de ce sang refluait vers la veine porte ; je vérifiai du reste directement qu'en entravant l'écoulement du sang hépatique, celui-ci reflue vers la veine porte, abondamment chargé de sucre. Abeles a mal interprété un grand nombre de ses observations pour n'avoir pas fait d'expériences de contrôle suffisantes ; c'est ainsi qu'il a été amené à révoquer en doute la conclusion qu'il avait tirée des résultats de ses premières expériences, résultats absolument conformes aux miens, et à méconnaître « que la fonction

(1) Seegen, *Ueber Rückstauung des Leberblutes*, etc. *Centralbl. f. d. med. Wissensch.*, 1887, n° 19.

glycogénique du foie est démontrée par ces expériences. »

Pour terminer, je résumerai une fois de plus les objections faites aux analyses de sang comparatives et au résultat qui en découle, c'est-à-dire à la glycogénie hépatique. Partout et sur tous les tons on entend attribuer l'excédent de sucre des veines sus-hépatiques aux manœuvres opératoires, de sorte que la glycogénie ne serait plus une fonction physiologique, mais une anomalie, un phénomène provoqué accidentellement. Partout les partisans de cette théorie, exprimentateurs ou non, ont sur les lèvres les mots : « traumatisme hépatique », « manœuvres pour l'isolement de la veine et leurs suites », « irritation anormale », « trouble de la circulation hépatique », etc. Mais ils ne nous apprennent pas par quel mécanisme les manœuvres opératoires provoquent cette activité anormale du foie; peut-on seulement admettre qu'une glande, sous l'influence d'une excitation extérieure ou d'une hyperémie, soit capable de produire une sécrétion étrangère à son activité fonctionnelle? Bleile seul dit « que par suite de ces manœuvres une portion du glycogène accumulée dans le foie s'est transformée en sucre ». Personne n'a encore pu démontrer que le foie de l'animal vivant produise du sucre aux dépens du glycogène à la suite d'une excitation ou d'une hyperémie; cependant la possibilité de ce fait aurait dû être démontrée pour justifier le scepticisme ou les hypothèses de nos adversaires.

Lorsqu'on cherche à s'expliquer comment des expérimentateurs sérieux aient pu être amenés à de pareilles hypothèses, on constate qu'ils ont subi l'influence de conceptions très diverses et très disparates. Le fil conducteur seul capable de nous guider dans ce labyrinthe, c'est l'idée dominante que le foie ne saurait former du sucre qu'aux dépens du *glycogène;* partant de là, nos contradicteurs combattent la découverte de Cl. Bernard relative à la fonction glycogénique du foie, et pour la combattre se servent précisément d'une vue théorique du même Cl. Bernard, vue théorique que ce physiologiste n'a pas démontrée et qui est simplement fondée sur des analogies; celle qui fait du glycogène la source du sucre formé dans le foie. Ce sont ensuite les théories des adversaires de Cl. Bernard, celle de Pavy et de Schiff, qui sont mises à contribution, sans raison plausible, pour fournir des arguments contre le fait de l'excès de sucre dans le sang des veines sus-hépatiques. Pavy le premier a prétendu que l'on ne trouve du sucre dans le sang en quantité appréciable que si les animaux résistent au moment de l'extraction du sang; M' Donnell va jusqu'à affirmer que les moindres traces de sucre trouvées dans le sang doivent être attribuées à cette cause. Voici le raisonnement de Pavy : les efforts faits par l'animal, l'état d'excitation où il se trouve, déterminent des mouvements violents par l'action desquels le glycogène, aisément diffusible, passe dans le sang, où il arrive au contact d'un ferment et se transforme en sucre. D'après Schiff, le sang normal ne contient ni sucre ni ferment; celui-ci se développe sous l'influence de tous les troubles de la circulation, surtout sous celle des stases sanguines; c'est ce ferment qui transforme le glycogène hépatique en sucre et occasionne le diabète par suite de la présence d'un excès de sucre dans le sang. Des expériences directes ont montré toute l'inexactitude de cette théorie. Bock et Hoffmann (1) ont démontré que le sang des lapins renferme la même quantité de sucre, que celui-ci soit extrait immédiatement après l'excitation provoquée par la fixation de l'animal, ou après une heure de repos et de calme. Tieffenbach (2), contrairement à Schiff, trouva que les troubles les plus profonds de la circulation, provoqués par des ligatures de vaisseaux, sont impuissants à produire du diabète. Mais des réfutations n'ont aucune raison d'être du moment qu'il est établi que le sucre est un élément normal du sang, indépendant de toute excitation ainsi que des stases sanguines. De plus l'idée fondamentale de toutes ces théories comtradictoires, celle qui fait du glycogène hépatique la source du sucre du foie, est controuvée, comme le montrent mes recherches personnelles; ces mêmes recherches ont établi d'une manière indiscutable que le sucre du foie s'accroît sans que pour cela la quantité de glycogène se trouve modifiée; de nombreuses expériences m'ont prouvé que le foie, dont l'activité fonction-

(1) *Loc. cit.*
(2) *Loc. cit.*

nelle est artificiellement conservée par l'addition de sang artériel, non seulement fait du sucre, *sans entamer la provision de glycogène*, mais encore que la proportion des hydrates de carbone augmente, et qu'ainsi à côté du sucre il se forme probablement de la dextrine. Et même le foie qui servait à ses expériences était divisé en petits fragments ou haché à la machine. Que devient, en présence de ces faits, l'hypothèse de l'accroissement du sucre dans le sang des veines sus-hépatiques, aux dépens du glycogène, par irritation du foie à la suite des manœuvres opératoires?

Tout fait acquis par voie expérimentale doit être soumis à une critique minutieuse, et à plus forte raison lorsque ce fait a des conséquences d'une grande portée. Mais le scepticisme doit avoir ses bornes, surtout lorsqu'il est prouvé qu'il ne repose pas sur une base sérieuse. C'est cette preuve que j'ai cherché à établir, et je me crois autorisé à admettre *que les résultats de mes nombreuses analyses du sang de la veine porte et de celui des veines hépatiques ne laissent plus subsister aucun doute sur la réalité de la glycogénie en tant que fonction normale et physiologique.*

Enfin, il me reste à donner quelques détails indispensables pour les personnes qui voudraient répéter ces expériences, et à leur indiquer quelle est, à mon avis, la méthode la plus convenable pour recueillir les deux variétés de sang et obtenir les résultats les plus conformes à l'état physiologique. La première méthode, celle qui consiste à lier la veine cave au-dessus et au-dessous de l'abouchement des veines sus-hépatiques, ne trouble pas la circulation; la ligature supérieure doit être pratiquée immédiatement avant l'instant où l'on retire le mandrin de la canule; de cette façon l'écoulement du sang n'est pas gêné et il passe en jet rapide dans la canule; il suffit de quelques secondes pour recueillir la quantité de sang (50 à 60 centimètres cubes) nécessaire pour les analyses. La seconde méthode, qui consiste à recueillir le sang par une ponction pratiquée à l'une des veines sus-hépatiques, ne produit guère plus de trouble circulatoire que la précédente. Si l'on ponctionne rapidement une veine volumineuse, le jet de sang se produit immédiatement. Lorsqu'on est bien familiarisé avec cette méthode, on l'emploie de préférence parce qu'elle ne nécessite pas d'opération compliquée. La troisième méthode, celle de Pal-Ikalowicz, caractérisée par l'introduction d'une canule dans l'une des veines sus-hépatiques, par l'intermédiaire de la jugulaire, est en apparence la plus nette et la plus simple ; sauf la ligature de la jugulaire, pas d'opération sanglante. C'est cependant le procédé que je recommanderai le moins. J'ai été à même de me convaincre, dans divers cas, que le sang ne s'écoule que lentement, goutte à goutte, par la canule ; et comme le foie continue à faire du sucre, il y a lieu de *supposer* que ce sang, restant plus longtemps en contact avec le foie, présente une surcharge de sucre. Une condition fondamentale, *indispensable*, pour obtenir des résultats sérieux et correspondant exactement à ce qui se passe pendant la vie, c'est, quel que soit le procédé employé, de se procurer *tout d'abord* le sang de la veine porte ou celui de la carotide, et de ne passer qu'ensuite aux opérations nécessaires pour recueillir le sang des veines sus-hépatiques.

SEPTIÈME LEÇON

SUCRE DU SANG. — SA NATURE. — TENEUR EN SUCRE DES DIFFÉRENTS DÉPARTEMENTS VASCULAIRES. — QUANTITÉ DE SUCRE QUI ARRIVE DANS LA CIRCULATION.

De nombreuses expériences ont démontré que le sucre contenu dans le sang possède le pouvoir réducteur, qu'il est susceptible de fermenter et qu'il dévie le plan de polarisation à droite. Pour les expériences physiologiques, de petites quantités de sang sont suffisantes : il n'en est pas de même lorsqu'il s'agit de déterminer la nature du sucre qu'il contient. Sur mon instigation des expériences furent instituées à cet égard dans le laboratoire du professeur E. Ludwig, à Vienne. On fit usage de quantités considérables de sang de bœuf recueilli à l'abattoir; ce sang défibriné était versé dans de l'eau chaude, additionné d'un peu d'acide acétique et amené à se coaguler par une ébullition prolongée. La liqueur était filtrée sur de la laine et les coagulums exprimés ; le liquide obtenu en dernier lieu, mélangé avec la liqueur filtrée, était traité par l'ammoniaque. Le précipité obtenu était décomposé par de l'acide sulfhydrique, et après filtration réduit par évaporation dans le vide à 158 centimètres cubes. On dosait le sucre d'une portion du résidu successivement par réduction au moyen de la liqueur de Fehling titrée pour la glycose, puis par la fermentation, enfin au moyen du saccharimètre Soleil-Wentzke construit pour le dosage de la glycose. On trouva :

Par la fermentation de 20 cent. cub. de liqueur $39^{cc},15$ de gaz = 0,79 % de sucre
Par la réduction de la liqueur de Fehling..... — 0,81 —
Par l'appareil de polarisation comme moyenn de trois séries d'observations.............. — 0,75 —

Le liquide enlevé de l'eudiomètre et filtré réduisait faiblement encore la liqueur de Fehling. Les chiffres obtenus par les trois procédés concordent bien et ne permettent pas de douter *que le sucre du sang est identique avec le sucre de raisin ou glycose.*

Depuis longtemps les médecins et les physiologistes se demandaient si le sang renfermait du sucre. Les premières recherches à cet égard portèrent sur le sang des diabétiques; quelques-uns y trouvèrent du sucre, d'autres en plus grand nombre refusèrent d'y croire. Plus tard on rechercha le sucre dans le sang d'animaux qui avaient été nourris avec des hydrates de carbone; R. T. Thomson et Magendie trouvèrent vers la même époque (1845-1846) de sucre dans le sang d'animaux qui pendant plusieurs jours avaient été nourris exclusivement avec des féculents. Après la découverte de la glycogénie hépatique par Cl. Bernard, la recherche du sucre dans le sang fit l'objet de travaux de plus en plus nombreux. Mais, chose remarquable, les résultats obtenus ont été contradictoires jusqu'à une époque toute récente; tandis que les uns trouvaient du sucre en quantité assez grande pour en faire un élément normal du sang, les autres n'en découvraient que des traces, et certains rejetaient d'une façon absolue la possibilité même de la présence du sucre dans le sang à l'état normal. Je disais que cette différence de résultats obtenus est chose remarquable; elle l'est en effet lorsqu'on songe qu'il est aujourd'hui aussi facile de démontrer la présence du sucre dans le sang que dans de l'eau sucrée; cette divergence d'opinions fait vraiment l'effet d'une énigme. Maintenant que la question a reçu une solution satisfaisante, je ne ferai pas l'historique de toutes ces divagations; je me bornerai à indiquer le résultat de quelques-unes des recherches qu'elle a provoquées.

De même que ses recherches sur le sucre du foie, Cl. Bernard fit ses premières recherches sur le sucre du sang en se servant d'animaux sacrifiés. Plus tard seulement il a dosé le sucre dans le sang de chiens vivants, et comme résultat de ses nombreuses expériences, il a trouvé que la proportion de sucre du sang artériel oscille entre 0, 1 et 0, 25 p. 100. Toute teneur supérieure est, selon lui, anormale et entraîne l'apparition de sucre dans l'urine. Cl. Bernard a fait ses dosages dans des conditions variées d'alimentation et a trouvé celles-ci sans aucune influence. La richesse sucrée, d'après ses recherches, n'est pas la même dans le système artériel et le système veineux. Voici les résultats qu'il a obtenus sur divers animaux :

Artère axillaire.	Veine axillaire.
0.120	0.109
Artère fémorale.	**Veine crurale.**
0.145	0.073
0.151	0.139
0.125	0.099
Carotide.	**Jugulaire.**
0.110	0.067
0.110	0.083
0.151	0.095

Chauveau (1) a trouvé des différences analogues, quoique bien moindres, entre le sang artériel et le sang veineux de chevaux; voici les chiffres obtenus par ce physiologiste :

Sucre p. 100 dans le sérum de la carotide.	Sucre p. 100 dans le sérum de la jugulaire.
0.080	0.066
0.073	0.068

Pavy, qui à l'origine ne trouvait dans le sang que des traces de sucre, fut plus heureux dans les expériences qu'il entreprit vingt ans plus tard. Comme moyenne de cinq analyses sur chiens, brebis et bœufs, il trouva (2) :

0.787	p. 1000 de sucre.
0.521	—
0.543	—

En revanche, il ne découvrit aucune différence entre les sangs artériel et veineux. Sur deux chiens soumis au chloroforme, il trouva :

1°	Carotide	0.806	p. 1000
	Veine jugulaire	0.808	—
2°	Carotide	0.854	—
	Veine jugulaire	0.863	—

(1) Chauveau, *Nouvelles recherches sur la question glycogénique. Compt. rend. Acad. des sc.*, 1856.

(2) Pavy, *On certain points connected with diabetes*. Londres, 1878.

Un fait bien connu, c'est que plusieurs des partisans de Pavy, entre autres M'Donnel, Schiff, ne purent découvrir les moindres traces de sucre dans le sang du cœur. M'Donnel est d'avis qu'on ne saurait trouver des traces de sucre que si l'animal a opposé de la résistance au moment de l'extraction du sang; Pavy, de son côté, assure qu'il pourrait dire d'avance si le sang renferme plus ou moins de sucre selon que l'animal a été tranquille ou s'est débattu.

Les résultas obtenus par Bock et Hoffmann (1) sont absolument en contradiction avec les vues des auteurs précédents. Ils se servirent de lapins liés sur la planchette. La proportion p. 100 de sucre trouvée dans le sang de plusieurs de ces animaux est donnée par le tableau suivant :

I	0.100	V	0.074
II.	0.080	VI	0.100
III	0.089	VII	0.084
IV	0.079	VIII	0.072

On laissa liés et couverts de ouate quelques-uns des animaux, et on leur fit pendant plusieurs heures consécutives de petites saignées. Les oscillations furent faibles, ce n'est qu'après un repos prolongé et complet, longtemps après que l'animal avait été lié, que la teneur en sucre s'éleva un peu. Le meilleur argument contre l'opinion de ceux qui affirment que le sucre ne paraît dans le sang que si l'animal résiste au moment de la saignée, c'est le résultat qu'ont donné à Abeles, à von Mering, etc., de nombreuses expériences sur l'homme, dont le sang a été trouvé invariablement riche en sucre. Les auteurs se procuraient le sang soit par de petites saignées, soit au moyen de ventouses, et naturellement il n'a jamais été question de résistance des sujets.

Abeles (2) a fait de nombreuses expériences. Il a trouvé comme moyenne de dix dosages de sucre dans le sang carotidien 0,049 p. 100. Chez les mêmes animaux il analysait le sang du cœur droit; il trouva presque le même chiffre que précédemment, soit 0,054 p. 100, comme moyenne de dix dosages.

(1) *Loc. cit.*
(2) Abeles, *Der physiol. Zuckergehalt des Blutes. Wiener med. Jahrb.* 1875.

De plus il a fait des expériences comparatives sur le sang du cœur droit, celui de la veine cave ascendante et celui de la veine porte; il trouva à peu près la même moyenne pour cinq expériences, soit 0, 053 p. 100 de sucre. Ces résultats démontrent que le sang renferme à peu près la même quantité de sucre dans toutes les parties de l'appareil vasculaire.

Von Mering (1) a fait des analyses comparatives du sérum de la carotide et de celui de la veine jugulaire.

Voici les proportions de sucre p. 100 de sang qu'il a trouvées :

	Carotide.	Jugulaire.
I	0.171	0.150
II	0.133	0.145
III	0.230	0.205
IV	0.148	0.151

Il en résulte que les différences entre les deux sangs sont très faibles et qu'une fois sur deux le sucre est en excès dans le sang artériel, l'autre fois dans le sang veineux.

J'ai fait de mon côté un très grand nombre de dosages du sucre dans le sang d'animaux très divers, lapins, chiens, brebis, bœufs, veaux, chevaux, ainsi que dans celui d'un *grand nombre* d'hommes, bien portants et diabétiques, ce qui n'avait pas eu lieu jusqu'alors. Dans tous les cas sans exception le sucre existait en quantité notable. La teneur oscille de 0,1 à 0,2 p. 100. Ce n'est qu'exceptionnellement que la proportion dépasse 0,2 p. 100. Les expériences les plus nombreuses portèrent sur des chiens, chez lesquels je dosai le sucre en outre dans le sang de la veine porte et dans celui des veines sus-hépatiques. Ces essais furent exécutés dans les conditions d'alimentation les plus variées. Le petit tableau ci-dessous donne les moyennes p. 100 de 8 à 10 analyses :

	Carotide.	Veine porte.
Diète	0.157	0.147
Amylacés	0.150	0.144
Sucre	0.165	0.186
Sucre et dextrine	0.176	0.256
Viande	0.155	0.141
Graisse	0.128	0.114

(1) *Loc. cit.*

Ces chiffres nous apprennent que la proportion de sucre est à peu près indépendante de l'alimentation. Ce n'est que dans l'alimentation par le sucre et la dextrine, c'est-à-dire par des substances qui passent rapidement dans la circulation que, une heure après le repas, le sang de la veine porte est surchargé de sucre, en même temps que la proportion de sucre est un peu plus élevée que d'habitude dans le sang artériel. En revanche on ne note point de différence appréciable, qu'il s'agisse d'animaux nourris de féculents, de viande, ou ayant jeûné ; j'ai constaté à différentes reprises que même chez des animaux sur le point de mourir d'inanition le sang contenait encore presque la proportion normale de sucre. Un autre résultat de ces recherches, c'est que le sang de la veine porte renferme à peu près la même quantité de sucre que le sang carotidien. J'ai fait en outre des analyses comparatives du sang de la carotide et de celui de la jugulaire ainsi que du cœur droit. En voici le résultat :

	Sang du cœur.	Sang de la carotide.
I	0.114	0.107
II	0.154	0.161
III	0.153	0.145

puis :

	Carotide.	Veine jugulaire.
I	0.110	0.117
II	0.127	0.107
III	0.124	0.143

Il résulte de là que, contrairement à l'opinion de Cl. Bernard et de Chauveau et d'accord avec les recherches de Pavy et autres, il n'y a pas de différence appréciable entre le sang artériel et le sang veineux quant à la proportion de sucre qu'ils renferment.

Mes expériences sur l'homme ont été faites presque exclusivement sur des ouvriers jeunes, vigoureux, mais mal nourris, parce qu'ils étaient sans ouvrage. Je me procurais le sang nécessaire à l'analyse au moyen d'une ou de deux ventouses ; c'était chaque fois 20 ou 25 centimètres cubes de sang. On le versait immédiatement dans un petit vase préparé d'avance, on y ajoutait huit volumes d'eau, on se débarrassait de l'albumine par le procédé de Schmidt-Mühlheim, et après réduction du liquide par évaporation, on dosait par titrage au moyen de la liqueur de Fehling, souvent aussi par la fermentation. Le dosage par les liqueurs titrées est aussi aisé et sûr par ses résultats que s'il s'agissait d'eau sucrée; aussi est-il absolument incompréhensible qu'une personne familiarisée avec la chimie ne soit pas capable de doser le sucre dans le sang.

Le tableau suivant donne le résultat des dosages de sucre dans le sang chez l'homme :

N°s D'ORDRE DES EXPÉRIENCES	DANS LE SANG NORMAL.		
	ÉTAT ET AGE.		SUCRE P. 100.
I	Journalier	20 ans.	0.174
II	Vernisseur	20 —	0.170
III	Tapissier	25 —	0.159
IV	Boulanger	21 —	0.162
V	Relieur	22 —	0.178
VI	Domestique	20 —	0.180
VII	Doreur	» —	0.181
VIII	Laquais	30 —	0.160
IX	Militaire	27 —	0 194
X	Mécanicien	» —	0.125

Deux fois j'eus l'occasion d'analyser le sang de malades à l'agonie, dont l'un était revenu de l'Inde avec des abcès du foie, gros comme une noisette et qui avaient détruit une partie du foie, ainsi que le démontra l'autopsie. La proportion de sucre trouvée fut de 0,115 p. 100. Chez une femme atteinte de cancer du foie, je trouvai 0,096 p. 100.

Il est donc bien démontré que le sucre constitue un élément normal du sang; quiconque éprouverait un doute n'aurait qu'à tirer 10 à 20 centimètres cubes de sang soit sur l'homme, soit sur un animal, et à faire le dosage d'après la méthode que j'ai indiquée. Il est bon de ne pas opérer sur plus de 50 à 60 centimètres cubes de sang, la désalbumination est ainsi plus facile, et l'on n'éprouve pas de difficulté à épuiser entièrement le coagulum. Il n'est pas douteux que quelques expérimentateurs ont trouvé de si faibles quantités de sucre uniquement parce qu'ils opéraient sur de grandes masses de sang et que la plus grande partie du sucre était restée enfermée dans l'énorme coagulum.

Il n'est pas moins certain que le sucre du sang est formé

dans le foie. Les analyses comparatives du sang de la veine porte et de celui des veines sus-hépatiques, faites en si grand grand nombre, nous apprennent que les veines hépatiques amènent constamment du sucre dans la circulation; et, preuve plus convaincante encore, les expériences de Minkowski, de Bock et Hoffmann, et les miennes, pratiqués après isolement du foie au moyen de la ligature, et sur lesquelles nous aurons l'occasion de revenir plus en détail, ces expériences, dis-je, établissent sous une autre forme *que le foie est la seule source du sucre contenu dans le sang.*

Mes expériences ont montré que le sang des veines sus-hépatiques renferme presque deux fois plus de sucre que celui de la veine porte, et qu'en moyenne le sang se charge, dans le foie, de 0,1 p. 100 de sucre. Mais ce chiffre ne suffit pas pour nous donner une idée nette de l'importance de ce départ de sucre, en d'autres termes pour nous apprendre combien de sucre sort du foie dans l'unité de temps. C'est un chiffre qu'il est indispensable de connaître si l'on veut se rendre compte clairement du rôle que joue la fonction glycogénique du foie dans l'économie animale.

Mais pour déterminer ce chiffre, il faut savoir combien de sang passe dans le foie dans l'unité de temps. On a cherché par divers moyens à faire cette évaluation. Or deux facteurs entrent ici en ligne de compte : la vitesse du courant sanguin dans le foie et le volume de sang que cet organe peut contenir. Flügge (1) a reconnu expérimentalement que pour partir d'une veine mésentérique, traverser le foie et revenir, le sang met deux fois plus de temps qu'il ne lui en faut pour arriver d'une veine du corps, en passant par le poumon, dans l'artère correspondante. Cet auteur admet que la moitié du temps employé est nécessaire pour le passage du sang dans le foie; en s'appuyant sur cette donnée et sur la capacité sanguine exacte du foie, il a calculé que chez un chien pesant 20 kilogrammes, par exemple, il passe dans le foie 720 litres de sang dans les vingt-quatre heures.

(1) C. Flügge, *Ueber den Nachweis des Stoffwechsels in der Leber. Zeitschr. f. Biologie*, Bd XIII.

Voici comment s'y est pris Heidenhain (1) pour établi un calcul analogue : un chien de 8 kilogrammes possède 615 grammes de sang. La circulation de ce sang exige treize secondes. Le foie constitue la vingt-huitième partie du poids du corps. En admettant que la masse de sang en circulation se répartisse uniformément dans tout le corps, il passera par le foie en treize secondes 615/28 = 22 grammes de sang, soit en vingt-quatre heures $146^{gr},2$. Heidenhain ajoute que, étant donné que le foie est plus riche en sang que tout autre organe, le chiffre calculé est plutôt inférieur que supérieur à la réalité. « Le chiffre de 22 grammes en treize secondes ou de $1^{gr},7$ en une seconde est inférieur à celui que von Basch a déterminé directement par des saignées ». Von Basch n'indique pas le volume des animaux sur lesquels il a calculé la vitesse d'écoulement du sang.

Von Mering (2) recueillit 240 centimètres cubes de sang de la veine splénique en une minute, ce qui donne pour les vingt-quatre heures $245^{l},6$ de sang ; partant de là, il évalua la quantité de sucre que le sang de la veine porte aurait pu entraîner de l'intestin. Le poids du chien n'est pas indiqué ; on lit simplement : « Chien un peu au-dessus de la taille moyenne. »

Réciproquement Bleile (3) déduit de la quantité de sucre introduite par l'alimentation et disparue de l'intestin en un temps déterminé, qu'en une minute plus de 380 centimètres cubes de sang ont dû passer de l'intestin dans le foie, ce qui fait $547^{l},2$ dans les vingt-quatre heures. « Quoique nous ne puissions affirmer d'une manière certaine qu'une quantité de sang si considérable circule dans les parois de l'intestin d'un chien de $10^{k},5$, nous ne pouvons douter de l'énergie du courant sanguin dans le système de la veine porte. »

J'ai cherché expérimentalement à établir la quantité de sang qui passe par le foie dans l'unité de temps, en m'efforçant tout d'abord de déterminer la quantité de sang qui passe de la veine porte dans le foie dans l'unité de temps. Ces expériences furent

(1) Heidenhain, *Physiologie der Absonderungsorgane. Hermann's Physiologie*, Bd V.
(2) *Loc. cit.*
(3) *Loc. cit.*

faites en commun avec von Basch sur trois animaux préalablement curarisés pour éviter qu'ils ne se débattent et gênent ainsi l'écoulement uniforme du sang. L'abdomen était ouvert largement, le tronc de la veine porte cherché, puis un fil passé en dessous pour la lier, et la plaie suturée de manière à ne laisser passer que l'aiguille à ligature ; on y poussait ensuite une canule engagée dans la veine splénique exactement comme dans le procédé décrit plus haut pour recueillir le sang de la veine porte, enfin on liait la veine splénique. Le sang était recueilli dans des cylindres d'une capacité de 50 centimètres cubes, et on évaluait au moyen d'un métronome le nombre de secondes qu'il fallait pour remplir chaque cylindre. Le sang coulait en un jet rapide, qui ne perdit que peu de sa puissance dans la première minute. Graduellement et en proportion de l'épuisement de l'animal par la perte de sang, le jet se ralentit et il fallut plus de temps pour remplir un cylindre. Je pris la moyenne des espaces de temps nécessaires pour remplir les trois premiers cylindres, espaces peu différents du reste et seuls à peu près en conformité avec les conditions physiologiques, et je calculai ainsi la quantité de sang écoulée dans l'unité de temps.

Comme il était à prévoir que la vitesse d'écoulement différerait d'après la taille de l'animal, je me servis pour mes expériences d'animaux de poids différents.

Expérience I.

L'animal, du poids de 7 kilogrammes, est nourri de viande. Dernier repas trois heures avant le début de l'expérience. Le temps nécessaire pour remplir quatre cylindres d'une capacité de 50 centimètres cubes chacun fut :

a) De 22 secondes.
b) 24 —
c) 26 —
d) 54 —

La moyenne des trois premiers nombres donne pour la vitesse d'écoulement $2^{cc},08$, ce qui fait $124^{cc},8$ par minute = $7^{l},488$ par heure ou $179^{l},7$ par vingt-quatre heures.

EXPÉRIENCE II.

Animal pesant 10 kilogrammes, traité comme le précédent : temps trouvés :

a) 35 secondes.
b) 17 —
c) 20 —
d) 52 —

Pendant l'intervalle *a*) le tube d'écoulement en caoutchouc était probablement quelque peu ployé. Je prends la moyenne des deux intervalles suivants, ce qui donne pour la vitesse d'écoulement $4^{cc},7 = 162$ centimètres cubes par minute $= 9^{l},7$ par heure $= 233$ litres par vingt-quatre heures.

Le foie de cet animal pesait 360 grammes.

EXPÉRIENCE III.

Animal pesant 41 kilogrammes. Soumis au même traitement que les précédents. Seulement on emploie cette fois des cylindres plus volumineux pour recueillir les premières portions de sang. Comme le jet de sang est très rapide et qu'on ne peut s'arrêter juste aux divisions 100 et 50, on mesure après coup les volumes de sang. Malheureusement nous avions oublié, en recueillant les trois premiers échantillons, de serrer la ligature appliquée sur la veine porte de sorte que l'écoulement s'est effectué avec la veine porte ouverte. Les deux dernières portions ont été recueillies après avoir tiré sur le fil de ligature. En prenant la moyenne des deux derniers intervalles de temps, on trouve certainement un nombre inférieur à la réalité, la vitesse d'écoulement s'étant vraisemblablement ralentie par suite de la perte de sang déjà subie :

a)	110 centim. cubes.	Veine porte ouverte.	30 secondes.
b)	110 —		35 —
c)	56 —		25 —
d)	57 —	Veine porte oblitérée.	11 —
e)	56 —		12 —

Donc en 23 secondes il s'écoule 113 centimètres cubes de sang, soit $4^{cc},9$ par seconde = 294 centimètres cubes par minute = $17^{l},6$ par heure = $433^{l},3$ par vingt-quatre heures.

Le foie pesait 1000 grammes.

J'avais à me reprocher de n'avoir pas obtenu un chiffre en rapport avec les conditions physiologiques, parce que dans une partie de mes essais le sang pouvait s'écouler librement au dehors, sans rencontrer d'obstacle, tandis que, à son entrée dans le foie, il devait éprouver un ralentissement occasionné par son passage dans un système capillaire compliqué; aussi entrepris-je une seconde série d'expériences en soumettant le sang, pendant son écoulement, à une pression de $8^{mm},2$ de mercure, qui correspond à peu près à la tension que subit ce liquide au moment de son entrée dans le foie.

Il résulte de ces essais que chez un chien de 10 kilogrammes, il passe dans le foie, en 30 secondes, 59 centimètres cubes de sang; ce qui donne pour les vingt-quatre heures une masse de sang de 144 litres. N'oublions pas que, dans ces expériences, la veine splénique était liée et qu'ainsi le sang de la rate ne pouvait pénétrer dans la veine porte, d'où gonflement rapide de la rate, que d'autre part le sang qui est amené au foie par l'artère hépatique et en sort par les veines sus-hépatiques n'entre pas en ligne de compte ; il n'est pas douteux, dès lors, que le volume de sang qui traverse le foie est beaucoup plus considérable que celui que j'ai calculé d'après mes expériences. Le sang, dans son passage à travers le foie, entraîne en moyenne $0^{gr},1$ de sucre. Donc chez un animal de 10 kilogrammes la foie cède à la circulation environ 144 grammes de sucre dans les vingt-quatre heures. Même en adoptant le plus petit chiffre trouvé par moi, et cela très exceptionnellement, pour l'accroissement du sucre dans le sang des veines sus-hépatiques, c'est-à-dire le chiffre 0,05, le calcul me donnerait toujours encore 70 à 80 grammes pour la quantité de sucre prise par le sang dans le foie dans les vingt-quatre heures chez un animal de 10 kilogrammes. La masse de sang d'un animal est en rapport avec le poids du corps ; elle constitue environ 1/13 de ce poids. Donc chez un homme pesant 70 à 80 kilogrammes, e foie forme journellement 500 à 600 grammes de sucre qui passent dans la circulation, en admettant que l'activité de la fonction glycogénique du foie soit la même chez l'homme que chez le chien. Naturellement on ne réussira jamais à démontrer ce fait expérimentalement, mais il n'y a guère de raison de le révoquer en doute. Du reste l'expérience m'a prouvé que chez l'homme la teneur du sang en sucre n'est pas moindre et plutôt un peu plus élevée que chez les autres animaux (chien, veau, bœuf, etc.) qui ont servi à mes expériences; il est donc bien vraisemblable que la glycogénie n'est pas moins active chez l'homme que chez les animaux dont l'activité glycogénique a été déterminée directement.

La quantité de sucre formée dans le foie et celle qui dans une unité de temps donnée, vingt-quatre heures par exemple, passe dans la circulation, est faite pour surprendre. Ceux même des physiologistes qui sont le plus convaincus de la présence normale du sucre dans le sang et qui, tenant compte de mes recherches, reconnaissent que c'est bien dans le foie que ce sucre se forme, ont de la peine à se figurer que la quantité de sucre charriée hors du foie soit si considérable. Cependant il faut avoir apprécié à sa vraie valeur l'importance de la glycogénie pour se rendre compte du rôle qu'elle joue dans l'économie animale. Naturellement il ne sera jamais possible de soumettre la glycogénie hépatique et le passage du sucre dans la circulation à une observation prolongée comme d'autres produits de sécrétion.

Deux facteurs peuvent être utilisés pour déterminer l'étendue du passage du sucre dans la circulation ; c'est : 1° la masse du sang qui traverse le foie; 2° la quantité de sucre que le foie cède à ce sang; en d'autres termes la vitesse du courant sanguin et la teneur du sang en sucre à sa sortie du foie La vitesse du courant sanguin peut être déterminée, comme nous l'avons vu plus haut, par diverses méthodes et même par mensuration directe. J'ai calculé la vitesse du courant sanguin dans le foie en me basant sur la vitesse établie expérimentalement du courant sanguin venant de l'intestin; si le chiffre obtenu par moi ne répond pas à la réalité, il lui est certainement de beaucoup *inférieur* plutôt que supérieur ; de toutes manières il est inférieur au chiffre admis par tous les autres physiologistes. Pour évaluer la quantité de sucre cédée au sang par le foie, on a pris pour base le plus petit excès de sucre trouvé dans les veines sus-hépatiques dans soixante expériences sur soixante animaux. Rien, pourra-t-on objecter, ne vient nous garantir que les excès constatés par nous sans exception aucune soient l'expression d'un passage *continu* du sucre du foie dans le sang. Car il est permis de supposer que l'activité de la fonction glycogénique, de même que l'activité fonctionnelle de toute autre glande, puisse, sous l'influence d'excitations physiologiques variées, présenter des variations et même parfois s'arrêter, en d'autres termes, que la glycogénie ne soit ni continue ni uniforme. Il est évidemment impossible de lever ces doutes par des expériences directes, car nous n'aurons jamais les moyens d'observer le fonctionnement du foie pendant un laps de temps suffisant ; et nous sommes obligés de nous contenter d'observations faites au hasard. Cependant, en bien nous orientant, nous acquerrons des preuves en nombre suffisant de *la continuité absolue* de la glycogénie. Première preuve, c'est que dans aucune de nos nombreuses expériences sur les animaux nous n'avons trouvé égalité entre la teneur en sucre du sang des veines sus-hépatiques et de celui de la veine porte ; le sang hépatique se montra toujours plus riche en sucre, quel que fût le mode d'alimentation ; c'étaient des animaux ramassés dans la rue et mourant presque de faim ; d'autres que nous avions nourris grassement pendant plusieurs jours, et que nous mettions en expérience soit immédiatement après avoir mangé, soit quinze à dix-huit heures après le dernier repas ; d'autres enfin qui avaient jeûné huit à dix jours et étaient sur le point de mourir d'inanition.

Étant donné le nombre considérable d'animaux sur lesquels on a opéré, on aurait dû tomber au moins une fois sur la période de non-activité de la glycogénie, si celle-ci existait.

Une seconde preuve, c'est que la proportion de sucre contenue dans le sang oscille dans des limites extrêmement étroites, quel que soit l'état de la nutrition. Chez les animaux qui ont jeûné, chez ceux qui ont été nourris avec des féculents ou avec de la viande, la teneur du sang artériel oscille entre 0,150 et 0,160. Dans les expériences sur le sang humain la teneur variait entre 0,160 et 0,190. Il en résulte que le sang doit renfermer une proportion donnée de sucre. Si nous songeons, comme l'expérience nous l'apprendra par la suite, que le sucre subit une décomposition ininterrompue, il est bien certain que l'économie doit veiller à ce que le sucre détruit soit continuellement remplacé, en d'autres termes à ce que de nouvelles quantités de sucre arrivent continuellement dans le sang.

Enfin un troisième fait me paraît bien démonstratif de la continuité de la glycogénie, c'est le rapide accroissement du sucre dans le foie des animaux récemment mis à mort. Or je crois avoir mis hors de conteste par mes expériences que la glycogénie n'est pas un phénomène cadavérique, mais dépend tout simplement de la persistance de l'activité de la *cellule vivante.* Mais comme cet accroissement rapide du sucre a lieu *dans tout foie sans aucune exception,* comme d'autre part près de la moitié de cet accroissement a lieu en général dans la première heure qui suit la mort de l'animal, c'est-à-dire pendant la période dans laquelle la cellule hépatique a le mieux conservé son activité fonctionnelle, nous pouvons en conclure que celle-ci est intimement liée à la vie de la cellule et dure autant qu'elle.

Quoiqu'il ne soit pas douteux que la glycogénie est une fonction continue, ininterrompue, il n'en paraît pas moins vraisemblable que l'intensité de la fonction varie et que de nombreux facteurs influent sur elle. Comme il ne nous est pas possible de soumettre la sécrétion elle-même à une observation prolongée, il serait à désirer qu'on dosât le sucre dans le sang artériel d'un même animal dans les conditions les plus variées de repos, d'activité, de température ambiante, etc. Les différences assez notables entre les résultats obtenus pour le dosage du sucre dans le sang des veines sus-hépatiques constituent peut-être l'expression des variations d'intensité de la glycogénie. Je ne me suis pas préoccupé de ces différences et j'ai pris le plus petit chiffre obtenu pour l'accroissement du sucre dans les veines sus-hépatiques, c'est-à-dire 0,05, pour représenter la quantité de sucre que le foie cède au sang; je suis resté certainement *au-dessous* de la réalité.

La calcul qui nous a servi à constater que le sang d'un homme adulte charrie plusieurs centaines de grammes de sucre dans les vingt-quatre heures repose sur des chiffres établis d'après des faits bien observés, et s'il y a une erreur dans ce calcul, elle ne peut tenir qu'à une évaluation trop faible de la vitesse du courant sanguin dans le foie et de la quantité du sucre que le sang prend dans cet organe. *Il est donc bien établi, selon nous, que la fonction glycogénique du foie offre une grande extension, et si nous avons égard à la quantité de matériaux alimentaires qu'elle utilise pour la formation du sucre, nous pouvons ajouter dès maintenant que la glycogénie hépatique joue un rôle très important dans l'économie animale.*

HUITIÈME LEÇON

MATÉRIAUX SERVANT A LA FORMATION DU SUCRE DANS LE FOIE. — RÔLE DU GLYCOGÈNE SELON CL. BERNARD. — EXPÉRIENCES PROUVANT QUE LA GLYCOGÉNIE EST INDÉPENDANTE DU GLYCOGÈNE. — OBJECTIONS DE BÖHM ET HOFFMANN, ETC. — LA GLYCOGÉNIE DÉMONTRÉE EXPÉRIMENTALEMENT DANS LE FOIE MAINTENU VIVANT ET EN POSSESSION DE SON CONTENU INTÉGRAL EN GLYCOGÈNE.

Lorsqu'il eut découvert que le foie fabrique du sucre, Cl. Bernard pensa que ce sucre se formait aux dépens d'éléments sanguins. Après la découverte de l'amidon animal, il fut persuadé que c'était là l'origine du sucre. Il n'a jamais démontré cette transformation. Cette hypothèse présentée par lui comme indiscutable ne se fondait que sur l'analogie de l'amidon animal avec les farines végétales. De même que dans la germination des plantes l'amidon est transformé par la diastase en sucre, en glycose, selon Cl. Bernard, de même la substance amyloïde du foie serait métamorphosée en sucre par un ferment contenu dans cet organe. « La formation physiologique du sucre, conclut-il dans une communication à l'Académie (1), est une fonction constituée par la succession et l'enchaînement de deux actes essentiellement distincts. Le premier acte, entièrement vital, consiste dans la création de la matière glycogène dans le tissu hépatique vivant; le second acte, entièrement chimique et pouvant s'accomplir en dehors de l'influence vitale, consiste dans la transformation de la matière glycogène en sucre à l'aide d'un ferment. »

Des expériences que j'ai exposées dans une de mes leçons précédentes ont prouvé que le sucre obtenu par la transfor-

(1) *Compt. rend. de l'Acad. des sciences*, t. XLIV, p. 583, 1857.

mation du glycogène à l'aide de ferments n'est pas du sucre de raisin, ou glycose, tandis que le sucre formé dans le foie est de la glycose. Ainsi le raisonnement par analogie, fait par Cl. Bernard, pour affirmer que le glycogène est la source du sucre hépatique, pèche par la base. Cette analogie cessa d'exister pour nous lorsqu'il fut bien constaté, grâce à nos recherches, que le foie ne renferme pas de ferment spécifique et qu'il jouit simplement de la très faible faculté diastasique qui est commune à tous les corps albuminoïdes, mais qui ne suffit de beaucoup pas pour expliquer la formation intense du sucre qui a lieu devant nos yeux dans le foie d'animaux sacrifiés. Mais comme à cette époque la transformation du glycogène en sucre était encore un article de foi pour nous, nous cherchâmes à nous assurer (1) si par hasard les acides contenus dans le foie ou tirés de lui ne seraient pas capables de transformer le glycogène en sucre. Nous trouvâmes dans le foie de l'acide lactique, de l'acide acétique et de l'acide formique, et nous fîmes bouillir des solutions très étendues de glycogène avec ces acides. Sous l'influence de l'acide lactique, la solution de glycogène perdit en partie son opalescence, mais ne réduisit pas le réactif cuprique. Les autres acides restèrent sans effet. A la suite de ces tâtonnements qui avaient pour but de trouver l'agent de la transformation du glycogène en sucre, l'idée, alors foncièrement hérétique, nous vint de nous demander si c'était une affaire absolument réglée que le sucre du foie dérivât nécessairement de la substance amyloïde de cet organe. Comme nous l'avons dit plus haut, Cl. Bernard admettait ce fait comme *évident par lui-même;* il invoquait cependant comme preuve, la seule du reste, la transformation si rapide de la matière glycogène en sucre, en dehors du foie, sous l'influence de ferments. Il ne s'agissait pour lui que de trouver le ferment spécial agissant dans le foie. Il pensa d'abord que ce ferment existait dans le sang ; plus tard il crut, en épuisant le foie par la glycérine suivant la méthode de von Wittich, avoir découvert un ferment spécial dans cet organe. Pour tous les physiologistes venus

(1) Seegen u. Kratschmer, *Ueber Zuckerbildung in der Leber*, I u. II. *Pflüger's Archiv*, Bd. XXII u. XXIV.

après Cl. Bernard, pour ceux qui regardaient la glycogénie hépatique comme une fonction physiologique, aussi bien que pour ceux qui n'y voyaient qu'un phénomène cadavérique, c'était le glycogène qui fournissait le sucre, et tout le débat se bornait à la question de savoir si le ferment existait déjà pendant la vie, ou s'il ne manifestait son activité qu'après la mort, quelle en était la nature, quel en était le siège. *Personne n'a pu démontrer directement que la substance amyloïde du foie engendre du sucre soit pendant la vie, soit après la mort.* Si l'on avait pu démontrer que le glycogène du foie diminue *dans la même proportion* que le sucre augmente, la preuve directe eût été faite. Du moment que cette relation n'est pas établie, rien n'est prouvé. En revanche, si l'on démontre que, lorsque le sucre s'accroît, le glycogène ne varie pas, il en découle naturellement que la formation de sucre est indépendante du glycogène et qu'il faut lui chercher une autre origine. Notre tâche était ainsi clairement indiquée ; il fallait prouver ou bien que la formation de sucre marche de pair avec la décomposition du glycogène, ou qu'elle en est indépendante.

Un grand nombre d'expérimentateurs, en particulier Schiff, savaient que la proportion de sucre augmente sans interruption dans le foie à partir de la mort de l'animal. Nos expériences nous avaient appris que la plus grande augmentation revenait aux vingt-quatre premières heures après la mort. Voici quel fut dès lors le plan de nos recherches : on déterminait la teneur en sucre et en glycogène d'un morceau de foie de poids connu extrait de l'animal immédiatement après la mort ou pendant la vie. Le reste du foie était *aussitôt* divisé en plusieurs fragments qu'on pesait et dans lesquels on dosait également le sucre et le glycogène après des intervalles de temps déterminés. On opérait sur le deuxième fragment au bout d'une heure, sur le troisième au bout de vingt-quatre heures, sur le quatrième au bout de quarante-huit heures, et on obtenait ainsi des chiffres permettant d'établir les proportions relatives de sucre et de glycogène. La condition fondamentale de ces expériences, c'était de déterminer exactement la quantité totale de sucre et de glycogène dans chaque fragment de tissu hépatique; de là leur extrême difficulté, car c'est un travail aussi pénible que fastidieux d'épuiser totalement le foie. J'ai indiqué dans une de mes précédentes leçons la méthode qui permet d'arriver à ce résultat. J'ai de plus montré par quel moyen nous sommes parvenu à doser le sucre et les hydrates de carbone dans chaque fragment de foie. Je reviendrai en quelques mots sur le procédé. Le foie pesé était rapidement immergé dans de l'eau bouillante, soumis à l'ébullition pendant dix à quinze minutes, finement broyé dans le mortier; puis la bouillie était remise dans de l'eau bouillante, et au bout de quelques minutes filtrée sur une toile, exprimée, le résidu raclé avec la cuiller tranchante, broyé de nouveau dans le mortier avec un peu d'eau; enfin la bouillie replacée derechef dans de l'eau bouillante, soumise à l'ébullition, filtrée, et ainsi de suite jusqu'à ce que le produit de la filtration présentât à peu près la limpidité de l'eau. Ensuite on lavait la toile, on réunissait l'eau de lavage avec les décoctés, on filtrait la dernière décoction sur la toile séchée, et l'on exprimait celle-ci d'abord avec la main, puis vigoureusement à la presse. La dernière petite portion de liquide, obtenue par compression, était essayée par le réactif de Fehling quant au sucre et par l'alcool quant au glycogène. Lorsque la liqueur de Fehling ne fournissait plus de trace de réaction et que l'alcool ne produisait plus de nuage blanc, le foie était épuisé; dans le cas contraire, il fallait continuer l'opération. On réduisait par évaporation à un volume de 300 centimètres cubes les décoctés réunis ensemble. Sur cette quantité, on prenait : *a*) 50 centimètres cubes qu'on additionnait avec 500 centimètres cubes d'alcool à 93 p. 100, abandonnait pendant vingt-quatre heures, filtrait; la liqueur alcoolique filtrée était évaporée à siccité, le résidu dissous dans l'eau, la solution mesurée et filtrée, puis traitée par la liqueur titrée de Fehling. *b*) Dans une deuxième portion on dosait le glycogéne, *α*) indirectement, en additionnant 10 à 20 centimètres cubes de la solution de 2 à 4 centimètres cubes d'acide chlorhydrique à 10 p. 100, puis chauffant au bain-marie pendant dix à douze heures dans un tube fermé à la lampe. Au bout de ce temps on enlevait la solution du tube, on la neutralisait, la mesurait et la filtrait, enfin on y dosait le sucre. La différence entre la totalité du sucre ainsi déterminée et la quantité de sucre du foie obtenue dans l'essai précédent permettait d'évaluer la proportion d'hydrates de carbone contenus dans le foie. β) Les hydrates de carbone étaient déterminés directement par la méthode de Brücke, avec cette modification qu'on se servait d'alcool très fort, de sorte que la dextrine se trouvait précipitée en même temps.

Mais, avant d'entreprendre nos recherches, il fallait s'assurer préalablement si la proportion de glygogène était la même dans toutes les parties du foie et si la glycogénie présente une activité uniforme dans tout l'organe. Le plus ou le moins de sucre et de glycogène contenu dans les fragments de foie examinés à différents intervalles ne permet de conclure à une augmentation du sucre ou à une diminution du glycogène dans toute l'étendue du foie, que si l'on a reconnu tout d'abord que la composition du foie à cet égard est quantitativement uniforme. Von Wittich (1) a exprimé des doutes sur l'uniformité de la fonction glycogénique du foie dans toute son étendue, en se fondant sur des considérations toutes théoriques. Pour élucider la question, il a, dans trois expériences sur des lapins, déterminé la proportion de glycogène d'un morceau de foie extrait immédiatement après l'ouverture de l'abdomen, puis, *environ dix minutes après*, dosé le glycogène dans le reste du foie. Il trouva que la proportion p. 100 de glycogène était moindre dans la dernière portion de foie que dans la première. La différence, chez les trois lapins, atteignit respectivement 0,7 ; 0,4, et 0,9 p. 100. Von Wittich en conclut que le glycogène est inégalement réparti dans le foie. Cette conclusion est absolument illégitime, attendu que, d'après la théorie de Cl. Bernard, la diminution du glycogène signifierait simplement que du sucre s'est formé aux dépens du glycogène. L'intervalle « d'environ dix minutes » qui a séparé les deux essais suffirait pour provoquer chez les lapins soumis à l'expérience une formation de sucre en rapport avec la diminution

(1) Von Wittich, *Zur Statistik des Leberglycogens. Centralbl. f. d. med. Wissensch.*, 1875, n° 5.

de glycogène. De notre côté, nous nous sommes assuré que, précisément chez les lapins, la proportion de glycogène diminue rapidement; dès lors toute recherche relative à l'uniforme distribution du glycogène dans le foie n'est possible qu'à la condition d'opérer *simultanément* sur tous les fragments, ou du moins de les immerger *simultanément* dans l'eau bouillante pour arrêter toute transformation ultérieure. Cette *diminution du glycogène* constatée chez les trois lapins dans les portions de foie restantes, comparativement aux morceaux enlevés tout d'abord, aurait dû faire naître dans l'esprit de von Wittich l'idée que cette diminution ne pouvait s'interpréter uniquement comme résultant d'une distribution inégale du glycogène, car, une fois ou l'autre, il aurait fallu s'attendre à trouver un excès de glycogène dans la seconde portion de foie examinée. Von Wittich pensa bien qu'il pouvait s'agir d'une « sorte de diminution physiologique du glycogène », en d'autres termes, il ne fut pas loin d'admettre que la diminution de glycogène pouvait correspondre à une augmentation de sucre; il fut ainsi amené à faire une expérience sur un pigeon qui avait jeûné pendant vingt-quatre heures; le premier morceau de foie lui fournit $0^{gr},018$ de glycogène $= 0,45$ p. 100 ; le reste $0^{gr},034 = 0,21$ p. 100. « Le foie ne renfermait *presque* pas de sucre. » Il faut avouer que *cette unique* expérience ne saurait trancher la question. Les teneurs en glycogène sont trop faibles en général pour que les différences constatées autorisent à formuler des conclusions d'une certaine étendue.

La question de la distribution du glycogène dans le foie restait entière et il fallait songer à en trouver la solution, en s'entourant de toutes les garanties et surtout en opérant *simultanément* sur tous les fragments de foie. Nous employâmes pour notre expérience un foie de *veau tout entier*, acheté à la halle, et vieux de quelques jours; il fut divisé en quatre fragments, 1° le lobe gauche, 2° le morceau le plus rapproché du lobe gauche, 3° le lobe droit, 4° la portion la plus extérieure du lobe droit avec le lobe de Spiegel. Les quatre morceaux furent pesés, puis coupés finement et introduits simultanément dans quatre vases tenus tout prêts et contenant de l'eau bouillante, enfin traités exactement d'après le procédé décrit plus haut. Le tableau suivant donne les résuttats de l'expérience :

MORCEAU DU FOIE.	POIDS DU MORCEAU	VOLUME DU DÉCOCTÉ.	SUCRE		SUCRE ET GLYCOGÈNE	
			EN TOUT.	P. 100.	EN TOUT.	P. 100.
I	248	200	7.19	2.89	13.00	5.24
II	272	200	7.7	2.83	14.21	5.25
III	278	200	7.7	2.79	14.70	5.28
IV	280	200	7.7	2.75	14.70	5.25

Dans cette expérience le sucre était dosé directement dans le décocté étendu et la fin de la réaction ne pouvait être reconnue toujours à une goutte près des liqueurs titrées; de là la légère différence des résultats. En revanche, dans le liquide absolument limpide extrait du tube fermé à la lampe, le dosage a pu s'obtenir aussi rigoureux que dans de l'eau sucrée limpide. Aussi les chiffres concordent-ils jusqu'à la deuxième décimale. Comme le tube renferme tout le sucre du fragment de foie et celui provenant de la transformation de tout le glycogène de ce fragment sous l'influence de l'acide, cette concordance des chiffres prouve *que le sucre ainsi que le glycogène sont uniformément distribués dans le foie et qu'à ce point de vue cet organe constitue une unité.*

Cette question fondamentale une fois résolue, nous pouvions passer à nos expériences. On se servit tout d'abord de chiens, et les trois premiers (A, B, C) qui furent employés furent nourris pendant 4 à 8 jours exclusivement avec du pain, dans le but d'obtenir des foies riches en glycogène. Après les résultats surprenants donnés par ces premières recherches, nous prîmes pour sujets de nos expériences un chien (D) qui pendant huit jours avait été exclusivement nourri de viande, et un autre (E) qui avait jeûné pendant trois fois vingt-quatre heures.

Les chiens furent mis à mort au moyen d'une solution de cyanure de potassium versée dans le pharynx. Au bout d'une minute à une minute et demie ils s'affaissaient, et c'est à ce moment précis qu'on les saisissait, les couchait sur la table, et qu'on excisait le foie pendant que le cœur battait encore. Un fragment pesé était finement coupé, puis immergé dans de l'eau bouillante toute prête. Immédiatement après, le restant du foie était coupé en portions qu'on pesait et qu'on réservait pour les essais ultérieurs, au bout d'une, de vingt-quatre heures, de quarante-huit heures, etc. Le tableau suivant résume les résultats de nos recherches :

Nos d'ordre des fragments en expérience.	Poids en grammes des fragments.	Moment de l'expérience.	Sucre		Sucre et glycogène.		Glycogène p. 100.	Remarques.
			En tout.	P. 100.	En tout.	P. 100.		
Chien A.								
I	174	Après 3 min.	0.8	0.46	14.23	8.17	7.7	Chien nourri au pain.
II	173	— 1 h.	2.37	1.37	16.08	9.24	7.8	
III	177	— 24 —	3.39	1.97	15.80	8.96	7.0	
IV	164	— 48 —	3.5	2.10	14.30	8.7	6.6	
V	145	— 96 —	3.7	2.55	11.76	8.1	5.5	
Chien B.								
I	185	Après 3 min.	1.02	0.55	21.7	11.7	11.15	Les fragments IV et V avaient été placés hors la fenêtre au bout de 24 heures. Pendant la nuit la température s'était abaissée à 0.
II	155	— 1 h.	3.03	1.95	20.2	13.0	11.05	
III	178	— 24 —	6.10	3.42	25.6	14.3	10.90	
IV	154	—3×24—	4.70	3.05	20.8	13.5	10.50	
V	164	—4×24—	5.00	3.03	21.87	13.3	10.27	
VI	141	—5×24—	5.30	3.78	18.69	13.2	9.42	
VII	128	—6×24—	5.30	4.10	16.60	13.0	8.90	
Chien C.								
I	103	Après 2 min.	0.57	0.55	11.2	10.8	10.25	Le dernier fragment était en putréfaction.
II	103	— 1 h.	1.66	1.61	11.9	11.5	9.94	
III	105	— 24 —	2.44	2.30	12.79	12.2	9.80	
IV	105	— 48 —	3.10	2.95	11.56	11.0	8.05	
V	105	—3×24—	3.04	2.89	11.65	11.1	8.20	
VI	106	—4×24—	3.36	3.16	12.10	11.4	8.24	
VII	109	—5×24—	3.52	3.20	11.74	10.7	7.50	
Chien D.								
I	121	Après 2 min.	0.60	0.49	5.17	4.22	3.73	Chien nourri à la viande. — Le dernier fragment était en putréfaction.
II	103	— 1 h.	1.49	1.44	5.15	5.0	3.60	
III	101.5	— 24 —	2.36	2.30	5.48	5.4	3.10	
IV	95	— 48 —	2.14	2.25	5.47	5.76	3.51	
V	90	—3×24—	2.34	2.60	4.68	5.20	2.60	
VI	70	—5×24—	1.84	2.63	3.43	4.90	2.27	
Chien E.								
I	103	Après 3 min.	0.57	0.55	3.22	3.1	2.55	Chien ayant jeûné.
II	111	— 1 h.	1.80	1.63	4.00	3.6	1.97	
III	101	— 24 —	2.15	2.14	2.88	2.85	0.71	
IV	108	— 48 —	2.27	2.10	3.07	2.84	0.74	
V	99	— 72 —	2.04	2.06	2.76	2.78	0.72	

Il résulte de ces expériences que, *tandis que la proportion de sucre s'élève de* 0,5 *à* 3 p. 100, *la proportion de glycogène ne varie pas ou subit une diminution insignifiante.* Nous avons répété des expériences exactement semblables sur des chats et des lapins et sur un veau. Chez les lapins le résultat fut tout opposé : en même temps que le sucre augmenta, le glycogène diminua, et cela dans une proportion *bien supérieure* à la quantité nécessaire pour fournir le sucre formé. Il était donc infiniment probable que la diminution de glycogène était absolument indépendante de l'accroissement de sucre, et il fallait admettre ou bien que le glycogène du foie de lapin est plus instable que chez les autres animaux, ou bien que d'autres facteurs qui nous sont inconnus interviennent pour déterminer chez les lapins très rapidement après la mort la destruction du glycogène, qui ne se produit chez d'autres animaux, chez les chiens par exemple, que vingt-quatre heures après ou plus tard encore. Nonobstant la concordance parfaite des résultats obtenus sur *tous les chiens* examinés par nous, l'accroissement constant du sucre sans variations du glycogène démontre irréfutablement *que le surplus de sucre formé ne dérive pas du glycogène, que le sucre du foie dérive d'une autre source et a pour origine un autre principe organique.*

Dans tous ces essais nous avons dosé le glycogène indirectement, c'est-à-dire après sa transformation en sucre dans le tube fermé à la lampe. L'expérience, maintes fois répétée, nous a appris que cette transformation est complète au bout de huit à dix heures, et le dosage du sucre dans le liquide ainsi obtenu, neutralisé, puis filtré, se fait avec la même exactitude que dans de l'eau sucrée.

Néanmoins des objections ont été faites à notre méthode, et la plus importante émane de Böhm et Hoffmann (1); ces auteurs objectent que, par l'action de l'acide chlorhydrique sur le décocté de foie en vase clos, du sucre a pu se former aux dépens d'autres matériaux et qu'ainsi la disparition du glycogène a pu se trouver masquée. Théoriquement on ne saurait exclure cette alternative; mais il serait bien extraordinaire que cette

(1) Böhm u. Hoffmann, *Ueber die postmortale Zuckerbildung in der Leber. Pflüger's Archiv f. d. Physiol.*, Bd XXIII.

formation artificielle de sucre aux dépens de matériaux inconnus, par l'action de l'acide en vase clos, n'eût lieu que dans les derniers fragments de foie employés. Cette transformation devrait s'opérer, sous l'influence de l'acide, dans le premier morceau aussi bien que dans les autres, et ainsi le premier de tous fournirait la plus grande quantité de sucre total, attendu qu'à ce moment la diminution du glycogène aurait été nulle ou insignifiante. Le sucre obtenu artificiellement ne viendrait pas compenser la diminution du glycogène, mais s'ajouterait au sucre formé aux dépens de celui-ci, et le premier morceau fournirait ainsi le chiffre de sucre le plus élevé. Cependant il fallait tenir compte de cette objection, et nous avons été ainsi amenés, dans une nouvelle série d'expériences, à doser les hydrates de carbone du foie, le glycogène et la dextrine, directement d'après le procédé de Brücke. Le tableau ci-dessous fait connaître les résultats de quelques-unes de ces expériences :

Nos d'ordre des fragments de foie.	Poids en grammes des fragments.	Moment de l'expérience.	Sucre du foie.	Glycogène et dextrine.	Remarques.
			Chien A'.		
I	62.5	Après 1 min.	0.4	10.1	Nourri abondamment de pain, d'un bon embonpoint, poids 25 kil., foie pesant 800 gr.; mis à mort par le cyanure de potassium.
II	60	— 10 —	1.6	10.2	
III	60	— 3 h.	1.9	10.4	
IV	60	— 24 —	2.5	10.3	
V	60	— 48 —	3.2	10.4	
VI	60	— 72 —	3.3	10.2	
			Chien B'.		
I	50	Après 1 min.	0.51	8.86	Chien de 40 kilogr., bien nourri avec du pain. Foie de 1 kilogr.
II	50	— 2 h.	1.80	8.90	
III	50	— 24 —	2.44	7.77	
IV	50	— 48 —	2.40	8.22	
V	50	— 72 —	2.84	8.58	
VI	50	— 96 —	2.30	8.44	
			Chien C'.		
I	30	Immédiatement.	0.49	8.26	Pris dans la rue, nourri pendant peu de jours, maigre, misérable, 34 kil.
II	30	Après 3 h.	2.70	8.25	
III	30	— 24 —	2.70	7.13	
IV	30	— 48 —	2.70	6.73	
			Chien D'.		
I	51	Après 2 min.	0.54	8.58	Jeune chienne, non encore arrivée au terme de sa croissance, nourrie trois jours avec du pain. Glycogène précipité par de l'alcool à 90°.
II	100	— 1 h.	1.27	8.60	
III	100	— 24 —	2.32	7.4	
IV	100	— 48 —	2.22	7.0	
V	100	— 72 —	2.35	6.6	
VI	100	— 96 —	1.68	5.9	

Ces expériences, à leur tour, démontrent d'une manière éclatante que, la proportion de sucre croissant, celle de glycogène ne varie pas ; ce dosage direct du glycogène fait ressortir d'une manière plus nette, plus décisive et plus simple encore, *que le sucre du foie ne provient pas d'hydrates de carbone préformés, mais tire son origine d'autres matériaux.*

En dosant directement le glycogène chez les lapins, nous constatâmes derechef une diminution de glycogène bien supérieure à l'accroissement du sucre. Chez les cobayes au contraire les choses se passèrent exactement comme chez les chiens, en d'autres termes le sucre augmenta notablement, tandis que le glycogène ne diminua pas. Dans les dernières heures la diminution de glycogène fut supérieure à l'augmentation de sucre, et le fait ne peut guère s'expliquer qu'en admettant l'indépendance absolue de ces deux phénomènes. Nous eûmes l'occasion de faire des essais semblables sur un jeune renard de 4 kilogrammes, et voici les résultats obtenus :

Nos d'ordre des fragments de foie.	POIDS des FRAGMENTS.	MOMENT de L'EXAMEN.	SUCRE DU FOIE p. 100.	GLYCOGÈNE p. 100.	REMARQUES.
I	30	Après 2 min.	0.79	0.7	Le renard avait été bien nourri pendant quelque temps par son propriétaire; il fut tué par le cyanure de potassium.
II	26	— 1 h.	1.83	0.4	
III	28	— 24 h.	1.98	0.7	

Ces résultats sont extrêmement intéressants. Nous voyons non seulement que la proportion de glycogène reste invariable, mais encore que l'accroissement de sucre est bien supérieur à la teneur primitive de glycogène, ce qui prouve nettement que la formation de sucre est indépendante de la quantité de glycogène contenue dans le foie.

L'opinion qui fait du glycogène la source du sucre hépatique est si enracinée et paraît si naturelle que même les nombreuses preuves données par nous de son inanité n'ont pu l'ébranler, malgré leur évidence manifeste; tous les jours elle trouve de nouveaux adeptes, et de nouvelles expériences surgissent à l'appui, expériences dans lesquelles on voit toujours, à côté d'un accroissement de sucre, une diminution de glycogène suffisante pour expliquer cet accroissement. C'est ainsi que Böhm et Hoffmann, Delprat, Girard et Panormow sont entrés en campagne contre moi. J'ai démontré dans une critique de ces expériences dirigées contre moi (1) que le point de départ en était erroné. Je n'ai jamais établi une théorie de l'immutabilité du glycogène après la mort, comme l'admet Panormow (2). Au contraire, il ressort de toutes mes expériences que le glycogène diminue après la mort, seulement cette diminution n'est pas *immédiate*, et le moment de son début est variable suivant la classe des animaux et suivant les individus. Cette diminution, pour les animaux observés par moi, commence le plus tôt chez les lapins, le plus tard chez les chiens. Mais la proportion de glycogène reste, presque sans exception, invariable *pendant la première heure* qui suit la mort, tandis que précisément à ce moment le sucre présente le plus grand accroissement.

Si donc on veut démontrer l'indépendance de ces deux processus, accroissement du sucre et diminution du glycogène, il faut extraire un fragment du foie immédiatement après la mort ou mieux au moment même de la mort, puis le peser, le plonger dans de l'eau bouillante, y doser le sucre et la totalité des hydrates de carbone; puis, au bout de dix, vingt ou trente minutes, traiter exactement de la même manière un deuxième morceau de ce foie. Dans le plus grand nombre de cas on trouvera la proportion de sucre accrue, de 0,5 à 1,5 p. 100 et plus, sans que celle de glycogène ait diminué. C'est là précisément le *point cardinal* qui passe inaperçu; on compare le plus souvent des morceaux de foie dont l'un est excisé dix à vingt minutes après la mort et plus tard encore, et l'autre plusieurs heures après. Dans le second morceau, du glycogène a le plus souvent disparu, et c'est par là qu'on va

(1) *Pflüger's Archiv*, Bd XL u. XLI.
(2) *Maly's Jahresbericht*, Bd XVII.

expliquer l'accroissement concomitant de sucre. Or il ne faut pas perdre de vue que la disparition du glycogène ou sa décomposition en éléments que nous ignorons est un phénomène cadavérique qui souvent se produit déjà lorsque la cellule hépatique possède encore son activité glycogénique physiologique ; *c'est pourquoi les résultats obtenus par quelques expériences bien faites, dans lesquelles il a été bien établi que le sucre a augmenté sans aucune variation du glycogène, ne sauraient être ébranlés par les résultats d'expériences, si nombreuses fussent-elles, dans lesquelles un accroissement de sucre a coïncidé avec une diminution de glycogène.* Les *premières* expériences, les nôtres, expriment que le sucre du foie a sa source *nécessairement* dans d'autres matériaux, tandis que les *dernières* nous apprennent simplement qu'à côté de l'augmentation du sucre s'est produite une diminution du glycogène, sans que ces deux processus soient nécessairement liés par une relation quelconque.

L'absence de toute relation de ce genre est du reste prouvée par ce fait, que la diminution de glycogène ne marche pas parallèlement avec l'augmentation de sucre, qu'elle commence en général seulement lorsqu'est déjà formée la plus grande partie du sucre que le foie extrait du corps est susceptible de produire, ensuite que dans les dernières heures la disparition du glycogène dépasse de beaucoup l'accroissement du sucre; enfin, que toute formation de sucre a cessé à un moment où de grandes quantités de glycogène continuent encore à se décomposer.

L'indépendance des deux processus ressort encore de ce que, dans les foies riches en glycogène des animaux alimentés par des hydrates de carbone, de même que dans les foies d'animaux nourris avec des corps gras ou ayant jeûné, la proportion de sucre, au moment de la mort, est la même, c'est-à-dire de 0,4 à 0,5 p. 100, et que dans les deux cas cette proportion s'élève à 3-4 p. 100.

J'ai de plus établi *expérimentalement* que la disparition du glycogène du foie mort n'a aucun rapport avec la glycogénie, bien plus que le premier de ces phénomènes est de nature cadavérique et peut être interrompu si l'on maintient le foie vivant.

Dans une précédente leçon (p. 65) j'ai exposé une série d'expériences dans lesquelles je conservais vivant l'un des fragments d'un foie, tandis que j'abandonnais l'autre à lui-même, puis, au bout de vingt à vingt-quatre heures, je dosais le sucre et la totalité des hydrates de carbone dans ces morceaux de foie (1). Je trouvai ainsi que le fragment maintenu vivant était plus riche en sucre et en hydrates de carbone que le fragment témoin examiné en même temps. Il n'y avait pas à douter de l'accroissement du sucre formé, il était établi par des chiffres. Mais l'augmentation des hydrates de carbone pouvait être interprétée de deux façons différentes, soit que dans le morceau de foie conservé vivant d'autres hydrates de carbone que le sucre se fussent formés, soit que la transformation du glycogène y fût abolie ou du moins entravée.

Pour savoir laquelle de ces deux alternatives était la vraie, il fallait doser tout le sucre et tous les hydrates de carbone qui existaient dans le foie au moment où les deux fragments enlevés étaient pésés et mis à part ou soumis au contact du sang avec aspiration. J'ai fait quelques expériences dans ce sens. Chez les lapins et les chiens, on mettait les fragments en œuvre immédiatement après la mort ; pour les veaux, il s'écoulait vingt à trente minutes avant que le foie arrivât dans mon laboratoire, et alors seulement le premier morceau était mis en œuvre. Le petit tableau ci-dessous donne les résultats de ces expériences :

(1) Dans une série d'expériences faites tout récemment, j'ai prouvé qu'en arrosant de la bouillie de foie (*même sans aspiration*) avec du sang frais, l'accroissement du sucre est bien plus grand que dans un fragment témoin abandonné pendant le même temps à lui-même. En même temps que du sucre, d'autres hydrates de carbone se sont formés dans le fragment arrosé de sang, car l'ensemble des hydrates de carbone dépasse la quantité de ceux qui correspondraient au sucre formé. Ces expériences si simples, si faciles à exécuter, doivent finalement suffire pour réduire à néant l'hypothèse d'une formation de sucre aux dépens du glycogène.

Nos d'ordre des expériences.	ESPÈCES D'ANIMAUX.	5 MINUTES A UNE DEMI-HEURE après la mort.		20 A 24 HEURES APRÈS LA MORT.			
				SANS SANG.		AVEC SANG ET ASPIRATION.	
		Sucre p. 100.	Totalité des hydrates de carbone p. 100.	Sucre p. 100.	Totalité des hydrates de carbone p. 100.	Sucre p. 100.	Totalité des hydrates de carbone p. 100.
		A		B		C	
I	Veau.......	1.13	2.75	1.82	3.4	2.4	5.12
II	Lapin.......	0.55	4.87	4.25	5.5	4.9	8.30
III	Lapin.......	0.62	3.33	2.64	3.5	3.3	5.60
IV	Veau.......	1.45	3.10	2.07	3.5	2.60	5.60
V	Chien.......	0.90	2.00	2.80	3.76	3.71	5.10

Il résulte de ces expériences que : 1° chez tous les animaux mis en expérience l'accroissement de sucre dans le fragment de foie traité par le sang (C) est plus grand que dans celui abandonné à lui-même (B); 2° dans le foie des veaux et des chiens l'accroissement de la totalité des hydrates de carbone correspond, dans les fragments B, comparativement aux fragments A, exactement à l'accroissement du sucre ; en d'autres termes, le sucre ne s'est pas formé aux dépens du glycogène. Dans les fragments C l'accroissement de l'ensemble des hydrates de carbone dépasse proportionnellement de beaucoup celui du sucre ; en d'autres termes, de nouveaux hydrates de carbone se sont formés à côté du sucre ; 3° chez les lapins pas d'accroissement de la totalité des hydrates de carbone proportionnel à celui du sucre dans les fragments B ; en d'autres termes, l'accroissement du sucre est accompagné d'une diminution du glycogène ; dans les fragments C, au contraire, l'augmentation du sucre se retrouve presque entièrement dans celle de la totalité des hydrates de carbone. Ainsi, dans l'expérience II, l'accroissement du sucre du fragment B est de 3,7, tandis que celui de la totalité des hydrates de carbone n'est que de 0,7 p. 100. Il y avait donc eu disparition de 3 p. 100 de glycogène ; dans le fragment C, au contraire, on voit en face d'un accroissement de sucre de 4,4, un accroissement de la totalité des hydrates de carbone de 3, 5 p. 100 ; il n'a donc disparu que 0,7 p. 100 de glycogène. Les résultats de l'expérience III sont analogues. Tandis que dans le fragment B, le surplus de sucre 2 p. 100 n'a en face de lui qu'un surplus d'hydrates de carbone de 0,2 p. 100, d'où disparition de 1,8 p. 100 de glycogène, on trouve dans le fragment C un excédent de sucre de 2,7 p. 100 et un excédent d'hydrates de carbone de 2,3 p. 100, et il reste seulement 0,4 p. 100 de sucre qui ne se retrouvent pas dans l'augmentation de la totalité des hydrates de carbone. Il n'est donc pas douteux *que, même chez les lapins, dont le glycogène est très instable, la décomposition de celui-ci peut être retardée, lorsqu'on conserve le foie vivant, et qu'ainsi l'indépendance de la formation du sucre et de la teneur en glycogène ressort clairement.*

Ces recherches *prouvent expérimentalement la possibilité d'obtenir un accroissement du sucre, tout en entravant la décomposition du glycogène, et par suite l'absence de toute relation de cause à effet entre la formation du sucre et la disparition du glycogène, celui-ci ne concourant dès lors en aucune manière à la glycogénie hépatique.*

NEUVIÈME LEÇON

MATÉRIAUX SERVANT A LA FORMATION DU SUCRE DU FOIE ET DU SANG, — RECHERCHES EXPÉRIMENTALES SUR LA FORMATION DE SUCRE AUX DÉPENS DE LA PEPTONE. — EXPÉRIENCES D'ALIMENTATION ET D'INJECTIONS A LA PEPTONE. — EXPÉRIENCES SUR LA FORMATION DE SUCRE AUX DÉPENS DES CORPS GRAS, DES ACIDES GRAS ET DES SAVONS.

Une fois ce fait bien établi, que le sucre du foie ne se forme pas aux dépens du glycogène, il y avait intérêt à rechercher quels sont les matériaux servant à l'élaboration du sucre dans le foie. Par cela même que le sucre augmente dans le foie séparé de l'organisme, la présence de ces matériaux *dans le foie* était clairement indiquée, et le glycogène s'en trouvant exclu, les substances albuminoïdes et les corps gras ou les deux se trouvaient tout désignés. Mes premières recherches eurent pour objet d'établir *expérimentalement* que le foie est capable de former du sucre aux dépens de ces corps. Tout d'abord je voulus voir s'il serait possible d'obtenir du sucre au moyen d'un corps très voisin des albuminoïdes comme la peptone.

Voici les motifs qui me déterminèrent à m'adresser à la peptone dans ce but : les beaux travaux de Schmidt-Mühlheim (1) ont appris que la peptonisation des substances albuminoïdes dans l'appareil digestif a lieu sur une bien plus grande échelle qu'on ne le supposait jusqu'alors. Les deux tiers environ des substances albuminoïdes digérées dans l'estomac se trouvent convertis en peptone. Celle-ci, introduite dans la circulation, agit comme un poison. Il n'est donc pas douteux que la peptone se modifie rapidement avant de pénétrer dans la circulation. Schmidt-Mühlheim place la métamorphose de la pep-

(1) Schmidt-Mühlheim, *Untersuch. über die Verdauung der Eiweisskörper. Du Bois-Reymond's Archiv f. Physiol.*, 1879.

tone dans le sang et pense qu'elle s'y accomplit avec rapidité. Hofmeister admet que la formation et la métamorphose de la peptone s'opèrent dans la muqueuse intestinale. Plosz et Gyergyai (1) trouvèrent la plus forte proportion de peptone dans le sang des veines mésentériques; le foie en renfermait beaucoup moins et le sang des veines sus-hépatiques n'en retenait que des traces douteuses. Ils constatèrent « que les peptones ne peuvent traverser le foie sans y être retenues et transformées », et conclurent que le foie est l'un des principaux organes dans lesquels les peptones doivent se transformer. C'étaient là des motifs sérieux pour me déterminer à rechercher si le sucre pouvait se former dans le foie aux dépens de la peptone. Je fis des expériences multiples à cet égard.

D'abord je mis le foie finement divisé d'un animal récemment sacrifié en contact avec une solution de peptone, et au bout de quelque temps je recherchai dans ce foie, ainsi que dans un morceau témoin qui n'avait pas été mis en contact avec de la peptone, la proportion du sucre et de la totalité des hydrates de carbone; il résulta d'une série d'essais de ce genre que, dans le morceau de foie mêlé à de la peptone, le sucre et l'ensemble des hydrates de carbone avaient augmenté (2). Le tableau suivant donne les résultats de ces expériences :

Nos d'ordre des expériences.	Moment de l'expérience.	Espèces d'animaux.	Avec peptone.		Sans peptone.	
			Sucre p. 100.	Totalité des hydrates de carbone p. 100.	Sucre p. 100.	Totalité des hydrates de carbone p. 100.
I	Après 24 h.	Chien.	2.92	12.9 par titr. 13.1 p. ferm.	2.4	12.0 par titr. 12.2 p. ferm.
II	Après 30 m.	Veau.	3.84	9.52	3.40	8.8
	— 48 h.	—	3.56	8 92	3.70	8.6
III	Après 2 h.	Veau.	2.01	9.70	1.6	8.69
	— 24 h.	—	3.20	10 80	2.7	8.20
	— 48 h.	—	2.40	9.50	3.5	8.18
IV	Après 1 h.	Chien.	2.20	5.3	1.7	4.5
V	Après 24 h.	Chien.	2.58	10.74	1.88	9.80
	— 48 h.	—				
VI	Après 40 m.	Lapin.	1.94	»	1.30	»

(1) Plosz u. Gyergyai, *Ueber Peptone und Ernährung mit denselben. Pflüger's Archiv*, Bd. X.

(2) Seegen, *Die Einwirkung der Leber auf Pepton. Pflüger's Archiv*, Bd XXV.

Ce qu'il y a d'intéressant, c'est que l'excès de production du sucre, en présence de la peptone, ne persiste pas plus longtemps que la fonction glycogénique physiologique elle-même en général. Lorsqu'on examine les fragments au bout de quarante-huit heures environ, on trouve plutôt moins de sucre dans ceux qui ont été en contact avec la peptone; ils sont devenus très acides, et à ce moment la présence de peptone paraît favoriser la décomposition du sucre.

Dans une deuxième série d'expériences (1) j'ai nourri des chiens avec de la peptone. J'essayai en outre deux fois de nourrir des lapins avec de la peptone; on leur ingurgitait 10 grammes de peptone dissous dans environ 100 grammes d'eau au moyen d'un entonnoir passé entre les dents, car ces animaux refusaient de prendre la solution. L'un des lapins fut trouvé mort dans l'étable une heure après l'ingestion de la peptone. Le deuxième lapin reçut d'abord les deux tiers du liquide, et comme il resta vivant, on lui ingurgita le reste au bout de dix minutes. L'animal gambada encore un moment sur la table où on l'avait placé, puis sauta en bas, se coucha sur le sol et périt après quelques tressaillements. L'autopsie ne donna aucun résultat. L'entonnoir de verre avait dans les deux cas écorché la bouche, parce que l'animal résistait, mais la lésion était toute superficielle. Évidemment la peptone avait dû, en arrivant dans le sang, agir comme un poison. Des chiens, pesant de 4 à 6 kilogrammes, reçurent 15 à 20 grammes de peptone dissoute dans 300 grammes d'eau, en trois fois : la première dose fut donnée deux heures, la seconde une heure, et la troisième une demi-heure avant l'expérience. Comme nous n'avons aucune idée du temps qu'il faut à un élément nutritif pour parvenir dans le foie, comme d'autre part nous ne savons pas mieux combien de temps il faut au foie pour mettre en œuvre les matériaux alimentaires qui y arrivent, nous avons imaginé de diviser ainsi l'administration de peptone en trois doses pour surprendre le foie autant que possible en pleine activité. Naturellement rien ne prouve que nous y ayons réussi. Il est certain, du reste,

(1) Seegen, *Peptone als Material für die Zuckerbildung in der Leber. Pflüger's Archiv*, Bd XXVIII.

que, de même que pour le travail digestif, les processus de transformation qui s'accomplissent dans le foie doivent exiger un temps différent selon les individus. L'animal fut mis à mort une demi-heure après l'ingestion de la dernière portion, par la section des gros vaisseaux du cou, l'abdomen ouvert au même moment, un fragment de foie excisé, pesé, coupé finement, et immergé dans de l'eau bouillante toute prête. Toutes ces opérations demandent de une à deux minutes. Le foie, soumis à l'ébullition, subit les traitements que nous avons décrits, jusqu'à ce qu'il soit entièrement épuisé, puis on dose le sucre dans l'extrait alcoolique du décocté préalablement réduit par évaporation. Le tableau ci-dessous donne les chiffres obtenus par ces dosages :

N^os d'ordre.	Sucre p. 100.
I	0.87
II	1.45
III	0.47
IV	1.07
V	1.30
VI	1.14
VII	0.70
VIII	0.47
IX	1.29
X	0.92

Dans les expériences sur neuf chiens, déjà mentionnées plus haut, nous avons trouvé comme minimum de sucre 0,4 et comme maximum 0,55 p. 100. Les résultats obtenus oscillent entre ces deux chiffres extrêmes sans variations notables. La plupart se rapprochent à peu près de 0,5 p. 100; on peut donc adopter comme résultat de nos expériences pour la teneur normale du foie en sucre le nombre 0,45 à 0,55. Chez les dix animaux nourris avec de la peptone on ne rencontra que deux fois une proportion semblable de sucre, et cela chez le chien n° III, qui avait jeûné pendant quatre jours et ne digérait pas normalement sans doute, car, malgré son jeûne prolongé, on trouva encore l'estomac plein de débris d'aliments; puis chez le chien n° VIII, qui pesait plus de 27 kilogrammes et dont le foie pesait 700 grammes, de sorte que chez lui l'augmentation éventuelle de sucre par action de la peptone devait être à peine appréciable, son foie étant trois fois plus volumineux que celui des autres animaux. Chez tous les autres animaux sacrifiés on trouva dans le foie une proportion de sucre supérieure à la normale. Elle a été chez deux de ces animaux de 0,7 et de 0,87, chez l'un tout près de 1 p. 100, chez cinq autres elle a dépassé 1 p. 100, enfin trois fois elle a atteint presque 1,5 p. 100; en d'autres termes : *La proportion de sucre contenue dans le foie des animaux nourris de peptone est de une à quatre fois plus grande que dans le foie normal.*

Dans une troisième série d'expériences j'ai injecté directetement des solutions de peptone dans la veine porte, chez des chiens pesant de 4 à 7 kilogrammes, qu'on anesthésiait soit par des injections d'opium, soit par le chloroforme. Aussitôt après le début de la narcose, on faisait une incision sur la ligne blanche, on recherchait l'une des grosses veines mésentériques dans le voisinage de la veine porte et on y injectait la solution de peptone. Au bout de trente à quarante minutes on excisait un fragment de foie, on le pesait, on le jetait dans l'eau bouillante, puis on opérait d'après la méthode connue. Je ferai remarquer ici que l'injection de peptone plongeait tous les animaux en expérience dans un état soporeux tout particulier, tel que l'ont déjà décrit Hofmeister et Schmidt-Mülheim sous le nom de narcose peptonique. Cet état persiste jusqu'à la mort des animaux, c'est-à-dire de quarante à soixante minutes. Dans l'un des cas je voulus garder l'animal vivant pour en analyser l'urine. L'opération fut pratiquée d'après toutes les règles de l'art et avec toutes les précautions d'antisepsie. On laissa le foie intact, on appliqua un pansement antiseptique et on plaça l'animal dans une niche spécialement aménagée pour recueillir l'urine; mais l'animal ne se réveilla pas de sa torpeur et mourut au bout de cinq heures. Le petit tableau ci-dessous fait connaître le résultat des dosages de sucre du foie pratiqués après les injections de peptone dans la veine porte :

Nos d'ordre.	Sucre contenu dans le foie.
I	1.09
II	0.95
III	0.90
IV	0.52
V	1.27

Chez l'animal n° IV le chiffre obtenu ne différait guère de la proportion normale de sucre contenue dans le foie. C'est précisément la seule expérience dans laquelle on n'examina le foie qu'une heure après l'injection, tandis que chez les autres animaux le foie était excisé trente à quarante minutes après l'injection, et immergé dans l'eau bouillante. L'action de la peptone, c'est-à-dire la formation de sucre aux dépens de la peptone, est-elle terminée au bout d'une heure? Pour le démontrer, de nombreuses expériences seraient nécessaires. *Chez tous les autres animaux mis en expérience la proportion de sucre du foie fut deux fois plus grande, et dans l'expérience V presque trois fois plus grande, que dans les conditions normales.*

Comme il y avait lieu d'admettre que, la formation de sucre devenant plus active dans le foie, le sang qui en sort serait plus riche en sucre, j'ai entrepris quelques recherches dans ce sens et dosé le sucre dans le sang des veines sus-hépatiques dans quelques-unes des expériences précédentes.

Le petit tableau ci-dessous donne le résultat de ces dosages :

Nos d'ordre des expériences.	Mode d'expérimentation.	Sucre du foie p. 100.	Sucre du sang p. 100.
I	Injection de peptone.	0.90	0.40
II	»	0.52	0.19
III	»	1.27	0.30
IV	Alimentation à la peptone.	0.47	0.16
V	»	1.29	0.43
VI	»	0.91	0.25
VII	État normal.	—	0.17
VIII	»	—	0.16

A l'époque où je fis ces expériences, je n'avais pas encore suffisamment perfectionné le procédé d'extraction du sang des veines sus-hépatiques; je me le procurais, après ligature de la veine cave ascendante dans l'abdomen au-dessus de l'abouchement des veines rénales, par introduction d'une canule dans la veine cave ascendante, au-dessus du diaphragme, dans la direction du foie; il y a lieu de supposer qu'au sang venant du foie était venu se mélanger un peu de sang reflué du cœur droit. Malgré cela, les résultats obtenus ont de la valeur, car ils prouvent que, le sucre du foie ayant augmenté, la proportion de sucre dans le sang des veines sus-hépatiques est devenue très considérable.

Enfin, dans une dernière série d'expériences, j'ai maintenu en vie de la bouillie de foie provenant de foies de chien frais et arrosée d'une solution de peptone, au moyen de sang artériel, et j'ai dosé le sucre et les hydrates de carbone dans ce morceau de foie après une aspiration de trois heures, comparativement avec un morceau témoin abandonné à lui-même sans peptone ni sang artériel pendant le même laps de temps et à la même température. Les résultats de ces expériences sont indiqués dans le tableau suivant :

Nos d'ordre des expériences.	SANS PEPTONE.		AVEC PEPTONE.	
	Sucre du foie.	Totalité des hydrates de carbone.	Sucre du foie.	Totalité des hydrates de carbone.
I	2.5	3.3	3.6	4.8
II	2.3	3.5	3.9	5.0
III	2.5	5.2	2.5	7.1
IV	3.0	6.9	3.8	8.4
V	2.9	5.0	3.9	6.6

Dans le mélange du sang hépatique avec la peptone la proportion de sucre se trouve notablement accrue, et en même temps la totalité des hydrates de carbone a augmenté plus que ne le comporterait l'augmentation du sucre ; en d'autres termes, non seulement le sucre, mais les autres hydrates de carbone se sont accrus dans le fragment de foie additionné de peptone.

Cependant, lorsque j'entrepris ces expériences, la pensée m'était venue que le sang artériel par son action propre pouvait activer la formation du sucre et des hydrates de carbone. Pour savoir au juste à quoi m'en tenir, je fis une expérience complémentaire ; je sacrifiai un petit chien et je divisai son foie, qui pesait 146 grammes en trois parties égales, de 40 grammes chacune ; je traitai le morceau I simplement par l'eau ; j'arrosai le morceau II de 50 centimètres cubes de sang, et le morceau III, de $5^{gr},45$ de peptone dissoute dans de l'eau et de 50 centimètres cubes de sang. Les vases qui renfermaient les fragments II et III furent mis en communication avec les aspirateurs et soumis au courant d'air pendant trois heures. Voici les résultats obtenus :

Nos D'ORDRE des FRAGMENTS.	MODE D'EXPÉRIMENTATION.	SUCRE DU FOIE p. 100.	TOTALITÉ DES HYDRATES DE CARBONE p. 100.
I	Sans peptone.............	2.94	5.0
II	Avec sang................	2.94	5.0
III	Avec sang et peptone......	3.90	6.6

Le résultat me parut décisif; le chiffre obtenu par le dosage du sucre dans le fragment de foie arrosé de sang étant identique jusqu'à la deuxième décimale avec celui obtenu en opérant sur le fragment abandonné sans addition de sang, je considérai comme démontré que le sang, comme tel, ne détermine pas d'accroissement du sucre. Mais depuis j'ai fait un grand nombre d'expériences, déjà signalées plus haut, qui confirmèrent ma première supposition, c'est-à-dire que le sang maintenu vivant active notablement les fonctions de la cellule hépatique. Ce résultat enlève une grande partie de leur valeur aux expériences précédentes concernant la formation du sucre aux dépens de la peptone. Je dois cependant signaler que l'accroissement du sucre dans les fragments traités par la peptone est notablement plus grand que dans ceux dont l'activité cellulaire est stimulée par le sang seul. Cet accroissement est d'autant plus remarquable qu'il s'est produit précisément dans les expériences pendant lesquelles l'aspirateur n'a fonctionné que trois à quatre heures, tandis que dans toutes les autres expériences que j'ai faites pour étudier l'influence du sang vivant sur la glycogénie, l'aspirateur a été en action de vingt à vingt-quatre heures. *Peut-*

être faut-il aussi chercher là l'explication de la contradiction qui s'observe entre ces résultats et celui obtenu dans une autre expérience dans laquelle l'action du sang sur le foie fut trouvée égale à zéro. Dans celle-ci l'aspirateur n'avait fonctionné que pendant trois heures, et il y a lieu de penser que dans cette première période l'énergie fonctionnelle de la cellule hépatique est encore si considérable que le contact avec le sang seul ne détermine pas de différence d'action, que les effets du sang ne se manifestent en général qu'au moment où l'activité de la cellule hépatique abandonnée à elle-même commence à s'épuiser.

Si le foie forme du sucre aux dépens de la peptone, on doit, à côté du sucre, voir s'accroître les produits de décomposition azotés provenant de la peptone. Je tentai en conséquence de rechercher, dans une série d'expériences (1), si, consécutivement à l'action du foie sur la peptone, on trouve les produits de décomposition azotés de ce corps, ou simplement l'azote, en plus grande quantité dans un fragment de foie mis en contact avec lui que dans un fragment témoin. Deux fragments de foie excisés sur un chien, tout récemment sacrifié, sont pesés, finement coupés et plongés dans deux vases en verre renfermant chacun 50 à 100 centimètres cubes de sang défibriné et filtré du même chien; dans l'un des vases on verse en outre une solution de peptone, dans l'autre un volume égal d'eau (15 à 20 centimètres cubes). On met les deux vases en communication avec des aspirateurs pendant trois à cinq heures. Après quoi on enlève de chaque vase une certaine quantité de sang, et on le débarrasse de *tous* les albuminoïdes par le procédé de Hofmeister et Schmidt-Mülheim; on précipite d'abord les albuminates par l'acétate de soude et le perchlorure de fer, et dans le liquide filtré réduit par évaporation on précipite la peptone au moyen de l'acide phosphotungstique. Dans une portion de la liqueur filtrée on dose l'azote par le traitement à la chaux sodée dans l'appareil imaginé par Schneider et moi, et en se servant d'acide sulfurique titré. Probablement le traitement par la chaux sodée ne suffit pas pour dégager tout l'azote des produits de décompo-

(1) Seegen, *Zur Umwandlung des Peptons durch die Leber. Pflüger's Archiv*, Bd XXXVII, et *Studien über Stoffwechsel*, p. 521 et suiv.

sition de la peptone ; du reste je ne tenais pas à connaître la quantité absolue d'azote contenue dans les dérivés de la peptone, mais simplement à savoir si dans l'action du foie sur la peptone les produits de décomposition azotés subissent une augmentation ; la méthode était bien suffisante pour apprécier cette différence. Il est probable que par l'emploi de la méthode volumétrique, l'action du foie sur la peptone serait exprimée par des chiffres plus élevés, car il est possible et même vraisemblable qu'il se forme un grand nombre de produits de décomposition dont l'azote n'apparaît pas sous forme d'ammoniaque. La constatation d'un excès de dérivés azotés dans le foie peptonisé, par le traitement à la chaux sodée, n'en avait que plus de valeur.

Le petit tableau qui suit indique les résultats obtenus :

Nos D'ORDRE DES EXPÉRIENCES.	AZOTE DANS 100 C. C. DE SANG EN GRAMMES.	
	Sans peptone.	Avec peptone.
I	0.116	0.300
II	0.050	0.105
III	0.043	0.092
IV	0.114	0.252
V	0.140	0.216
VI	0.070	0.159

Dans toutes ces expériences les deux fragments de foie avaient été placés dans des conditions identiques. La vitalité de tous deux était entretenue par du sang artériel et il n'y avait d'autre différence que l'addition d'une solution de peptone à l'un des fragments. Comme les albuminoïdes et la peptone ont été totalement éliminés, l'excès d'azote ne peut provenir que de produits azotés dérivés de la peptone (1).

(1) Cette conclusion n'est valable que dans le cas où l'on a réussi d'une manière absolue à éliminer toute la peptone avant de doser l'azote dans le liquide sanguin. Sur la foi des résultats obtenus par Hofmeister et Schmidt-Mülheim, j'avais admis que la peptone est éliminée jusqu'à la dernière trace par l'acide phosphotungstique, et effectivement la liqueur filtrée après ce traitement ne donnait pas trace de réaction de biuret. Tout

Ces nouveaux faits complètent les résultats des expériences faites antérieurement (p. 128). Là aussi les deux morceaux de foie étaient placés dans des conditions identiques, et celui mis en contact avec la peptone était plus riche en sucre et en hydrates de carbone. Mes expériences apprennent donc *que la cellule hépatique vivante est capable de dédoubler la peptone et de former du sucre à ses dépens.*

Je ne traiterai pas la question de savoir si le foie a pour fonction de décomposer la peptone formée dans l'estomac aux dépens des albuminoïdes et de la transformer en sucre, car ce sujet ne se rapporte qu'indirectement à mes recherches. Je n'ai d'autre but que de savoir au moyen de quels matériaux le foie fabrique le sucre qui arrive dans le sang ; comme il n'est pas douteux que ce sont les matériaux alimentaires, je cherchai d'abord à établir expérimentalement la faculté du foie de faire du sucre aux dépens des deux éléments principaux des aliments, les albuminoïdes et les corps gras. Pour la solution de cette question, peu importe la forme sous laquelle l'albumine subit l'action du foie. Les observations de Plosz et Gyergyai, en montrant que le foie retient la peptone, paraissaient désigner cet organe comme le lieu où s'opère la transformation de celle-ci. Les résultats obtenus par moi, dans mes expériences d'alimentation et d'injection de peptone, permettaient à bon droit de conclure que la peptone se transforme en sucre dans le foie.

Neumeister a établi par de nombreuses analyses de sang carotidien (1) que le sang ne renferme jamais de traces de peptones et d'albuminoses, même lorsque ces corps existent encore en abondance dans l'intestin. La seule chose qu'il y avait à conclure de là, c'est que ces corps se transforment soit dans

récemment Neumeister (*Beiträge zur Chemie der Verdauungsorgane. Sitzungsber. d. physic.-med. Gesellsch. zu Würzburg*, 1889) a reconnu que l'acide phosphotungstique précipite très imparfaitement la peptone. S'il en est ainsi, les résultats des expériences signalées plus haut ne sont pas probants, car on peut supposer que l'excès d'azote se rapporte aux restes de peptone encore en solution.

(1) Neumeister, *Ueber die Einführung der Albumosen und Peptone in den Organismus. Zeitschr. f. Biologie*, Bd XXIV.

l'intestin même, soit dans leur passage des racines de la veine porte dans la grande circulation.

Tout récemment Neumeister (1) a cherché à prouver que les peptones ne peuvent subir de transformation dans le foie, par la simple raison qu'elles n'arrivent pas jusque-là. Dans ce but il a injecté de la peptone dans une veine mésaraïque et l'a retrouvée dans les produits de sécrétion du rein. Malheureusement il n'a fait *qu'une* expérience de ce genre et même dans celle-ci il n'a pas prouvé quantitativement que toute la peptone injectée a reparu dans l'urine; il dit simplement : « L'urine ressemblait à une solution concentrée de peptone; *selon toute apparence*, ce produit de la digestion a passé intégralement dans l'urine. » En outre Neumeister ne trouva pas de peptone dans l'intestin grêle de lapins abondamment nourris; il fallait donc admettre que la métamorphose rétrograde de la peptone avait déjà lieu dans l'estomac, ce qui est au plus haut degré invraisemblable, et ce que n'ont pu démontrer les expériences de von Ott (2), d'après lesquelles un cœur de grenouille devenu silencieux rentre en activité dans le contenu stomacal.

Dans l'état actuel de la science, il n'est pas encore possible de dire en quel lieu commence la transformation de la peptone formée dans l'estomac, mais on connaît, du moins pour la plus grande partie, le sort final de la peptone; il est indubitable *qu'elle parvient dans le foie, soit à l'état de peptone, soit après transformation en albumine, et qu'elle y est transformée en sucre.*

Le premier problème qui se posait alors, c'était de rechercher par la voie expérimentale si le foie est capable de transformer les corps gras en sucre. J'ai entrepris une série d'expériences à cet égard. Sur les animaux mis en expérience (chiens) on prenait 200 à 300 centimètres cubes de sang de la carotide, on le battait et on le filtrait. On ouvrait rapidement l'abdomen de l'animal, on enlevait le foie, on en pesait les fragments et on les coupait finement; l'un des morceaux était intimement mélangé dans 60 à 80 centimètres cubes de sang

(1) *Loc. cit.*

(2) V. Ott, *Ueber die Bildung von Serumalbumin im Magen. Du Bois-Reymond's Archiv*, 1883.

avec le corps gras choisi et placé dans une fiole à fermeture Drechsel; le second morceau mélangé intimement avec le sang était renfermé dans une autre fiole, puis les deux fioles placées dans un bain d'air à une température constante de 35 à 40° et laissées en communication avec des aspirateurs pendant cinq à six heures. Je me servais presque toujours de graisse végétale émulsionnée dans une solution aqueuse de gomme. Pour placer les deux morceaux dans des conditions identiques, j'ajoutais au morceau témoin la même quantité d'eau gommeuse. Après cinq ou six heures, les deux morceaux étaient examinés simultanément, les albuminoïdes précipités par l'acétate de fer et les coagulums broyés et lavés jusqu'à ce qu'ils ne continssent plus de traces de sucre. Les décoctions réunies étaient réduites par évaporation à 200-300 centimètres cubes, et après filtration et évaporation, le sucre dosé directement par la liqueur de Fehling. Le tableau suivant renferme les résultats de ces expériences :

Nos d'ordre des expériences.	SANS CORPS GRAS — Sucre p. 100.	AVEC CORPS GRAS. Nature du corps gras.	AVEC CORPS GRAS. Sucre p. 100.	DIFFÉRENCE des proportions de sucre. Absolue.	DIFFÉRENCE des proportions de sucre. Relative p. 100.
I	3.4	Huile d'olive..........	4.6	+ 1.2	35
II	1.6	—	2.8	+ 1.2	75
III	1.4	Huile de ricin.........	2.3	+ 0.9	64
IV	2.5	Huile d'amandes.......	3.0	+ 0.5	20
V	3.5	Huile d'olive	4.6	+ 1.1	31
VI	3.5	—	5.0	+ 1.5	42
VII	3.1	Huile de foie de morue.	3.4	+ 0.3	10
VIII	1.3	Huile d'œillette.......	2.5	+ 1.2	92
IX	2.0	—	3.4	+ 1.4	70
X	2.2	—	3.0	+ 0.8	36
		Moyenne............		47.5 p. 100	

Il résulte de ces expériences que le foie traité par les corps gras renferme, sans exception, plus de sucre que le fragment témoin non traité par les corps gras, mais soumis aux mêmes opérations. L'accroissement du sucre est généralement très considérable; dans un seul cas, celui dans lequel on a employé l'huile de foie de morue, il a été faible ; la moyenne de dix expériences est de près de 50 p. 100. Comme toutes les conditions de l'expérience furent identiques, nous sommes autorisés à conclure *que le sucre formé en surplus a pris naissance aux dépens du corps gras.*

Il était d'un grand intérêt de savoir quel élément de la graisse fournit du sucre. J'ai fait plusieurs expériences dans ce but, en mettant en contact avec le foie les éléments des glycérides constituant les corps gras, soit dans trois expériences en traitant le foie par la glycérine au lieu de graisse, soit dans d'autres en me servant des savons obtenus avec l'axonge. Les acides gras avaient leur point de fusion vers 36° ; on les broya avec le foie ; puis, comme le bain d'air dans lequel on plaçait les fioles renfermant le mélange était maintenu à une température de 35 à 40°, on peut admettre que les acides gras conservèrent leur fluidité pendant toute la durée des expériences. Dans chacun de mes essais j'employai 5 grammes d'acide gras. Quant aux savons, qui renferment environ 30 p. 100 d'acides gras, j'en employai environ 15 grammes. Le tableau ci-dessous donne les résultats que j'ai obtenus :

Nos d'ordre des expériences.	SANS CORPS GRAS.	AVEC DES ÉLÉMENTS DE CORPS GRAS.		DIFFÉRENCE des proportions de sucre.	
	Sucre p. 100.	Nature de l'élément.	Sucre p. 100.	Absolue.	Relative p. 100.
XI	3.1	Glycérine..........	3.6	+ 0.5	16
XII	3.3	—	4.1	+ 0.8	24
XIII	1.3	—	2.1	+ 0.8	61
XIV	1.3	Savon..............	2.5	+ 1.2	92
XV	2.2	—	3.3	+ 1.1	50
XVI	2.5	—	3.3	+ 0.8	32
XVII	2.5	—	3.2	+ 0.7	28
XVIII	4.5	Acides gras.........	4.7	+ 0.2	08
XIX	2.7	—	3.6	+ 0.9	33
XX	3.0	—	3.7	+ 0.7	23

Ainsi, en traitant le foie par les éléments des corps gras, glycérine et savons, la formation de sucre s'est trouvée notablement accrue. Dans un seul essai (XVIII) avec un acide gras l'augmentation a été très faible. Mais il faut remarquer que l'acide n'a conservé sa fluidité qu'aussi longtemps que la température du bain d'air s'est trouvée assez haute. Quoi qu'il en soit, les essais faits avec la glycérine et les acides gras saponifiés mettent hors de doute que ces deux éléments des corps gras prennent part à la formation du sucre.

Nous ne savons rien sur cette transformation des graisses en sucre. De toute façon il est certain qu'une grande quantité d'oxygène est nécessaire même si tout le carbone n'est pas oxydé. Ce qui prouve déjà que des phénomènes d'oxydation puissants ont lieu dans le foie, c'est que le sang qui sort du foie ne renferme presque pas d'oxygène (1), tandis que le sang veineux est en général encore assez chargé de ce gaz.

La formation de sucre aux dépens de la graisse s'harmonise si peu avec les données acquises dans les laboratoires qu'elle est niée d'emblée par les physiologistes et les chimistes ; on se borne à douter des faits qui la prouvent, tout au plus admet-on pour la glycérine la possibilité de fournir du sucre. La transformation des acides gras en sucre ne cadre pas avec la théorie, et on rejette comme étant en désaccord avec elle la possibilité même pour le foie d'opérer ce que nous ne pouvons accomplir dans nos laboratoires. Mais ce n'est pas le seul fait de ce genre, car le règne végétal nous en offre de nombreux exemples. Sachs (2) le premier a démontré que lors de la germination de semences huileuses il se forme de l'amidon et du sucre aux dépens de la graisse. « Ce fait absolument nouveau, me semble-t-il », dit Sachs, « est très surprenant tant au point de vue chimique que physiologique ». Aujourd'hui il est admis par tous les botanistes, et il est mis en évidence par une expérience classique très simple et très jolie. On fait germer une graine oléagineuse dans l'obscurité, puis on teint les cotylédons en bleu foncé au moyen de teinture d'iode. Le corps gras de la graine a disparu et dans la pousse, spécialement dans les cotylédons, de l'amidon est venu s'accumuler. Le professeur Wiesner a attiré mon attention sur une autre expé-

(1) G. Kempner, *Du Bois-Reymond's Archiv*, 1884.
(2) Sachs, *Ueber Bildung von Stärke bei der Keimung fetthaltiger Samen. Botanische Zeitung*, 1859.

rience très intéressante, qui met en évidence la manière dont la graisse se transforme en sucre dans la germination des graines oléagineuses et présente une grande importance à cause de son analogie avec des processus similaires dans l'organisme animal. Si l'on fait germer des semences riches en fécule sous une cloche renversée sur le mercure, on n'observe aucune modification dans le volume du gaz, tandis que par la germination de graines oléagineuses on observe une réduction du volume gazeux accusée par l'ascension de la colonne mercurielle. Cette diminution du volume gazeux correspond à l'absorption de l'oxygène nécessaire pour la transformation de la graisse.

De plus il a été prouvé expérimentalement que dans la germination des graisses oléagineuses ce n'est pas seulement une petite portion de la graine, celle par exemple qui correspondrait à la glycérine, qui se trouve transformée en hydrates de carbone, mais c'est presque toute la matière grasse de la graine qui disparaît pour se retrouver dans la pousse sous forme d'hydrates de carbone. Peters (1) a montré que, dans des plants obtenus de 1000 graines de citrouille renfermant 136 grammes, d'huile, la proportion d'huile s'était abaissée à 12 grammes, et qu'à la place de l'huile s'étaient formés de la fécule, de la gomme, du sucre et de la cellulose.

Des expériences semblables ont été faites par Boussingault (2), Planta et autres botanistes, qui ont prouvé, balance en main, la transformation des graisses en hydrates de carbone.

Dans nos classifications du monde organique nous avons divisé les êtres en animaux et en plantes et établi des lignes de démarcation artificielles ainsi que dans beaucoup d'autres branches de nos connaissances. Si nous faisons un moment abstraction de ces barrières, nous ne trouverons plus extraordinaire qu'une fonction chimique, inhérente à la cellule végétale, puisse être accomplie, chez les animaux des classes supérieures, par les cellules d'un organe déterminé, *et le fait établi par moi, de la faculté que possède la cellule hépatique de transformer les corps gras en sucre, ne semblera plus étrange.*

(1) Peters, *Landesversuchsst.*, 1861, Bd III.

(2) Boussingault, *Compt. rend. Acad. des sc.*, 1864, t. LVIII.

DIXIÈME LEÇON

MATÉRIAUX SERVANT A LA FORMATION DU SURCE DU SANG ET DU FOIE (*suite*). — EXPÉRIENCES D'ABSTINENCE. — ESSAIS D'ALIMENTATION AVEC LA FÉCULE, LE SUCRE, LA DEXTRINE, LES CORPS GRAS ET LA VIANDE.

« La simple observation d'un phénomène naturel, qui se produit sans notre intervention, est bien plus importante que les phénomènes d'expérience que détermine notre volonté ; la première reflète toujours l'image de la réalité, l'expérience celle de nos conceptions imparfaites.

J. von LIEBIG.

Les expériences dont j'ai donné le détail ont démontré que, contrairement à l'opinion de Cl. Bernard, la formation de sucre dans le foie frais, extrait d'un animal, peut de 0,3 à 0,4 p. 100 s'élever jusqu'à 3 p. 100 et au delà, sans que la quantité de glycogène contenue dans le foie subisse la moindre diminution. Il résulte formellement de là que la glycogénie hépatique a lieu aux dépens d'autres matériaux. J'ai réussi ensuite à prouver que, à la suite de l'alimentation et de l'injection de peptone, et lorsqu'on met en contact le foie frais et vivant avec de la peptone, la production de sucre augmente. Il était donc permis de conclure que le foie possède la faculté de former du sucre par dédoublement d'un corps albuminoïde. J'ai prouvé en outre expérimentalement que, à l'exemple d'un grand nombre de cellules végétales, le foie est capable de transformer les corps gras en sucre. Ainsi se trouve démontrée la *possibilité* de la production de sucre, dans l'économie animale, aux dépens des substances albuminoïdes et des corps gras. Mais ce n'est pas là une preuve suffisante que les choses se passent effectivement ainsi dans le corps vivant.

Je me proposai dès lors d'étudier la glycogénie hépatique dans diverses conditions d'alimentation, et de déterminer définitivement au moyen de faits bien observés, si le glycogène joue un rôle dans la formation du sucre, ou si celle-ci a lieu aux dépens d'autres matériaux.

Je fis six séries d'expériences, portant chacune sur huit à dix chiens, soumis à des traitements variés : période de jeûne plus ou moins prolongée et conditions d'alimentation les plus diverses, c'est-à-dire alimentation exclusive par la viande, alimentation presque exclusive par des corps gras, alimentation par la fécule, par le sucre, par la dextrine; et j'étudiai la formation du sucre dans ces conditions variées. Les chiens ne furent jamais anesthésiés. La période d'alimentation terminée, l'animal était lié sur la table d'expérience, et l'on prenait du sang de la carotide, puis de la veine porte, et immédiatement après des veines sus-hépatiques. Pour obtenir le sang des veines sus-hépatiques, on se servait de la méthode de von Mering modifiée, décrite plus haut, ou bien on introduisait directement une canule dans l'une des veines sus-hépatiques. Dans la plupart des expériences suivantes j'ai employé ce dernier procédé; lorsqu'on est bien exercé, il réussit presque toujours, et l'on obtient le sang hépatique sans les opérations compliquées qu'exige la ligature de la veine cave. Les échantillons de sang une fois prélevés, on excisait un fragment de foie, de 50 grammes d'ordinaire, on le pesait rapidement, on l'immergeait dans de l'eau bouillante et on l'épuisait par les procédés indiqués plus haut; enfin, dans le décocté réduit par évaporation, on dosait le sucre et la totalité des hydrates de carbone. Dans les expériences sur les animaux soumis au jeûne et sur ceux nourris avec des graisses on recueillait l'urine et on y dosait l'azote au moyen de l'appareil Seegen-Schneider. Les animaux qui jeûnaient ainsi que ceux qui étaient alimentés avec des corps gras étaient renfermés dans une caisse en fer-blanc longue de 80 et large de 50 centimètres environ, portée sur quatre pieds, et dont le fond était incliné des quatre côtés vers le milieu. Au milieu se trouvait une ouverture circulaire qui conduisait dans un tube dont l'extrémité inférieure se trouvait à environ 2 centimètres du sol; l'urine coulait dans ce tube et se rassemblait dans une grande capsule en porcelaine placée sous le tube. L'animal reposait sur un treillis de fil de fer à larges mailles placé à environ 4 à 5 centimètres du fond. L'un des côtés portait, fixé dans un anneau, un vase en fer pour l'eau potable. La cage était protégée par un treillis de fer à grandes mailles, qui passait par-dessus. Pas une goutte d'urine ne pouvait se perdre dans un semblable appareil.

A. Expériences sur les animaux a jeun. — Le tableau suivant renferme les résultats obtenus avec huit animaux ayant jeûné.

Voici les principaux résultats de ces recherches : 1° chez tous les animaux qui ont jeûné, le sang des veines sus-hépatiques est plus riche en sucre que le sang de la veine porte. Celui-ci renferme, comme moyenne de mes expériences, 0,147, et celui des veines hépatiques 0,260 p. 100, c'est-à-dire presque le double; si nous excluons les expériences I et III dans lesquelles la formation du sucre dans le foie s'accrut dans des proportions anormales pour des raisons qui nous sont inconnues, d'où le chiffre élevé trouvé pour le sucre du foie, la teneur du sang des veines sus-hépatiques sera toujours encore de 0,213 p. 100 contre celle du sang de la veine porte, qui n'est que de 0,147, accusant ainsi un excédent de 50 p. 100. Même dans l'expérience IV, qui dura dix jours et dans laquelle l'animal était presque mourant, et la proportion de sucre dans le sang de la carotide s'était déjà abaissée à 0,108 et dans le sang de la veine porte au-dessous de 0,1, la teneur du sang hépatique s'éleva à 0,156, c'est-à-dire que plus de 50 p. 100 de sucre étaient venus l'enrichir dans le foie. Donc *la glycogénie est une fonction hépatique qui persiste jusqu'à la mort par inanition.*

2° Pendant la période de jeûne le sucre ne peut pas se former aux dépens d'hydrates de carbone introduits antérieurement et accumulés sous une forme quelconque. Le glycogène est déposé entièrement dans le foie et dans les muscles. Supposons que le foie de l'animal de l'expérience VI ait contenu, au début du jeûne, 10 p. 100 de glycogène; c'est à peu près la

Tableau des expériences sur des animaux à jeun.

Nos d'ordre des expériences.	DURÉE de l'expérience en jours.	SUCRE P. 100. Sang de la carotide.	Sang de la veine porte.	Sang des veines sus-hépatiques.	SUCRE du foie p. 100.	TOTAL des hydrates de carbone p. 100.	POIDS DU CORPS en kilogr. Au début.	A la fin.	QUANTITÉ d'urine.	PROPORTION d'azote de toute l'urine.	POIDS du foie en grammes	REMARQUES.
I	6	0.144	0.133	0 350	0.76	2.0	12.2	10.7	»	»	294	
II	7	0.200	0.166	0.268	0.47	2.5	15.0	12.8	»	»	350	
III	7	0.172	0.163	0.424	1.0	3.5	8.5	7.5	300 (1)	11.7	180	(1) Toute l'urine recueillie. Pendant 6 jours environ 100 c. c. d'urine; l'avant-dernier jour, 200 c. c.
IV	7	0.200	0.171	0.279	0.60	1.74	11.2	8.5	450 (1)	10.2	288	(1) Pendant les 6 derniers jours.
V	9	0.140	0.132	0.215	0.60	2.55	13.0	11.0	830 (1)	35.3	232	(1) Pendant les 6 derniers jours.
VI	10	0.108	0.091	0.156(1)	0.2?(2)	0.7?(2)	19.8	16.2	1490 (3)	59.8	288	(1) Directement au moyen de la canule. (2) Pas de dépôt d'oxydule de cuivre, décoloration jaune-vert. (3) Pendant les 5 derniers jours.
VII	8	0.148	0.169	0.190	0.5	5.4	12.8	10.5	1770 (2)	33.5	200	(1) Directement au moyen de la canule. (2) Pendant 7 jours.
VIII	7	0.148	0.156	0 200	0.45	2.9	10.5	7.8	430 (2)	14.1	305	(1) Directement au moyen de la canule. (2) Pendant toute la durée du jeûne.

plus grande quantité de glycogène qu'on ait trouvée dans le foie après alimentation hydrocarbonée. Donc un foie de 300 grammes en renfermerait environ 30 grammes. Il fandrait y ajouter le glycogène musculaire. Or, d'après O. Nasse, la quantité de glycogène oscille, dans les divers muscles du chien, entre 0,7 et 0,9 p. 100. Donc chez un animal de 20 kilogrammes, en évaluant avec Voit la masse musculaire à 45 p. 100, celle-ci renfermerait au maximum 90 grammes de glycogène. D'après des mensurations que j'ai exécutées et dont j'ai rendu compte plus haut (p. 105), le foie d'un animal pesant 10 kilogrammes est traversé par 230 litres de sang en vingt-quatre heures; en admettant que le foie ne prenne que 0,05 p. 100 de sucre, le sucre charrié hors du foie en vingt-quatre heures serait de 115 grammes; la totalité du glycogène suffirait donc tout juste pour fournir les matériaux nécessaires à la fabrication du sucre pendant environ vingt-quatre heures.

Il n'est donc pas douteux que l'animal qui jeûne doit fournir, aux dépens de ses organes, les matériaux nécessaires à la formation du sucre.

3° Je désirai savoir si les albuminoïdes suffiraient, durant le jeûne, à fournir les matériaux de tout le sucre; dans ce but je recueillis, dans quelques-unes de mes expériences, l'urine excrétée pendant toute la durée de l'abstinence ou pendant la plus grande partie de cette période, et j'y dosai l'azote. Comme mon intention n'était pas de faire des expériences sur les échanges organiques, je ne vidais pas chaque jour artificiellement la vessie, mais je ne perdais pas d'urine avec la disposition de la cage décrite plus haut. Rien de plus intéressant que les variations constatées chez les animaux pris individuellement, quant à la décomposition des albuminoïdes; ainsi l'animal de l'expérience III excrétait environ $1^{gr},7$ d'azote par jour, tandis que celui de l'expérience VI en excrétait près de 12 grammes par jour. L'excrétion urinaire est également très variable; nulle tel jour, elle est extrêmement abondante tel autre; cela tient peut-être à ce que la vessie ne se vide pas uniformément. Le maximum d'urine rendue dans l'expérience VI correspond à une décomposition de 400 grammes de muscle, et cette quantité de chair contient environ 53 grammes de carbone; comme une partie de ce carbone sert à la formation d'urée, ce qui reste serait suffisant pour former 120 grammes de sucre. Une élimination de 1,7 à 2 grammes d'azote par jour correspondrait à une transformation d'environ 50 à 60 grammes de muscle, et le charbon restant ne fournirait qu'une très faible quantité de sucre. Deux alternatives se présentent : ou bien la glycogénie hépatique est très faible durant l'abstinence, par suite d'un grand ralentissement de la circulation hépatique par exemple, et si malgré cela le sucre du sang hépatique est notablement accru, cet accroissement peut être mis sur le compte de la transformation des albuminoïdes, quelque faible qu'elle soit; ou bien, si l'hypothèse d'un ralentissement considérable de la circulation hépatique ne se vérifie pas, et que néanmoins la quantité de sucre qui sort du foie est importante, comme le prouve un facteur connu (l'accroissement du sucre dans le sang veineux hépatique), la seule explication admissible qui reste, *c'est que d'autres éléments organiques, non azotés, la graisse en première ligne, prennent part à la formation du sucre.*

B. Alimentation par les féculents. — Après plusieurs jours d'abstinence on donna aux animaux journellement 250 grammes de galette de fécule de riz, cuite dans des formes enduites de graisse. Ces 250 grammes de galette correspondent à 150 grammes de fécule; le reste est de l'eau et des traces de graisse. Dans les trois premières expériences on se procurait le sang des veines sus-hépatiques après la ligature de la veine cave inférieure, dans les autres par introduction directe d'une canule dans l'une des veines sus-hépatiques. Dans deux des expériences on donna, au lieu de galette de riz, de la galette de pommes de terre faite avec de la purée; la dose journalière correspondait à 150 grammes de pommes de terre. Dans la dernière l'animal fut nourri avec 150 grammes de galette faite avec du riz ramolli par la cuisson. La digestion de la galette de fécule était très lente; on en trouva encore plus de 100 grammes dans l'estomac, presque la moitié de la dernière dose, au bout de quinze heures. Toutes les expériences eurent lieu en pleine digestion; chez la plupart des animaux on trouvait encore des matériaux alimentaires dans l'estomac et du sucre dans l'intestin.

Le tableau suivant renferme les résultats obtenus :

Tableau des expériences d'alimentation par les féculents.

Nos d'ordre des expériences.	Durée de l'alimentation en jours.	Nombre d'heures entre l'expérience et le dernier repas.	Poids du corps en kilogr.		Sucre du foie p. 100.	Total des hydrates de carbone p. 100.	Sucre p. 100.		
			Au début.	A la fin.			Sang de la carotide.	Sang de la veine porte.	Sang des veines sus-hépatiques.
IX	4	19	11.8	»	1.0	5.34	0.152	0.158	0.409
X	6	22	13.5	13.0	0.8	5.28	0.149	0.123	0.215
XI	7	17	23.5	21.5	0.5	5.80	0.117	0.120	0.183
XII	7	3	10.5	11.8	1.3	5.30	0.129	0.120	0.346
XIII	5	7 1/2	16.2	15.8	0.4	8.70	0.147	0.170	0.252
XIV	5	15	8.8	8.2	0.4	10.10	0.138	0.138	0.241
XV	6	3 1/2	9.7	9.3	0.5	5.40	»	0.120	0.190
XVI	7	7	7.4	7.2	0.5	8.70	0.205	0.207	0.270
XVII	7	4	9.1	8.7	0.4	5.00	0.164	0.170	0.250
						Moyenne..........	0.150	0.144	0.261

D'après ce tableau :

1° Le sang des veines sus-hépatiques renferme de nouveau beaucoup plus de sucre que celui de la veine porte; la différence est en moyenne de 0,12. Si l'on ne tient pas compte des expériences IX et XII dans lesquelles l'énorme excédent de sucre du sang hépatique et du foie peut être attribué à la ligature trop prolongée de la veine cave, la moyenne s'élève à 0,146 pour le sang veineux porte et s'abaisse à 0,228 pour le sang veineux hépatique, ce qui fait une différence de 0,08, c'est-à-dire de plus de 60 p. 100.

2° La teneur en sucre dans la veine porte n'est, malgré l'alimentation exclusivement amylacée, en moyenne pas plus élevée que dans les expériences de jeûne. Dans quelques cas seulement la quantité de sucre a été plus grande, soit dans l'alimentation par le riz et dans le second essai (XVI) d'alimentation par les pommes de terre, et cependant j'ai noté qu'un grand nombre des expériences avaient eu lieu en plein travail de digestion, l'estomac renfermant encore de nombreuses masses alimentaires et l'intestin une petite quantité de sucre. Mais c'est précisément la faible quantité de sucre contenue dans l'intestin qui prouve que la digestion des amylacés est très graduelle, et par suite l'absorption de sucre non moins graduelle, d'où il résulte que le sucre absorbé est à peine appréciable dans le sang de la veine porte.

3° Nos expériences prouvent de la manière la plus décisive que le sucre des veines sus-hépatiques ne provient pas directement du sucre de l'alimentation, car les veines hépatiques ne sauraient dans ce cas entraîner hors du foie plus de sucre qu'il n'en entre dans cet organe. Elles devraient même en entraîner moins, car il n'est pas douteux qu'une partie du sucre amené dans le foie s'y dépose sous forme de glycogène.

Le sucre du sang veineux hépatique, ou du moins la portion excédante de ce sucre, s'est donc bien certainement formé dans le foie.

C. Alimentation par le sucre. — Viennent ensuite les expériences d'alimentation par le sucre. Après quarante-huit heures de jeûne, les animaux reçurent tous les matins 100 grammes de sucre de canne en nature; la plupart engloutissaient ce sucre en quelques minutes, puis recevaient de l'eau à boire à volonté; dans l'expérience XVIII on donnait le sucre dissous dans l'eau. Dans les trois dernières expériences les animaux furent maintenus en cage et leur urine recueillie et analysée au point de vue du sucre.

On trouvera dans le tableau ci-dessous les résultats de ces expériences.

Il résulte de ce tableau que :

1° Dans l'alimentation par le sucre, la teneur moyenne en sucre du sang de la veine porte est plus élevée que dans les essais de jeûne et d'alimentation par les féculents. Dans quelques cas, ceux où l'examen commençait deux à deux heures et demie après le dernier repas, on a trouvé cette teneur particulièrement considérable et atteignant 0,2 à 0,25 p. 100. En commençant l'examen trois heures après le dernier repas, on trouve déjà beaucoup moins de sucre dans le sang de la veine porte, et si on laisse passer quatre à quatre heures et demie,

Tableau des expériences d'alimentation par le sucre.

Nos d'ordre des expériences.	Durée de l'alimentation en jours.	Nombre d'heures entre le début de l'expérience et le dernier repas.	Sucre p. 100. Sang de la carotide.	Sucre p. 100. Sang de la veine porte.	Sucre p. 100. Sang des veines sus-hépatiques.	Sucre du foie p. 100.	Total des hydrates de carbone p. 100.	Poids du corps en kilogr. Au début.	Poids du corps en kilogr. A la fin.	Remarques.
XVIII	6	2	0.156	0.200	0.229	0.53	7.5	9.5	8.0	Sucre dissous dans 50 c. c. d'eau.
XIX	4	2	1.180	0.250	0.359	0.69	9.8	7.8	7.6	100 grammes de sucre pris en nature. Dans l'estomac, sucre de canne en grande quantité et un peu de sucre interverti, en tout 25 grammes de sucre; sucre dans l'intestin grêle.
XX	5	4 1/4	0.161	0.136	0.250	0.57	11.2	8.4	8.1	Pas de sucre dans le contenu de l'estomac et de l'intestin abandonné pendant une nuit. L'urine *réduit* la solution cuprique. *On se procure le sang hépatique par la canule.*
XXI	8	3	0.163	0.176	0.238	0.49	12.6	»	»	Sucre interverti et sucre de canne dans l'intestin. Dans l'intestin un peu de sucre réduisant le réactif cuprique. Pas de sucre de canne. *Canule.*
XXII	6	2 1/2	0.169	0.209	0.196	0.83	8.8	9.2	8.3	Le contenu de l'estomac dévie à droite, 10,7 1 p. 100; par réduction 0,3 p. 100. Dans l'intestin grêle, du sucre interverti seulement; déviation = — 0,5. *Canule.*
XXIII	7	4	»	0.144	0.250	»	»	»	»	Le dernier jour on donne le sucre en dissolution dans l'eau. Dans l'estomac, petites quantités de sucre; dans l'intestin, 0,13 p. 100 de sucre doué du pouvoir réducteur; après ébullition avec un acide, 0,43 p. 100 de sucre. *Canule.*

ce sang ne contient pas plus de sucre que chez la plupart des animaux qui ont jeûné, bien que l'estomac et l'intestin renferment encore du sucre, comme dans l'expérience XXIII. L'absorption du sucre est la plus considérable dans les deux premières heures, elle s'affaiblit ensuite notablement et devient si graduelle qu'il n'est plus possible de déceler le sucre dans de petits échantillons de sang.

2° Dans l'alimentation sucrée exclusive, le sang hépatique, celui qui *sort* du foie, est également plus riche en sucre que celui qui y entre. Parmi nos expériences, une seule (expérience XXII) fait exception à cet égard; le sang affluant vers le foie renfermait un peu plus de sucre que le sang des veines sus-hépatiques. Toutes les autres expériences démontrent surabondamment qu'une partie au moins du sucre des veines sus-hépatiques s'est formée dans le foie.

3° La formation de glycogène est très considérable dans l'alimentation sucrée. La proportion de glycogène atteint chez quelques-uns des animaux 11 à 12 p. 100.

4° La glycosurie qui survient dans l'alimentation sucrée exclusive n'a aucun rapport avec la glycogénie hépatique. Le sucre du foie est, comme on le sait, du sucre de raisin ou glycose, tandis que le sucre excrété par l'urine consiste en saccharose et en sucre interverti. C'est une faible fraction du sucre introduit, non assimilée.

D. Alimentation par la dextrine. — J'ai pendant quelques jours nourri des animaux avec du sucre et de la dextrine donnés à la dose de 80 grammes, dans deux expériences sous forme de bouillie, dans une troisième sous forme de galette.

Les animaux étaient en pleine digestion lorsqu'on leur prit du sang. L'estomac contenait encore une partie des aliments introduits, et l'intestin grêle renfermait de la dextrine et du sucre. Ce qu'il y avait de particulier, c'était la grande quantité de bile mélangée avec le contenu intestinal, qu'elle colorait en brun foncé; il fut impossible de le décolorer par des filtrages sur le charbon, si nombreux qu'ils fussent. Pour doser directement le sucre dans le contenu intestinal, je le diluai de dix fois son volume et le titrage en fut aisé. Dans le but de transformer en sucre la dextrine qui pouvait y exister, je pris 10 centimètres cubes du liquide intestinal et les chauffai avec 2 centimètres cubes d'acide chlorhydrique à 10 p. 100 en vase clos, au bain-marie, pendant six heures ; il se sépara une petite masse noire, semblable à un morceau de charbon ; le liquide restant était d'une limpidité parfaite et d'un jaune lumineux.

Le tableau de la page suivante résume les résultats obtenus. Il en résulte que :

1° Dans aucune autre série d'expériences le sang de la veine porte n'a été aussi riche en sucre qu'après alimentation par la dextrine. Le passage du sucre des capillaires intestinaux dans la veine porte est beaucoup plus énergique que dans l'alimentation par les féculents. Dans cette dernière probablement la transformation en sucre est si lente qu'une faible quantité seulement s'en trouve élaborée dans l'unité de temps et prête pour l'absorption, tandis que dans l'alimentation par la dextrine le sucre assimilable se forme en masse bien plus grande, d'où la surcharge du sang de la veine porte.

2° Dans l'alimentation par la dextrine, le sang des veines sus-hépatiques est plus riche en sucre que celui de la veine porte, malgré la surcharge de ce dernier. L'excédent est en moyenne de $0^{gr},07$. Les chiffres obtenus concordent avec ceux établis par Bleile (1). Dans celles de ses expériences où il recueillit le sang des veines sus-hépatiques avec la veine cave inférieure ouverte, il trouva comme moyenne pour le sang de la veine porte 0,380 p. 100 et pour le sang hépatique 0,309 p. 100 ; dans les quatre essais, au contraire, où il se procura le sang des veines sus-hépatiques aussi pur que possible, par la méthode de von Mering, les dosages lui donnèrent pour le sang veineux-porte 0.185 et pour le sang hépatique 0,334 p. 100 de sucre.

Celles des expériences de Bleile dans lesquelles le sang des veines sus-hépatiques fut recueilli *isolément*, fournissent des résultats presque identiques aux miens ; le sang hépatique contient 0,05 à 0,07 de sucre de plus que le sang de la veine porte.

(1) *Loc. cit*

Tableau des expériences d'alimentation par la dextrine.

Nos d'ordre des expériences.	Durée de l'alimentation en jours.	Nombre d'heures entre le dernier repas et le début de l'expérience.	Sucre p. 100.			Sucre du foie p. 100.	Total des hydrates de carbone p. 100.	Poids du corps en kilogr.		Remarques.
			Sang de la carotide.	Sang de la veine porte.	Sang des veines sus-hépatiques.			Au début.	A la fin.	
Alimentation par le sucre et la dextrine.										
XXIV	5	3 h.	0.162	0.264	0.272	»	»	20.6	19.2	Estomac distendu par les aliments. Le contenu réduit fortement la liqueur cuprique.
XXV	4	2 1/2	0.185	0.320	0.347	1.0	11.0	10.9	11.0	
XXVI	5	3	0.128	0.102	0.367	0.8	18.2	8.6	8.4	Galette très coriace, 360 gr. en deux portions la veille de l'expérience; 160 gr. le jour de l'expérience; contenu de l'estomac, délayé à 150 gr., renferme 6,6 p. 100 de sucre, dévie fortement à droite le plan de polarisation.
150 grammes de galette de dextrine.										
XXVII	5	4	0.230	0,258	0.294	»	7.0	16.0	15.6	Contenu de l'estomac peu abondant, très acide; sucre 0.4 p. 100; chylifères gorgés. Contenu de l'intestin grêle, 1.7 p. 100 de sucre; chauffé avec HCl, 5 p. 100 de sucre.

Si l'on considère que, dans l'alimentation par la dextrine, il est hors de doute qu'une partie du sucre introduit se dépose dans le foie sous forme de glycogène, il faut reconnaître que, même si la teneur en sucre du sang des veines sus-hépatiques ne dépassait pas celle du sang de la veine porte, l'origine d'une partie de ce sucre devrait nécessairement être cherchée dans le foie ; autrement on ne s'expliquerait pas comment arrive à être couvert le déficit résultant du dépôt de glycogène formé aux dépens du sucre.

3° C'est dans les expériences d'alimentation par la dextrine que l'on trouve la proportion de glycogène du foie la plus élevée ; elle dépassa 13 p. 100 chez l'un des animaux.

E. Alimentation par la viande. — Après un jeûne de vingt-quatre heures, les animaux recevaient journellement 500 grammes de viande, et 300 grammes le jour de l'expérience. Celle-ci commençait deux à trois heures après le dernier repas.

Le tableau suivant donne les résultats de ces expériences :

Tableau des expériences d'alimentation par la viande.

Nos d'ordre des expériences.	Durée de l'alimentation en jours.	Poids du corps		Sucre p. 100.			Remarques.
		Au début.	A la fin.	Sang de la carotide.	Sang de la veine porte.	Sang des veines sus-hépatiques.	
XXVIII	7	13.3	13.4	0.185	**0.192**	**0.265**	Canule.
XXIX	7	8.2	8.2	0.155	**0.141**	**0.430**	Ligature.
XXX	7	9.2	9.2	0.130	**0.143**	**0.300**	Ligature.
XXXI	8	9.5	9.9	0.161	**0.110**	**0.230**	Ligature.
XXXII	8	13.5	13.8	0.167	**0.137**	**0.200**	Canule.
XXXIII	7	10.7	9.8	0.151	**0.161**	**0.210**	Canule.
XXXIV	7	13.0	12.7	0.137	**0.101**	**0.230**	Canule.
XXXV	10	8.9	8.2	0.158	**0.145**	**0.384**	Canule.
Moyennes de toutes les expériences.				**0.155**	**0.141**	**0.281**	

Le sang des veines sus-hépatiques contient deux fois plus de sucre que celui de la veine porte.

F. Alimentation par les corps gras. — La dernière série d'expériences porta sur des animaux nourris de corps gras. On leur donnait 200 à 250 grammes de panne de porc (non fondue) par jour. Le premier et le deuxième animal reçurent 200 grammes de graisse et 100 grammes de viande, et tous les autres 250 grammes de graisse et 50 grammes de viande.

Dans la suite de l'expérience la ration de viande était diminuée et pendant les trois à quatre derniers jours on ne donnait plus que de la graisse. Le jour même de l'expérience, l'animal recevait 100 grammes de graisse et pas de viande.

Les trois derniers animaux de la série étaient tenus en cage et toute leur urine recueillie; on y dosait l'azote ainsi que dans l'eau qui servit à laver la cage le dernier jour.

Déjà à l'œil nu les foies de ces animaux présentaient nettement les caractères du foie gras. La proportion de matière adipeuse fut déterminée dans quelques cas. Le foie desséché et pulvérisé était épuré totalement par l'éther dans l'appareil de Soxhlet, ce qui prenait parfois quarante-huit heures, et l'on pesait la masse restante jaune brunâtre, qui se concrétait entièrement par un abaissement de température.

Tableau des expériences d'alimentation par les corps gras.

Nos d'ordre des expériences.	Durée de l'alimentation, en jours.	Poids du corps. Au début.	Poids du corps. A la fin.	Sucre p. 100. Sang de la carotide.	Sucre p. 100. Sang de la veine porte	Sucre p. 100. Sang des veines sus-hépatiques.	Sucre du foie.	Totalité des hydrates de carbone du foie.	Proportion de graisse du foie.	Urine en centimètres cubes.	Proportion d'azote de l'urine, en grammes.
XXXVI	7	10.4	10.6	0.115	0.104	0.202	»	»	»	»	»
XXXVII	8	11.0	11.4	0 117	0.128	0.230	1.1	2.4	»	»	»
XXXVIII	7	11.5	10.0	0.155	0.129	0.222	0.9	1.7	»	»	»
XXXIX	10	15.0	15.8	0.150	0-109	0.210	1.1	2.3	»	»	»
XL	12	10.0	9.8	0.100	0.100	0.156	0.5	0.9	17 0/0	»	»
XLI	9	15.8	15.6	0.115	0.120	0.270	1.0	2.1	11 —	1800	13.8
XLII	7	13.8	11.6	0.125	0.111	0.256	1.0	2.0	10.9—	1310	14.6
XLIII	9	11.7	11.5	0.150	0.114	0.196	»	»	26 —	950	15.0
Moyenne de toutes les expériences....................				0.128	0.114	0.217					

Le sang des veines sus-hépatiques était recueilli dans tous

les cas sans exception par la canule introduite dans l'une de ces veines.

Dans le tableau ci-dessus sont réunis les résultats de nos expériences.

Les deux dernières colonnes de ce tableau font connaître la quantité d'urine excrétée pendant toute la durée de l'alimentation et le total de l'azote éliminé.

L'évaluation de la graisse a été faite sur les foies frais et humides. J'ai déterminé la proportion d'eau dans l'expérience XLIII. 30 grammes de substance hépatique renfermaient 18 grammes, soit environ 60 p. 100 d'eau. La même quantité de tissu contenait $7^{gr},82$ de graisse, ce qui fait pour le même tissu sec 65 p. 100. Le foie normal de l'homme, d'après l'évaluation faite par Bibra sur le foie d'un jeune homme mort d'une chute, contenait 76 p. 100 d'eau et 2,5 p. 100 de graisse. Bibra a trouvé des chiffres analogues pour l'eau et la graisse des foies de différents animaux : bœuf, chevreuil, pigeon, etc.

Perl a déterminé la quantité de graisse contenue dans le foie gras pathologique; ainsi, chez l'alcoolique et le tuberculeux arrivé au dernier degré, la proportion d'eau s'était abaissée de 75-78 p. 100 (foie normal) à 60-62 p. 100, et le résidu solide contenait 51 à 62 p. 100 de graisse. Il résulte de mes expériences que l'alimentation grasse peut déjà au bout de huit jours produire un effet semblable. Cependant cet excès énorme de graisse n'est pas la règle.

Dans les quatre cas où j'ai déterminé la proportion de graisse, je n'en ai rencontré qu'une seule fois une quantité aussi excessive; une autre fois je constatai 17 p. 100 et deux fois 10 à 11 p. 100 de graisse pour le foie humide. Ce n'est peut-être pas une simple coïncidence que chez les deux animaux dont le foie renfermait une si énorme quantité de graisse, la teneur en sucre du sang des veines sus-hépatiques, en d'autres termes la glycogénie hépatique, ait été beaucoup plus faible que dans toutes les autres expériences. Il n'y a rien d'absurde à admettre que cette surcharge démesurée, presque pathologique de graisse, entrave la fonction glycogénique des cellules hépatiques. De nouvelles expériences sont nécessaires pour mettre ce fait hors de doute.

Quoi qu'il en soit, j'ai constaté par l'analyse du foie d'une oie gavée que la glycogénie persiste même lorsque la dégénérescence graisseuse du foie a atteint ses dernières limites. C'était un magnifique exemplaire de ces foies d'oie qui servent à la confection des fameux pâtés de foie gras de Strasbourg. Le sucre fut extrait en totalité d'une portion de ce foie par ébullitions répétées, compression et broiement du résidu de la compression, et le dosage pratiqué dans le décocté réduit par évaporation; on fit également le dosage des hydrates de carbone. La proportion de sucre fut trouvée égale à 1,3 p. 100, celle de la totalité des hydrates de carbone à 2,3 p. 100.

Dans nos expériences le foie renfermait généralement du sucre en abondance. Tandis que d'habitude le foie d'un animal quelconque, extrait immédiatement après la mort et plongé dans l'eau bouillante, en contient 0,4 à 0,5 p. 100, cette proportion, dans l'alimentation par les corps gras, atteint près de 1 p. 100; dans l'expérience XL seule la glycogénie fut peu active et le foie ne contint que 0,5 p. 100 du sucre. La totalité des hydrates de carbone s'exprime à peu près par le même chiffre que dans les expériences de jeûne; elle s'abaisse notablement après l'alimentation par les corps gras, comme l'ont déjà observé un grand nombre de physiologistes.

Le résultat le plus important de cette dernière série d'expériences, c'est que le sang qui sort du foie, le sang des veines sus-hépatiques, renferme environ deux fois plus de sucre que le sang qui entre dans l'organe, celui de la veine porte; il en est donc de même ici que dans l'alimentation par la viande ou par les hydrates de carbone. La première question qui se présente, c'est de savoir d'où vient ce sucre, aux dépens de quels matériaux le foie l'a-t-il formé?

Les animaux qui ont servi à mes expériences d'alimentation par les corps gras pesaient en moyenne 10 à 12 kilogrammes, le volume du sang qui en vingt-quatre heures traversait le foie était de 200 litres au moins, et comme la quantité de sucre qu'il prend dans le foie est de 0,1 p. 100, il aurait pénétré dans la circulation de ces animaux 200 grammes de sucre dans les vingt-quatre heures.

Il n'est pas possible d'admettre que tout ce sucre se soit formé aux dépens des hydrates de carbone ou du glycogène déposés dans le corps. En admettant, ce qui n'a pas eu lieu, que l'alimentation par la graisse eût été précédée d'une alimention sucrée, le foie d'un animal pesant 12 kilogrammes, foie dont le poids peut être évalué à 420 grammes environ, renfermerait environ 42 grammes de glycogène à raison de 10 p. 100. Si nous tenons compte du glycogène total des muscles (45 p. 100 du poids du corps et 0,9 p. 100 du glycogène), la quantité du glycogène accumulée dans le corps de l'animal serait, au début de l'expérience, d'environ 90 grammes, et cette provision ne suffirait pas pour fournir les matériaux nécessaires à la glycogénie même pendant un jour.

On pourrait encore songer à un dédoublement des corps albuminoïdes qui fourniraient du sucre pendant l'alimentation par les corps gras. C'est dans ce but que, pendant toute la durée de trois des expériences, j'ai recueilli l'urine et dosé l'azote qu'elle contenait : dans chacune on trouva environ 15 grammes d'azote. Cette quantité d'azote correspond à 100 grammes d'albuminoïdes ou à 500 grammes de viande. Or, pour former 100 grammes de sucre, il faut le carbone de 300 grammes de viande. En tenant compte de la totalité du tissu musculaire transformé, et en admettant même que tout le carbone qu'il renferme se fût trouvé employé à faire du sucre, ce qui n'est pas le cas, une partie du tissu servant à former de l'urée, il n'aurait pu se produire que 130 grammes de sucre, c'est-à-dire beaucoup moins qu'il n'en disparaît en un jour.

Il résulte de tous ces faits que c'est nécessairement la graisse introduite avec les aliments qui a fourni les matériaux aux dépens desquels le foie a formé du sucre.

Ce fait une fois établi, il est facile de comprendre comment le foie fabrique du sucre chez l'animal qui jeûne. Dans les huit expériences que j'ai faites sur des animaux ayant jeûné six à dix jours, j'ai trouvé environ deux fois autant de sucre dans le sang hépatique que dans le sang de la veine porte. J'ai de plus démontré que le glycogène qui pourrait se trouver en réserve dans le foie suffirait à peine pour la provision de sucre d'un jour.

J'ai également, chez une partie des animaux qui jeûnaient, dosé l'azote excrété par eux avec l'urine; la proportion d'azote fut trouvée variable, et le chiffre le plus élevé obtenu correspondait à la transformation d'un poids de tissu musculaire tel que son carbone ne pouvait suffire qu'à la formation de 120 grammes de sucre, tandis que le chiffre le moins élevé ne correspond qu'à la transformation de 50 à 60 grammes de muscle dont le carbone ne fournirait qu'une très petite quantité de sucre.

Je m'exprimai en ces termes en commentant ces résultats : « Deux alternatives se présentent : ou bien la glycogénie hépatique est très faible durant le jeûne, par suite d'un grand ralentissement de la circulation hépatique, par exemple, et si malgré cela le sucre du sang hépatique est notablement accru, cet accroissement peut être mis sur le compte de la transformation des albuminoïdes, quelque faible qu'elle soit; ou bien, si l'hypothèse d'un ralentissement considérable de la circulation ne se vérifie pas, il ne reste qu'une explication admissible, c'est que d'autres éléments organiques, non azotés, la graisse en première ligne, prennent part à la formation du sucre. » Les expériences d'alimentation par la graisse sont venues élucider ces faits et démontrer que le foie peut faire du sucre au moyen de graisse.

Au lieu donc d'avoir recours à l'hypothèse d'un ralentissement de la circulation durant le jeûne, hypothèse qu'aucun fait n'est venu démontrer, il est plus naturel d'admettre que pendant le jeûne la graisse de l'animal prend part à la formation du sucre. Ce que vient corroborer l'amaigrissement de l'animal qui jeûne, amaigrissement qui se fait principalement aux dépens de la graisse dont la disparition est presque complète (97 p. 100 d'après Voit), tandis que les muscles ne perdent que 30 p. 100.

Je tiens à redonner ici brièvement les résultats de mes expériences d'alimentation.

Dans six séries d'expériences sur quarante-trois chiens j'ai dosé le sucre dans le sang à son entrée dans le foie et à sa sortie de cet organe.

Le petit tableau qui suit permet de comparer d'un coup d'œil les résultats de ces analyses.

NOMBRE des expériences.	MODE D'ALIMENTATION.	SUCRE P. 100.			EXCÉDENT DE SUCRE dans le sang hépatique.	
		Carotide.	Veine porte	Veines sus-hépatiques.	Absolu.	Relatif p. 100.
8	Jeûne	0.157	0.147	0.260	0.113	76
9	Féculents	0.150	0.147	0.261	0.114	77
6	Sucre	0.165	0.186	0.265	0.079	42
4	Dextrine et sucre.	0.176	0.258	0.327	0.069	26
8	Viande	0.155	0.141	0.281	0.140	99
8	Graisse	0.128	0.114	0.217	0.113	90
43						

Voici les conclusions les plus importantes qui découlent de ces expérieures.

1° *Le sang qui sort du foie renferme, sans aucune exception, plus de sucre que celui qui y entre.* — Dans le cas d'alimentation par le sucre et la dextrine en abondance, il arrive, pendant les premières heures, une si grande quantité de sucre dans le sang de la veine porte, et de là dans le foie, que la production de sucre par cet organe s'en trouve masquée et que même, dans quelques cas isolés, des dosages effectués de deux à deux heures et demie après le dernier repas donnent les mêmes chiffres pour le sucre contenu dans le sang à son entrée dans le foie et à sa sortie de cet organe. Mais si l'on remarque qu'une grande partie du sucre introduit par l'alimentation est retenue dans le foie à l'état de glycogène, on est obligé de reconnaître, malgré l'égalité numérique des quantités de sucre dans le sang à son entrée et à sa sortie, que tout le sucre des veines hépatiques n'est pas d'origine alimentaire, et qu'une partie au moins de ce sucre a été formée par le foie. Au bout de quatre heures, cette surcharge du sang cesse, et la production de sucre dans le foie apparaît nettement dans les chiffres des dosages, le sang hépatique renfermant presque deux fois plus de sucre que celui de la veine porte; en moyenne cet excédent est de 26 à 42 p. 100 dans l'alimentation par le sucre et la dextrine. Dans tous les autres modes d'alimentation, sauf peut-être dans l'alimentation par la viande, la formation de sucre dans le foie paraît être équivalente; l'excédent de sucre dans le sang hépatique varie toujours dans d'étroites limites, entre 0,111 et 0,114. Ce chiffre est aussi celui des expériences d'abstinence, et il en résulte que la glycogénie persiste uniformément pendant l'abstinence. Dans l'alimentation par la viande seulement, la glycogénie paraît être un peu plus active; l'excédent absolu de sucre dans le sang des veines sus-hépatiques est de 0,141, ce qui fait environ le double p. 100 de la proportion de sucre contenue dans la veine porte.

2° *Le sucre formé dans le foie est absolument indépendant du sucre des aliments ainsi que des hydrates de carbone introduits avec les aliments.* — C'est ce qui ressort tout d'abord des essais d'alimentation d'où toute trace de sucre ou d'hydrates de carbone était exclue.

3° *Le glycogène hépatique ne prend aucune part à la formation du sucre dans le foie.* — C'est ce que démontrent : *a*) les essais d'alimentation qui n'entraînent qu'une formation insignifiante de glycogène, en particulier l'alimentation par les corps gras; *b*) les essais d'asbtinence, dans lesquels le glycogène s'abaisse rapidement à son minimum et enfin disparaît totalement; *c*) enfin les essais d'alimentation par les hydrates de carbone, notamment par la fécule. Comme le glycogène ne prend naissance qu'aux dépens d'une partie des hydrates de carbone introduits avec les aliments, la production du sucre serait limitée à la transformation de ce glycogène si celui-ci était réellement la source du sucre, et il ne pourrait sortir du foie un atome de sucre de plus qu'il n'en a été introduit sous forme d'hydrates de carbonne.

4° *C'est l'albumine et la graisse qui constituent les matériaux aux dépens desquels le foie fabrique du sucre.* — La formation de sucre aux dépens des albuminates est démontrée par les essais d'alimentation par la viande. Chez les animaux nourris exclusivement de viande on notait la proportion de sucre la plus élevée dans le sang des veines sus-hépatiques. La glycogénie aux dépens des corps gras est démontrée : *a*) par les essais d'alimentation par les corps gras, et *b*) par les essais d'abstinence. Dans ces deux séries d'observations, l'élimination d'azote est si faible que la proportion de muscle transformée ne suffirait pas à elle seule à fournir tout le sucre qui du foie passe dans la circulation. Comme dans les essais d'alimentation par les graisses et dans les essais de jeûne, le glycogène se trouve réduit à sa plus simple expression, on ne peut y voir la source du sucre, et il est de toute nécessité d'admettre que du sucre peut se former aux dépens de la graisse.

Il est plus que probable que, dans le jeûne, les deux matériaux de formation, muscle et graisse, contribuent à la glycogénie; mais la plus grande part dans ce phénomène physiologique doit revenir à la graisse, dont plus de 90 p. 100 disparaissent dans l'inanition prolongée et poussée jusqu'à la mort.

Cette transformation plus facile de la graisse en sucre explique probablement la diminution considérable des phénomènes de décomposition des muscles qu'entraîne l'alimentation grasse. Les résultats auxquels m'ont conduit mes expériences ont du reste une portée bien plus grande, car ils nous apprennent *que les hydrates de carbone en général peuvent prendre naissance aux dépens des albuminates et de la graisse.*

Il y a plus de vingt-cinq ans que j'ai établi pour la première fois la formation d'hydrates de carbone et en particulier de sucre aux dépens des substances albuminoïdes, et cela en publiant (1) des cas de diabète à forme grave caractérisés par une abondante excrétion de sucre chez des individus nourris *exclusivement* de viande. Ce fait a été corroboré depuis par un nombre énorme d'observations cliniques. Von Mering et Külz en ont fait la vérification directe en ne donnant à manger à des diabétiques *exactement surveillés* que de la viande, et ils ont observé une glycosurie assez abondante. Plus récemment Von Mering, à la suite de son intéressante découverte des propriétés diabétogènes de la phloridzine, a eu l'occasion de constater sur des animaux, dont tout le glycogène avait disparu sous l'influence du jeûne et de la phloridzine,

(1) Seegen, *Beiträge zur Casuistik der Meliturie. Virchow's Archiv*, Bd XXI, 1861.

que de nouvelles doses de phloridzine étaient capables de les rendre diabétiques à un si haut degré que l'excrétion du sucre atteignît 19 p. 100 (1). Von Mering conclut de là que le sucre s'est formé *uniquement* aux dépens de l'albumine, tous les hydrates de carbone de l'économie ayant disparu et la graisse ne pouvant donner naissance, selon von Mering, qu'à une faible quantité de sucre, aux dépens de sa glycérine.

Les résultats de mes recherches contredisent cette manière de voir, car j'ai démontré que les acides gras ainsi que les savons peuvent fournir du sucre. La glycogénie chez l'animal rendu diabétique par la phloridzine peut donc s'accomplir soit aux dépens des albuminates, soit aux dépens de la graisse. Au point de vue des albuminates, envisagés comme source de sucre, des observations faites chez les diabétiques atteints de la forme grave de la maladie sont indiscutablement bien plus probantes que celles concernant le diabète artificiel provoqué par la phloridzine. En effet dans le diabète, et spécialement dans la forme grave, la graisse du corps est réduite à un minimum, et si l'économie continue à produire de sucre avec un régime exclusivement animal, ce sucre ne peut se former qu'aux dépens des albuminoïdes.

L'accroissement, démontré par moi, du sucre dans le foie, en présence de peptone, établit expérimentalement la *possibilité* de la formation d'hydrates de carbone aux dépens des albuminoïdes. Mes essais d'alimentation à la viande maigre prouvent que cette formation d'hydrates de carbone se fait réellement d'une façon permanente et sur une vaste échelle. Je nourris huit animaux, pendant huit à dix jours chacun, exclusivement avec de la viande maigre; ces animaux ne perdirent pas de leur poids et par conséquent ne cédèrent aucun des éléments de leur corps; dès lors les quantités considérables de sucre que contenait leur sang et qui dépassent de beaucoup le sucre excrété par l'urine, dans le diabète naturel ou artificiel en cas d'alimentation par la viande, *ne*

(1) Von Mering, *Ueber Diabetes mellitus. Verhandl. des VI. Congresses für innere Medicin*, 1887.

peuvent s'être formées qu'aux dépens de la viande introduite, par conséquent, pour la plus grande partie du moins, aux dépens d'albuminates.

La formation du sucre aux dépens de la graisse est plus solidement établie que le mode de formation aux dépens des albuminates, et cela par la voie expérimentale et par les essais d'alimentation. Les différences données par le dosage du sucre dans le foie laissé en contact avec de la graisse et du sang maintenu vivant et dans le fragment témoin sont beaucoup plus considérables que dans les expériences semblables faites avec la peptone. Dans les expériences d'alimentation, en particulier dans l'abstinence et le régime gras, on peut avoir des données à peu près précises sur la décomposition des tissus azotés et déterminer par là avec certitude et *en chiffres* la quantité de graisse qui prend part à la glycogénie.

De plus j'ai établi expérimentalement que la formation du sucre au moyen de graisse ne se fait pas seulement aux dépens de la glycérine, que les acides gras ainsi que les graisses neutres peuvent engendrer du sucre; les essais d'alimentation sont venus corrober ces résultats, car si la glycérine seule servait à la formation du sucre, on ne pourrait plus se rendre compte de la production d'une partie du sucre qui prend naissance dans le jeûne et dans le régime gras. Les intéressantes observations de Munk (1) font ressortir toute l'importance des acides gras à cet égard. Cet auteur amena des chiens, par l'administration de viande et de graisse en quantité donnée, à un certain état d'équilibre quant aux azotés, et montra que les animaux se maintiennent dans cet état d'équilibre lorsqu'au lieu de graisse on leur donne les acides gras retirés de cette graisse, la dose de viande restant invariable. Il en résulte que ce sont les acides gras qui forment en réalité les matériaux nécessaires à la conservation de l'énergie vitale, c'est-à-dire que c'est à leurs dépens que se forme le sucre, la source même de l'énergie.

(1) Munk, *Du Bois-Reymond's Archiv*, 1879 u. 1883.

Si l'on tient compte des observations relatives aux végétaux mentionnées plus haut, il ne sera plus douteux pour personne *que la formation d'hydrates de carbone aux dépens de la graisse dans l'économie animale ainsi que dans la plante constitue l'un des processus normaux des échanges organiques.*

ONZIÈME LEÇON

DÉCOMPOSITION DU SUCRE DU SANG. — PREUVE DE SA CONSTANCE. — EXPÉRIENCES D'ISOLEMENT DE MINKOWLKY, DE BOCK ET HOFFMANN, MES PROPRES EXPÉRIENCES. — LIEU DE LA DÉCOMPOSITION.

De même que la glycogénie est une fonction permanente du foie, de même la décomposition du sucre constitue un processus ininterrompu des échanges organiques. Cl. Bernard a été amené à cette conclusion par les analyses comparatives qu'il a faites des sangs artériel et veineux et qui lui ont permis de constater que le sang veineux est plus pauvre en sucre que le sang artériel. Il en tira cette conséquence que le sucre subit des décompositions dans les organes irrigués par le sang. Pavy, qui ne trouva aucune différence dans la teneur en sucre des deux sangs, s'appuya précisément sur cette donnée, qu'il considérait comme la preuve la plus certaine de sa manière de voir, pour nier que le sucre se décompose et par suite qu'il s'en forme dans l'organisme vivant. Les analyses de Pavy sont incapables de rien prouver contre la décomposition du sucre dans les parenchymes organiques. Si chaque onde sanguine, en traversant un organe, ne perd qu'une parcelle minime de sucre dans son passage à travers le réseau capillaire, la perte totale ne se montera pas moins à plusieurs centaines de grammes pour les vingt-quatre heures, quoique nos méthodes d'analyse soient impuissantes à déceler ces pertes dans les échantillons de sang soumis à l'examen.

Mais des considérations très simples permettent déjà de démontrer que la décomposition du sucre doit se produire sans interruption. La masse de sang d'un animal forme, comme nous l'avons dit, la treizième partie du corps en poids. Ainsi chez un chien de 40 kilogrammes, qui a servi à deux de nos expériences, le poids du sang devait être de 3 kilogrammes. Le sang carotidien de ce chien renfermait $0^{gr},15$ de sucre, ce qui faisait pour toute la masse de sang $4^{gr},5$. Même en admettant que le foie ne cède que 0,1 p. 100 de sucre au sang des veines sus-hépatiques, 18 grammes par heure arriveraient dans la circulation et il faudrait, dans l'hypothèse d'un arrêt momentané d'*une seule* heure dans la décomposition du sucre, que le sang circulant dans le corps en renfermât quatre fois plus qu'il n'en contient en réalité. *L'uniformité ou les oscillations insignifiantes de la teneur du sang en sucre prouvent indiscutablement que, à mesure de sa formation, le sucre se détruit dans un but d'entretien de l'économie.* Les expériences d'isolement du foie fournissent des preuves directes de cette décomposition du sucre. Par l'isolement du foie l'arrivée du sucre dans la circulation est abolie, et il en résulte une prompte diminution de la proportion de sucre dans le sang, qui finalement n'en renferme plus du tout. Bock et Hoffmann (1) ont pratiqué un grand nombre d'expériences d'isolement. Celui-ci s'obtenait de deux manières différentes. La première méthode consistait à lier les artères cœliaque et mésentériques avec les lymphatiques voisins, puis à faire passer un fil autour de la veine porte ; la vessie obturatrice est introduite dans la veine cave immédiatement au-dessus de l'abouchement des veines rénales, puis dilatée par pression d'eau, la veine cave liée au-dessus et au-dessous de l'ouverture qui y a été pratiquée, enfin la veine porte est liée en tirant sur le fil posé préalablement. La seconde méthode consistait à lier l'aorte avec les deux nerfs splanchniques avant la naissance de l'artère cœliaque, à entourer d'un fil de ligature la veine-porte ; la vessie obturatrice est introduite dans la veine cave immédiatement au-dessous de l'abouchement des veines rénales, dilatée par pression d'eau, la veine cave liée immédiatement au-dessus et au-dessous de l'ouverture qui y a été pratiquée, puis encore liée entre le rein et le foie, enfin la veine-porte est liée par traction sur le fil. Après la mort on s'assurait toujours que le cœur

(1) Bock u. Hoffmann, *Experimentalstudien über Diabetes*, Berlin, 1874.

n'avait pu recevoir de sang du foie pendant l'expérience. La survie des animaux fut variable ; elle fut de deux à cinquante minutes chez ceux traités par la première méthode, et dura jusqu'à quatre-vingt-quinze minutes chez les animaux traités par la seconde méthode. Voici les résultats de ces expériences :

1° Si on isole le foie entièrement et qu'on lie les artères cœliaque et mésentériques ainsi que les lymphatiques voisins, le sucre disparaît du sang au bout de quarante-cinq minutes.

2° Si on isole le foie et qu'on lie l'aorte avant la naissance de l'artère cœliaque en même temps que le conduit thoracique, au même niveau, le sucre disparaît du sang en quatre-vingts minutes.

Minkowski (1) a fait un grand nombre d'expériences sur des oies auxquelles on enleva le foie complètement. Les oies survécurent à cette mutilation pendant plus de vingt heures, puis périrent dans le collapsus. On constata que le sang des animaux ainsi traités était *entièrement privé de sucre* au bout de peu de temps.

J'ai fait trois essais sur l'isolement du foie, en me servant de chiens curarisés. Voici comment je procédai : après avoir pris du sang dans une carotide, j'ouvris l'avant-dernier espace intercostal gauche, je pratiquai la respiration artificielle et j'engageai un fil de ligature autour de l'aorte. J'ouvris ensuite l'espace intercostal situé entre la sixième et la septième côtes à droite et engageai de même un fil de ligature autour de la veine cave. Tout d'abord, pour conserver la plus grande masse possible de sang dans la partie supérieure du corps, je tirai énergiquement sur le fil de ligature de l'aorte, puis je serrai ferme la ligature de la veine cave. La respiration artificielle était maintenue parfaitement uniforme par un soufflet mis en mouvement au moyen d'une petite machine à vapeur. Pour être renseigné sur l'état de l'animal à tout instant de l'expérience, la tension du sang était enregistrée de la manière ordinaire, et l'on prit le second échantillon de sang de la carotide lorsque la tension sanguine se fut abaissée à 40 millimètres de mercure. Dans la troisième expérience, on examina même un troisième échantillon de sang.

(1) Minkowski, *Ueber den Einfluss der Leberexstirpation auf den Stoffwechsel. Archiv f. experim. Pathol.*, Bd XXI.

Expérience I.

Chien pesant 7 kilogrammes, non alimenté. On lui tire d'abord 41 centimètres cubes de sang de la carotide, puis on lie l'aorte et la veine cave. Au bout de soixante-dix minutes, on prend sur l'animal presque mourant un nouvel échantillon de sang carotidien qui ne coule que lentement et à la fin goutte à goutte; j'obtiens en tout 32 centimètres cubes de sang.

Le premier échantillon renfermait 0,146 p. 100 de sucre. Le second sang délayé et filtré (70 centimètres cubes) ne décolorait pas le moins du monde la liqueur de Fehling. J'en employai 25 centimètres cubes pour 1 centimètre cube de solution, et le mélange resta invariablement bleu. Au fond du vase se voyait enduit presque imperceptible d'oxydule de cuivre. Je réduisis les 37 centimètres cubes restants à 19 centimètres cubes et j'obtins dès lors la plus belle réduction. Il fallut en employer 14 centimètres cubes pour 1 centimètre cube de solution cuprique, ce qui représente 0,04 p. 100. J'ai donné tous ces détails pour faire voir combien il est facile de se tromper lorsqu'on a affaire à de très petites quantités de sucre, et comment il peut arriver, lorsqu'on opère sur un petit volume de sang, que le sucre qu'il contient échappe à l'analyse et qu'on déclare ce sang dépourvu de sucre.

Expérience II.

Chien de 8 kilogrammes, nourri exclusivement de viande pendant deux jours.

Sang de la carotide, 43 centimètres cubes; contient 0,136 p. 100 de sucre. Aorte et veine cave liées. La tension sanguine s'abaisse très rapidement, et au bout de trente minutes n'est plus que de 40 millimètres. L'animal est presque mourant, le sang ne s'écoule que goutte à goutte de la carotide. On exprime le cœur avec la main introduite dans la cavité thoracique, et on recueille ainsi 29 centimètres cubes de sang. Dosage du sucre 0,067 p. 100.

EXPÉRIENCE III.

Chien de $14^{kg},3$. Le sang de la carotide recueilli en premier lieu (45 centimètres cubes) renferme 0,230 p. 100 de sucre. L'analyse fut répétée trois fois, parce que cette forte proportion de sucre dans le sang carotidien, qui dépassait tout ce que j'avais vu jusqu'alors, me faisait craindre une erreur. Mais les résultats de toutes ces analyses concordèrent exactement. La tension sanguine était de 140 millimètres.

Aorte et veine cave liées. La tension du sang diminue graduellement et après quarante minutes n'est plus que de 84 millimètres. On tire du sang de la carotide (53 centimètres cubes), il coule en jet. La teneur en sucre est de 0,16 p. 100.

Au bout de soixante minutes l'animal est mourant. Tension sanguine 20 millimètres. Le sang de la carotide coule goutte à goutte; on exprime le cœur. On obtient en tout 28 centimètres cubes de sang renfermant 0,12 p. 100 de sucre :

Le petit tableau ci-dessous résume ces résultats :

Nos D'ORDRE des expériences.	SUCRE P. 100 DANS LE SANG CAROTIDIEN.		
	Échantillon I.	Échantillon II.	Échantillon III.
I	0.146	0 04	»
II	0.136	0.06	»
III	0.230	0.16	0.12

Maintenant se pose la question de savoir en quel lieu de l'organisme le sucre se décompose. Comme on le sait, Cl. Bernard avait cru tout d'abord que le sucre était brûlé dans le poumon; cette opinion théorique était fondée sur ce qu'il avait trouvé le sang du cœur droit plus riche en sucre que le sang du cœur gauche et des artères. Plus tard des expériences plus exactes, exécutées spécialement par Chauveau, ont dissipé cette erreur. Chauveau (1) a fait le dosage comparatif du sang de la

(1) Chauveau, *Nouvelles recherches sur la question glycogénique*: *Comptes rendus Acad. des sc.*, 1856.

carotide et de celui de l'artère pulmonaire et y a trouvé la même quantité de sucre. J'ai fait de mon côté quelques examens comparatifs du sang de la carotide et de celui du cœur droit. L'animal était lié sur la table, l'une des carotides mise à nu et liée, une canule introduite dans la direction du cœur et une quantité moyenne de sang extraite. La veine jugulaire était mise à nu à son tour et une canule munie d'un mandrin boutonné introduite dans le cœur droit, puis le mandrin retiré et une quantité de sang à peu près égale à la précédente recueillie. Les chiffres obtenus par le dosage des deux sortes de sang sont inscrits dans le tableau suivant :

Nos D'ORDRE des expériences.	SANG DU CŒUR DROIT p. 100.	SANG DE LA CAROTIDE p. 100.
I	0.114	0.107
II	0.154	0.161
III	0.153	0.145

La teneur en sucre est donc à peu près la même pour les deux sortes de sang. Les petites différences observées sont tantôt en faveur de l'une des sortes, tantôt en faveur de l'autre; du reste elles ne dépassent pas les limites des erreurs d'observation. Cl. Bernard est entièrement revenu plus tard de son idée de combustion du sucre dans le poumon et a placé « la destruction du sucre dans tous les organes et dans tous les tissus ».

La simple observation prouve que le sang subit des mutations essentielles dans le système capillaire ; lorsqu'il pénètre dans le réseau capillaire, il est rouge, et lorsqu'il en sort, il est transformé en sang veineux foncé. L'analyse des gaz du sang nous apprend que dans ce passage il a perdu une partie de son oxygène et s'est enrichi en acide carbonique ; cette transformation est le résultat d'une oxydation produite. Mais où cette oxydation a-t-elle lieu, est-ce dans le sang du réseau capillaire même, ou l'oxygène passe-t-il dans les tissus pour exercer son action? La plupart des physiologistes modernes inclinent à croire que les phénomènes d'oxydation se produisent dans les tissus. Le principal argument invoqué en faveur de cette opinion, ce sont les processus d'oxydation qui s'accomplissent chez les animaux inférieurs privés de sang. Pflüger et Œrtmann firent des essais sur des grenouilles chez lesquelles le sang était remplacé par une solution de sel marin ; ces grenouilles absorbaient, dans une atmosphère d'oxygène, autant de ce gaz et exhalaient autant d'acide carbonique que des grenouilles normales. D'autre part, des arguments importants ont été apportés à l'appui de la doctrine de l'oxydation dans le sang même. E. Ludwig et Alexander Schmidt ont démontré que du sang asphyxique, donc privé d'oxygène, mis en contact avec des quantités mesurées de ce gaz, perd une partie du gaz qu'il a absorbé, tandis que la proportion d'acide carbonique y augmente ; il s'est donc produit des phénomènes d'oxydation dans le sang. Il était rationnel de penser que les oxydations se passent dans les tissus à une époque où l'on croyait que les mutations des tissus sont incessantes, et aujourd'hui qu'il est bien établi que les tissus ne se transforment que dans une mesure limitée et que c'est la combustion du sucre qui constitue la vraie source de l'énergie, il faudrait admettre que non seulement l'oxygène, mais encore le sucre émigre à travers les parois des capillaires pour y subir l'oxydation.

Hoppe-Seyler (1) a, par un grand nombre d'expériences ingénieuses, cherché à démontrer que le sang cède son oxygène à la paroi vasculaire, et cela à la condition que l'oxyhémoglobine, c'est-à-dire les globules sanguins, viennent à se trouver en contact avec cette paroi. « Les globules sanguins, dit-il, chargés d'oxygène, qui, dans les vaisseaux volumineux sont toujours repoussés des parois vers la partie centrale du courant sanguin, à cause de leur poids spécifique plus élevé, arrivent dans les capillaires aussi près des parois que le permettent leur propre extensibilité et l'adhérence du plasma avec ces parois. C'est là que la soustraction d'oxygène doit être la plus grande, abstrac-

(1) Hoppe-Seyler, *Med.-chem. Untersuchungen*. Berlin, 1866.

tion faite de la lenteur relative du courant sanguin déterminée par l'élargissement des voies. »

Quant à ce fait que du sang saturé d'oxygène, renfermé en vase clos, prend une coloration foncée veineuse et perd son oxygène, comme l'ont observé Hoppe-Seyler lui-même, puis Stokes et Nawrocki, Hoppe l'explique par la formation, dans le sang qui séjourne, de substances réductrices, premier indice de la décomposition de ce liquide. Il explique la réduction du sang sous l'influence de l'hydrogène sulfuré, ou de la solution alcaline d'oxydule de zinc ou de fer, par l'action de ces substances toxiques sur l'oxyhémoglobine ; en revanche les tentatives qu'il fit « pour oxyder du sucre urinaire ou de l'acide urique au moyen du sang défibriné ou de la solution aqueuse d'oxyhémoglobine, donnèrent un résultat négatif ». Les expériences faites dans ce sens ne sont pas indiquées; l'auteur dit seulement qu'il a été fait des recherches pour voir « si la quantité de sucre ou d'acide n'avait pas subi une diminution essentielle », et le « résultat négatif » signifie simplement qu'il n'y eut pas de perte de poids.

Un grand nombre d'observations sont en contradiction avec les résultats publiés par Hoppe-Seyler. Il n'est pas douteux que la teneur en sucre du sang prélevé dans le système vasculaire diminue graduellement pour finalement se réduire à zéro. D'après Cl. Bernard, cette disparition du sucre est très rapide; il a observé que le sucre disparaît du sang d'un chien, dont la teneur était primitivement 0,1, totalement dans les vingt-quatre heures, dans un laboratoire dont la température est de 15° ; au bout de trente minutes il ne reste déjà plus que 0,08 de sucre. J'ai également constaté que le sucre diminue dans un espace chauffé ; mais la disparition n'est de beaucoup pas aussi rapide que l'admet Cl. Bernard. Voici quelques expériences qui nous éclaireront à cet égard :

Expérience I.

Le sang frais renferme....................	0.158 p. 100 de sucre.	
Après 24 heures, à la température de la chambre..............................	0.106	—
Après 4 jours sur de la glace...............	0.110	—

Expérience II.

Sang analysé directement..................	0.120	p. 100 de sucre.
Après 24 heures, à 15°....................	0.083	—
Après 48 —	0.060	—
Après 96 —	0.030	—
Le même sang placé hors la fenêtre, à une température de 7-8°, renferme après 96 h.	0.111	—

Expérience III.

Sang analysé directement.........	0.117	p. 100 de sucre.
Après 48 heures, à 15°....................	0.056	—
Après 48 heures, à 6°.....................	0.114	—

Cette perte d'oxygène doit-elle être attribuée à une oxydation exigeant une température plus ou moins élevée, ou est-ce un processus cadavérique que ralentirait une basse température?

La décomposition du sucre se fait tout autrement et d'une façon bien plus nette dans le sang lorsqu'on a ajouté du sucre à ce sang et qu'on l'a soumis à un courant d'air au moyen d'un aspirateur. J'ai fait une série d'expériences à cet égard. La plupart d'entre elles furent faites avec du sang de chiens ; on l'utilisait immédiatement ou peu après l'avoir pris sur les animaux, puis l'avoir battu et filtré. Dans quelques-unes on se servit du sang de veaux ou de bœufs quinze à vingt minutes après l'abatage. Dans deux cas, j'employai du sang de cheval, qui n'arriva au laboratoire que deux heures après l'abatage. Les premières expériences furent faites à la température ordinaire des appartements. Les autres, expériences VI à XIV, furent exécutées à une température constante de 35 à 36° C. On faisait dissoudre un poids donné de glycose dans de l'eau dont on déterminait la teneur par le titrage et avec laquelle on mélangeait un volume mesuré, 80 à 100 centimètres cubes, de sang ; on transvasait le mélange dans un flacon à fermeture Drechsel, qu'on mettait en communication avec un aspirateur. On instituait en même temps une expérience de contrôle avec une quantité de sucre et de sang identiques, renfermés dans un verre cylindrique qu'on exposait à la même température, puis on mettait simultanément en œuvre les deux sortes de sang, après six heures d'aspiration pour les premières expériences, et vingt-quatre heures pour les dernières. La désalbumination fut pratiquée dans les premières expériences au moyen du perchlorure de fer et de l'acétate de soude; dans les expériences subséquentes par l'acidulation et la chaleur.

Le tableau de la page suivante fait connaître les résultats obtenus.

On était tenté de croire que le sucre s'était transformé en acide lactique; mais des recherches répétées faites *ad hoc* ont montré qu'il n'en était rien. J'ai analysé de nombreux échantillons de sang avec feu le Dr Schilder, alors assistant du professeur E. Ludwig, et je n'ai trouvé que des traces minimes d'acide lactique. Nous constatâmes que, par suite de la désalbumination au moyen de l'acétate de fer, de l'acide lactique ajouté au sang ne se retrouvait plus qu'en partie. Aussi dans les dernières expériences précipitait-on l'albumine en acidulant faiblement et en chauffant. Tous les albuminoïdes ne se déposaient pas, mais le dosage exact du sucre n'était pas entravé, et des expériences de contrôle démontrèrent que l'on retrouvait également 80 à 90 p. 100 de l'acide lactique ajouté.

Il est intéressant de remarquer que les expériences faites sur les échantillons de sang qui ont longtemps séjourné (une à deux heures) après avoir été pris sur l'animal, donnent des résultats négatifs, en d'autres termes, que dans ces expériences on ne constate aucune diminution du sucre dans le sang mis en communication avec l'aspirateur, et que l'examen donne pour lui les mêmes résultats que pour le sang qui n'a pas été en relation avec l'aspirateur. Il en résulte *que cette mutabilité du sucre est l'apanage du sang frais, vivant, et qu'un intervalle d'une à deux heures suffit déjà pour affaiblir ou même abolir cette faculté.* Il n'est pas sans intérêt non plus de remarquer que la disparition du sucre devient beaucoup plus active par une température élevée. Je n'oserais affimer qu'il se soit produit ici des oxydations. Cela ne pourrait être établi sûrement qu'en constatant qu'il y a eu une augmentation d'acide carbonique proportionnelle à la diminution du sucre.

Leo von Brasol (1) a fait des expériences pour savoir de

(1) L. von Brasol, *Wie entledigt sich das Blut von einem Ueberschusse an Traubenzucker? Du Bois-Reymond's Archiv*, 1884.

Action de l'aspiration sur la teneur du sang en sucre.

Nos d'ordre des expériences.	Variété du sang.	Volume du sang en centimèt. cubes.	Sans aspiration.			Avec aspiration.			Remarques.
			Sucre dissous en grammes.	Sucre trouvé.	Différence p. 100.	Sucre dissous en grammes.	Sucre trouvé	Différence p. 100.	
I	Sang de veau.	50	»	»	»	3.3	2.4	—27	
II	— bœuf.	100	1.9	1.88	0	2.0	1.5	—25	
III	— chien.	100	2.7	2.60	presque 0	3.0	2.4	— 20	
IV	— cheval.	50	1.2	1.2	0	1.2	1.3	0	Sang apporté de l'abattoir, n'arriva au laboratoire qu'au bout de deux heures.
V	— —	100	1.7	1.8	0	1.7	1.8	0	
VI	— chien.	75	2.14	1.74	—14	2.14	1.4	—31	
VII	— —	60	2.0	1.76	—12	1.50	0.84	—44	
VIII	— —	100	1.57	1.61	presque 0	1.57	1.25	—20	
IX	— —	100	2.66	2.70	presque 0	2.66	1.88	—30	Sang non acide.
X	— —	100	2.49	2.35	— 4	2.49	2.08	—16	
XI	— —	100	2.6	2.2	—15	2.6	1.3	—50	Aspiration pendant 22 heures à 36°. Les deux sortes de sang devenues foncées à la fin. Réaction acide à la lame de gypse.
XII	— —	100	2.3	2.0	—13	2.3	0.77	—66	
XIII	— —	100	2.7	2.7	0	2.7	2.0	—35	
XIV	— —	100	2.2	2.0	— 9	2.2	0.24	—90	
XV	— veau.	100	2.36	2.5	pet. excès.	2.36	2.3	0	Température de la pièce 12° C.

quelle manière le sang perd son excédent de sucre après addition soudaine de grandes quantités de ce corps. Il injectait dans la veine jugulaire droite de lapins vivants, à jeun depuis vingt-quatre heures, de la glycose en solution concentrée. Aussitôt l'injection achevée, ce qui prenait quelquefois une demi-heure à trois quarts d'heure, on recherchait le sucre injecté. Une partie de ce sucre était passée dans l'urine et une partie se retrouvait dans le sang et dans les organes. Après une injection de 25 grammes de sucre il y en eut dans l'urine évacuée 10 grammes, dans le sang $4^{gr},8$, et dans les autres organes privés de sang 3 grammes. Il manquait donc encore plus de 7 grammes, c'est-à-dire plus de 25 p. 100 du sucre injecté. Ce déficit correspondait au sucre décomposé dans le court intervalle écoulé entre l'injection et la mort.

Les oxydations se font-elles exclusivement dans les cellules des tissus, ou ont-elles lieu partiellement dans les globules sanguins? c'est une question qui n'a pas encore reçu de solution indiscutable. Mais quel que soit le lieu des oxydations, c'est toujours aux dépens du sucre du sang qu'elles ont lieu. Les matériaux alimentaires, en tant qu'ils ne servent pas à remplacer des éléments disparus du corps ou à fournir des éléments à son accroissement, se transforment en sucre, qui arrive dans la circulation ; par l'oxydation de ce sucre, les forces latentes de tension qu'il renferme se trouvent transformées en forces vives nécessaires au fonctionnement des organes. Le sucre du sang est donc la source de l'énergie dépensée pour la production de la chaleur animale et pour l'exercice des autres fonctions de l'économie.

DOUZIÈME LEÇON

GLYCOGÈNE. — GLYCOGÈNE HÉPATIQUE. — GLYCOGÈNE MUSCULAIRE; ÉLÉMENTS QUI CONCOURENT A SA FORMATION; TRANSFORMATION EN SUCRE. — SUCRE MUSCULAIRE.

Le glycogène a été trouvé par divers observateurs dans de nombreux organes, mais c'est le foie qui en est l'organe formateur par excellence. Cl. Bernard l'a rencontré dans le foie des animaux les plus variés. Après le foie, les muscles sont le siège le plus important du glycogène.

Tandis que les hydrates de carbone ne prennent aucune part à la formation du sucre dans le foie, ils constituent au contraire les matériaux les plus importants du glycogène déposé dans le foie et dans les muscles. Nombreuses sont les observations constatant les relations entre le glycogène et l'alimentation. Je n'ai pas l'intention de m'étendre longuement ici sur l'histoire du glycogène; je sortirais du cadre de ces leçons. Je ne m'occuperai du glycogène qu'en tant que cet élément joue un rôle dans la formation du sucre dans l'économie. Je ne ferai connaître que les observations les plus importantes relatives à l'influence des matériaux alimentaires sur la formation du glycogène.

Cl. Bernard (1) a déjà remarqué que de la glycose en solution injectée dans un rameau de la veine porte ne détermine pas l'apparition du sucre dans l'urine, tandis que, injectée dans une autre veine du corps, elle reparaît dans l'urine.

Schöpfer (2) a répété nombre de fois cette expérience de

(1) Cl. Bernard, *Leçons de physiol. expérimentale*, Paris, 1855, 7e leçon.
(2) Schöpfer, *Archiv f. experim. Pathologie*, Bd I.

Cl. Bernard et trouvé que, après une injection de sucre dans la veine crurale, l'urine en contient une proportion notable, tandis que, après injection dans l'une des veines mésentériques, l'urine ne renferme pas de trace de sucre. Ces expériences prouvent que le sucre qui pénètre dans le système de la veine porte est retenu dans le foie.

Pavy (1) a entrepris de nombreuses séries d'expériences pour déterminer les relations entre l'alimentation et la formation de l'amidon hépatique. Il trouva chez des chiens nourris exclusivement de viande le rapport de 1 à 30 entre le poids du foie et celui du corps, et pour la proportion moyenne de glycogène 7 p. 100. Chez des chiens nourris de pain et de pommes de terre, le foie était le double des autres, le rapport de son poids à celui du corps était de 1 : 15 et la proportion moyenne de glycogène de 17 p. 100. Pavy fit des expériences analogues sur des lapins. Chez des lapins ayant jeûné, il trouva le rapport des poids du foie et du corps égal à 1 : 30, et la teneur en glycogène égale à 1,4 p. 100. Après alimentation avec de la fécule et du sucre ce rapport fut de 1 : 13, et la teneur en glycogène s'éleva à 17 p. 100. Voici le tableau résumant ses expériences sur des lapins diversement nourris :

L'alimentation par la fécule et le sucre de canne donne pour la matière amyloïde du foie le chiffre le plus élevé, soit	12,9-27,6 p. 100
Fécule, sucre et albumine chez deux animaux	15,7-17,0 —
Une once et demie (46gr,65) de gomme arabique à l'exclusion de tout autre aliment	10,9; 4,8 —
6 onces (186gr,60) d'huile d'olives fournit une fois des traces, et deux fois	Néant.
80-150 grains (5 à 10 gr.) de gélatine donnent une fois des traces, et deux fois	Néant.
L'albumine de 4 œufs donne des traces, celle de 2 œufs	Néant.

Les trois derniers essais d'alimentation donnèrent donc au point de vue de l'amidon du foie le même résultat que l'abstinence.

M'Donnell (2) a également entrepris des expériences dans ce sens. Le tableau suivant donne les moyennes de la quantité

(1) Pavy, *The influence of diet on liver.*
(2) *Loc. cit.*

de matière amyloïde trouvée dans la totalité du foie chez les animaux de divers ordres, selon le mode d'alimentation :

GENRE D'ANIMAUX.	ALIMENTATION par LA FÉCULE ET LE SUCRE.	ALIMENTATION par les corps gras.	PAIN DE GLUTEN.	GÉLATINE
Chien.........	980 grains = 93gr,496	Traces.	125 grains = 8gr,099	Néant.
Rat............	7 = 0gr,453	—	3 = 0gr,194	—
Pigeon........	25,5 = 1gr,652	—	1 = 0gr,065	—
Lapin.........	45 = 2gr,915	—	8,5 = 0gr,550	—

M'Donnell exprime un véritable étonnement de voir jusqu'à quel point le foie est influencé par l'alimentation dans l'ensemble de ses éléments, et en particulier en ce qui concerne sa teneur en substance amyloïde.

Tscherinoff (1) soumit des poules à des alimentations variées et détermina la proportion du glycogène du foie après les avoir sacrifiées. Voici les résultats des analyses :

MODE D'ALIMENTATION.	GLYCOGÈNE P. 100.
Jeûne de 2 jours..	0.55
Jeûne de 2 jours..	0.59
Chou et millet pendant 14 jours........................	Néant.
Fibrine, graisse, sel, pendant 2 jours..................	0.14
Fibrine, graisse, sel, pendant 2 jours..................	0.38
Viande pendant 2 jours...................................	1.06
Viande pendant 4 jours...................................	1.71
Orge pendant 2 jours......................................	6 60
Orge pendant 2 jours......................................	3.62
Riz pendant 2 jours..	5.42
Riz pendant 2 jours..	7.98
Sucre de canne, fibrine, pendant 3 jours............	4.96
Sucre de canne, fibrine, pendant 3 jours............	9.86
Sucre de canne, fibrine, pendant 3 jours............	12.80
Glycose, fibrine, pendant 2 jours......................	9.26

Dans toutes les expériences précédentes le glycogène n'était pas encore déterminé par la méthode de Brücke. On ne l'obte-

(1) Tscherinoff, *Ueber die Abhängigkeit des Glycogengehalts der Leber von der Nahrung. Wiener Akademieberichte*, Bd LI.

nait pas toujours entièrement pur et les chiffres inscrits ne permettent d'apprécier qu'approximativement l'influence des différents modes d'alimentation sur la formation du glycogène. Depuis, Külz, Luchsinger, Salomon, etc., ont repris les expériences en les exécutant avec le plus grand soin d'après les procédés les plus perfectionnés; ils ont confirmé que l'introduction des hydrates de carbone exerce une grande influence sur la formation du glycogène.

Dans mes expériences d'alimentation rapportées plus haut j'ai déterminé la teneur du foie non seulement en sucre, mais aussi en hydrates de carbone (malheureusement j'ai négligé de le faire dans les cas d'alimentation par la viande). Si du nombre exprimant la totalité des hydrates de carbone je déduis celui qui est relatif au sucre, j'obtiens la teneur du foie en hydrates de carbone moins le sucre. La dextrine est comprise dans ces hydrates de carbone, car je précipitais le décocté de foie non avec de l'alcool faible, comme le veut Brücke, mais avec de l'alcool à 93 p. 100. Les chiffres obtenus dépassent quelque peu ceux qui expriment la teneur en glycogène; ils donnent cependant l'image aussi nette que possible de l'influence du mode d'alimentation, en particulier des aliments hydrocarbonés, sur la formation du glycogène.

La durée du jeûne de même que celle des essais d'alimentation était toujours de huit à dix jours. Les chiffres inscrits au tableau suivant expriment la teneur moyenne p. 100 en hydrates de carbone (glycogène et dextrine) pour nos différentes expériences :

MODE D'ALIMENTATION.	NOMBRE D'ANIMAUX soumis aux expériences.	TENEUR DU FOIE en glycogène, plus en dextrine, p. 100.
Jeûne	8	1.67
Graisse	6	0.93
Galette de fécule	9	6.00
Sucre de canne	5	9.40
Sucre et dextrine	2	12.10

Dans des expériences antérieures faites dans le but d'établir les relations entre la formation de sucre *post mortem* et les hydrates de carbone contenus dans le foie, j'eus l'occasion de déterminer la teneur en hydrates de carbone (glycogène et dextrine) chez cinq chiens exclusivement nourris de pain et un autre nourri uniquement de viande. Chez les cinq premiers la teneur en glycogène et dextrine fut trois fois de 10 à 11 p. 100, deux fois de 7 à 9 p. 100. Le chien nourri de viande fournit pour le glycogène et la dextrine 3,7 p. 100. Comme nous l'avons déjà dit, ces expériences ne permettent pas d'évaluer en chiffres la teneur absolue en glycogène ; on peut cependant en tirer les conclusions générales suivantes :

1° La proportion de glycogène est la moindre dans l'alimentation par la graisse.

2° Elle est assez considérable dans le régime purement animal.

3° Dans l'alimentation par les féculents la teneur en glycogène s'élève davantage et atteint un chiffre élevé lorsque l'aliment féculent, tel que le pain, se digère rapidement, tandis que si l'on emploie de la galette de fécule, dont la digestion est très lente, et dont les éléments assimilables ne sont absorbés que très lentement, la quantité de glycogène est bien plus faible, mais dépasse toujours encore de beaucoup celle qu'on observe dans le régime animal.

4° La teneur en glycogène est la plus considérable lorsqu'on alimente les animaux avec les hydrates de carbone d'absorption très rapide, tels que le sucre et la dextrine.

De nombreuses expériences ont été faites par Luchsinger (1), Salomon, etc., au sujet de la disparition du glycogène. Ainsi, dès le début du jeûne le glycogène disparaît graduellement du foie, mais cette disparition est plus ou moins rapide selon l'espèce animale et l'état de nutrition antérieur. On signale la disparition rapide du glycogène chez les lapins. D'après Luchsinger, il peut ne plus en rester au bout de deux jours. Mais en général il faut quatre à six jours d'abstinence pour

(1) Luchsinger, *Experiment. u. kritische Beiträge zur Physiologie und Pathologie des Glycogens*. Zürich, 1875.

que le foie se trouve entièrement dépouillé de son glycogène. Chez les chiens ce résultat n'est atteint qu'après quatorze à vingt-un jours de jeûne. Ainsi Luchsinger et Heinsius trouvaient encore des quantités notables de glycogène après douze jours de jeûne. Dans mes expériences d'abstinence qui en général n'ont pas duré plus de huit jours, il ne m'arriva qu'une fois, et cela sur un animal qui avait jeûné dix jours, de ne trouver dans le foie qu'une quantité à peine appréciable de glycogène et de dextrine, tandis que ces deux éléments formaient encore 1 p. 100 du foie du septième au huitième jour. Naturellement il n'est pas possible de faire dans ce chiffre le départ de la dextrine, qui a probablement continué à se former en même temps que le sucre jusqu'à la mort.

Külz (1) a fait une observation très intéressante, c'est que pendant un travail musculaire pénible le glycogène hépatique disparaît rapidement. Il obligea cinq chiens bien nourris à tirer une voiture pendant six à huit heures. Ces chiens furent sacrifiés après cet effort considérable et le foie examiné au point de vue du glycogène. Chez quatre de ces chiens le glycogène avait totalement disparu ; chez le cinquième seulement, animal vieux et obèse, on trouva encore du glycogène dans le foie.

On a beaucoup discuté sur la question de savoir comment le glycogène se forme dans le foie. Il peut se former aux dépens de l'albumine, comme le prouvent les expériences d'alimentation par les albuminoïdes, et en particulier dans le régime exclusivement animal. Mais il est non moins certain que l'introduction des hydrates de carbone augmente notablement le dépôt de glycogène hépatique. Deux théories se trouvaient en présence ; les uns pensaient que le sucre alimentaire amené par le sang de la veine porte se transforme en un anhydride, en glycogène, qui se trouve retenu dans le foie; les autres exprimaient l'avis que le glycogène en totalité ne peut résulter que d'un dédoublement des substances albuminoïdes et que l'arrivée d'hydrates de carbone, plus aisément combustibles, favorise l'accumulation du glycogène ainsi formé;

(1) E. Külz, *Ueber den Einfluss angestrengter Körperbewegung auf den Glycogengehalt der Leber. Pflüger's Archiv*, Bd XXIV.

c'est la théorie de l'épargne. Des expériences très intéressantes furent entreprises pour démontrer la formation directe du glycogène aux dépens du sucre alimentaire; parmi les plus intéressantes, signalons les expériences de Luchsinger, qui a fait passer par le foie extrait du corps du sang chargé de sucre. Dans les quelques expériences qui réussirent, on constata que la proportion de glycogène avait notablement augmenté, par comparaison avec un fragment témoin coupé avant le passage du sang saccharifère; du glycogène s'était donc formé aux dépens du sucre contenu dans ce sang.

Ce qui prouve que des hydrates de carbone et par suite du glycogène peuvent se produire directement aux dépens des substances albuminoïdes, c'est que dans l'alimentation exclusive avec de la viande maigre il se forme des masses considérables de sucre qui passe dans le sang. Mais il est non moins solidement établi que dans l'alimentation abondante et exclusive par des hydrates de carbone, du glycogène se forme, et cela en masses beaucoup plus considérables que dans le régime animal. La théorie de l'épargne se trouve en contradiction avec les faits; ceux-ci nous apprennent, en effet, que les albuminates et les hydrates de carbone fournissent les matériaux de la formation du glycogène, mais qu'à cet égard les hydrates de carbone jouent un rôle bien plus important que les albuminates.

Une question autrement importante se pose: Que devient le glycogène formé dans le foie? Quel est son rôle dans l'économie animale? Il est certain que, conformément à son origine, le glycogène se transforme à son tour; c'est ce qui ressort déjà de ce simple fait que, même dans l'alimentation la plus abondante par les hydrates de carbone, la proportion de glycogène ne tarde pas à atteindre une limite supérieure qu'elle ne dépasse pas. Ainsi en faisant, par exemple, prendre à un chien de 20 kilogrammes, dont le foie pèse environ 300 grammes, 100 grammes de glycogène par jour, la teneur en glycogène du foie, chez l'animal sacrifié au bout de huit jours, ne dépasse pas 10 à 12 p. 100, en d'autres termes le foie renferme finalement 30 à 36 grammes de glycogène. Même résultat lorsqu'on tue l'animal au bout du troisième jour. Il faut donc que le glycogène subisse une transformation quelconque. Aussi longtemps qu'avec Cl. Bernard on admettait la métamorphose de glycogène en sucre dans le foie, on s'expliquait tout naturellement la disparition du glycogène. Mais en présence des faits établis par mes expériences si nombreuses et si variées, il n'y a plus à songer à cette transformation, et ce sera l'un des plus beaux problèmes physiologiques à résoudre que celui de déterminer le rôle du glycogène dans l'organisme. Pavy assure, comme on le sait, que le glycogène sert dans la genèse de la graisse, et à l'appui il rappelle que chez les animaux nourris abondamment d'hydrates de carbone la formation de glycogène hépatique et celle de graisse sont également abondantes. De nombreuses expériences d'alimentation ont établi la possibilité de la formation de graisse aux dépens des hydrates de carbone, et le fait suivant prouve qu'elle a réellement lieu. Un grand nombre d'hommes, même des nations entières, vivent surtout de féculents, de riz par exemple. Il faut donc admettre que les féculents contribuent à l'entretien des fonctions vitales, à la calorification et au travail musculaire. Comme cela n'a pas lieu d'une façon directe, c'est-à-dire par transformation en sucre, nous devons admettre que c'est le glycogène qui fournit l'élément essentiel de la glycogénie, *la graisse*.

Il est aussi permis de supposer qu'une partie du glycogène va se déposer dans les muscles et contribue là au développement de l'énergie. On n'a pas de preuve certaine du transport du glycogène par le sang. La plupart des physiologistes, en particulier O. Nasse, ne réussirent pas à trouver du glycogène dans le sang, tandis que Salomon en trouva. Le résultat négatif ne prouve rien. On peut toujours supposer que le transport du glycogène est si graduel que nos moyens d'analyse sont insuffisants pour nous permettre de le reconnaître.

Le deuxième lieu de séjour du glycogène dans l'organisme, c'est les muscles. O. Nasse (1) a démontré par de nombreuses expériences que le glycogène constitue un élément normal du

(1) O. Nasse, *Zur Physiologie der contractilen Substanz. Pflüger's Archiv*, Bd II, et *Bemerkungen zur Physiologie der Kohlehydrate. Pflügers Archiv*, Bd XIV.

muscle. Il se trouve dans tous les muscles sans exception, mais en quantité variable selon ces muscles. D'après les recherches de Nasse sur des lapins, des chiens et des chats, la teneur des muscles en glycogène varie, selon la région, entre 0,4 et 0,9 p. 100. Dans un grand nombre d'expériences sur des muscles de chiens frais, pris presque toujours sur la masse des adducteurs de la cuisse, je n'ai jamais trouvé la teneur en glycogène supérieure à 0,3 p. 100. Un grand nombre d'observateurs ont montré en outre que le glycogène varie dans les muscles selon l'alimentation. Les expériences les plus importantes à cet égard sont dues à S. Weiss (1). On trouvera dans le tableau suivant les principaux résultats obtenus par cet expérimentateur :

MODE D'ALIMENTATION.	GLYCOGÈNE hépatique p. 100.	GLYCOGÈNE musculaire p. 100.
Blé pendant 5 jours	0.155	0.381
Millet et verdure pendant 14 jours	traces.	0.0623
Fibrine, sel marin et graisse pendant 3 jours.	0.0009	0.4165
Même régime	0.032	0.604
Riz gonflé et sucre de canne pendant 3 jours.	0.852	0.7625
Même régime	0.1556	0.328
Même régime	2.132	0.474

Il résulte de ces expériences que la nature des aliments exerce une action manifeste sur le glycogène musculaire, mais bien moins importante que sur le glycogène hépatique. Weiss se servait pour ses recherches des muscles thoraciques de poules ; comme le fait remarquer Luschsinger, le glycogène s'y accumule en plus grande quantité que dans les autres muscles, à cause de la faible somme de travail qu'ils fournissent. L'abstinence fait également disparaître assez vite le glycogène musculaire. Luchsinger trouva les muscles de lapins privés de glycogène déjà au bout de deux jours ; chez les chiens et les chats la disparition du glycogène musculaire n'a lieu qu'après

(1) S. Weiss, *Zur Statik des Glycogens im Thierkörper. Wiener Akademieberichte*, Bd LXIV.

un jeûne plus prolongé, à un moment où le foie renferme encore une quantité assez notable de glycogène. Chez des pigeons préalablement bien nourris de blé, il constata au bout de deux jours d'abstinence la disparition complète du glycogène musculaire. Cette observation est en contradiction avec celle de Weiss, qui ne constata pas une disparition aussi rapide du glycogène des muscles thoraciques de la poule soumise à une alimentation insuffisante.

Outre le glycogène, le sucre forme un élément constant du muscle. G. Meissner (1) s'est exprimé, il y a bien des années, à cet égard, en disant que dans « le liquide parenchymateux des muscles striés on trouve, chez tous les vertébrés, du sucre véritable qui en constitue un élément constant et absolument normal ».

D'après O. Nasse (2) le sucre manque dans le muscle à l'état de repos physiologique et n'y apparaît qu'avec la rigidité cadavérique. Dans de nombreuses expériences j'ai excisé des fragments de chair musculaire sur des chiens, je les ai coupés finement et immergés dans de l'eau bouillante tenue toute prête. *J'ai trouvé invariablement, dans l'extrait musculaire, du sucre à côté du glycogène*, et j'ai déterminé la nature de ce sucre non seulement par la réduction, mais encore par la fermentation, celle-ci me donnant presque toujours environ 90 p. 100 du sucre dosé par réduction. Lorsque les muscles sont longtemps abandonnés à eux-mêmes, la proportion de glycogène y diminue et celle du sucre y augmente. Comme exemple, je citerai quelques-unes de mes expériences :

Expérience A.

a) Muscles frais de chiens :

Glycogène	0.28 p. 100
Sucre	0.15 —

b) Après 24 heures :

Glycogène	0.13 p. 100
Sucre	0.24 —

(1) G. Meissner, *Zur Kenntniss der Stoffmetamorphose im Muskel. Göttinger Nachrichten*, 1861.

(2) *Loc. cit.*

Expérience B.

a) Muscles frais de chiens :

Glycogène.............................. 0.2 p. 100
Sucre.............................. 0.15 —

b) Après 24 heures :

Glycogène.............................. 0.104 p. 100
Sucre.............................. 0.36 —

L'accroissement du sucre coïncidant avec une diminution du glycogène a été également observé dans des expériences sur la viande de cheval :

Expérience C.

a) Viande prise directement sur l'étal du boucher :

Glycogène.............................. 0.41 p. 100
Sucre.............................. 0.15 —

b) Après 3 jours :

Glycogène.............................. 0.13 p. 100
Sucre.............................. 0.277 —

c) Après 6 jours :

Glycogène.............................. 0.155 p. 100
Sucre.............................. 0.367 —

Meissner, ainsi que Nasse, ont attribué la transformation du glycogène en sucre à un ferment musculaire spécial, et Nasse posa simplement cette question : ce ferment musculaire existe-t-il déjà pendant la vie et n'arrive-t-il, par exemple, en contact avec le glycogène, que lors de la rigidité cadavérique, par un déplacement moléculaire, ou bien ne prend-il naissance qu'après la mort ? Je n'ai pas réussi à obtenir un ferment musculaire spécial, comme je l'ai dit dans une leçon précédente. J'ai constaté au contraire que l'extrait glycérique de la viande fraîche, aussi bien que celui de la viande cuite, possède une petite action diastasique, identique pour les deux. Je supposai donc que cette transformation pouvait être le fait de la cellule musculaire elle-même. Pour élucider cette question, j'entrepris quelques expériences avec du muscle de chiens et de chevaux en particulier, que je mettais en contact avec une solution de glycogène, tout en conservant le muscle vivant au moyen de sang constamment artérialisé. Voici le compte rendu de quelques-unes de ces expériences :

Expérience A.

Muscle de chien	50 gr.
Sang	90 —
Glycogène	$1^{gr},5$

Mis en communication avec l'aspirateur pendant six heures et demie. On trouva :

Glycogène	traces.
Sucre	$1^{gr},2 = 1^{gr},3$ de glycogène.

On pouvait attribuer au sang la transformation observée. Pour parer à cette objection, je fis l'expérience suivante :

Expérience B.

a) Muscle de chien	65 gr.
Sang	88 —
Glycogène	$2^{gr},3$

Mis en communication avec l'aspirateur pendant vingt-deux heures. On trouva :

Sucre	$1^{gr},9 = 2^{gr},09$ de glycogène.
Glycogène	traces.

b) Sang	88 gr.
Glycogène	$2^{gr},3$

Après aspiration pendant vingt-deux heures, on trouva :

Sucre	$0^{gr},9$
Glycogène	$1^{gr},6$

Ces expériences furent répétées très souvent.

Pour les contrôler, on mélangeait aussi d'une part du muscle, du sang et du glycogène, de l'autre du sang et du glycogène, et on abandonnait ces mélanges à eux-mêmes pendant le même temps que les autres étaient en communication avec l'aspirateur. Dans ces mélanges non soumis à l'aspiration la transformation est insignifiante. — Voici encore l'une des expériences faites avec de la viande de cheval :

Expérience C.

Muscle de cheval	54 gr.
Sang	100
Glycogène	2

Après aspiration pendant six heures, on trouva :

Sucre	$0^{gr},89 = 0^{gr},97$ de glycogène.
Glycogène	$0^{gr},88$

La transformation était également considérable ici, sans atteindre les proportions observées sur les muscles du chien, ce qui tient évidemment à ce que dans les expériences sur les chiens on se servit de la chair et du sang pris sur l'animal immédiatement après sa mort, tandis que dans les expériences sur les chevaux, il s'écoulait une heure et demie à deux heures entre l'abatage et le début de l'expérience.

Quoi qu'il en soit, toutes ces expériences établissent d'une manière indiscutable *que le muscle maintenu en vie ainsi que le sang constamment artérialisé sont capables de transformer le glycogène en sucre.*

La question qui se pose maintenant, c'est celle de savoir d'où vient le glycogène musculaire. Se forme-t-il dans le muscle même, ou passe-t-il du foie dans le muscle? Cette question n'est pas encore arrivée à maturité. Cependant quelques expériences semblent faire supposer que le glycogène musculaire se forme, du moins en partie, dans le muscle même. C'est ce que tendent à prouver surtout les expériences de Külz (1). Ce phisiologiste excisa le foie sur des grenouilles, puis leur fit des injections sous-cutanées de sucre, et au bout de quelque temps détermina la teneur des muscles en glycogène et comparativement celle des muscles de grenouilles normales et de grenouilles privées de foie, mais laissées sans nourriture. 100 grammes de muscles de grenouilles normales renfermaient $0^{gr},6684$ de sucre, 100 grammes de muscles de grenouilles privées de foie, mais abandonnées sans nourriture, $0^{gr},6299$, tandis que les batraciens privés de foie et soumis à des injections,

(1) E. Külz, *Bildet der Muskel selbstständig Glycogen. Pflüger's Archiv* Bd. XXIV.

sous-cutanées de sucre en contenaient 0 gr. 7977. Les muscles de ces derniers animaux avaient donc gagné du glycogène à la suite des injections de sucre.

Bunge (1) exprime l'avis que le glycogène musculaire tire son origine des hydrates de carbone de l'alimentation. La quantité de sucre d'alimentation après un repas riche en hydrates de carbone dépasse de beaucoup la quantité de glycogène emmagasinée dans le foie. « Il faut donc admettre qu'une grande partie du sucre venant de l'intestin traverse le foie. Mais comme la teneur en sucre n'augmente pas dans le sang même après l'ingestion des aliments les plus riches au sucre, il s'en suit que le sucre se dépose encore ailleurs que dans le foie et nous savons qu'en effet les muscles renferment également du glycogène. » Il est certain que dans l'alimentation féculente, la teneur du sang carotidien en sucre est absolument la même que dans l'alimentation animale et pendant le jeûne, mais lorsque la nourriture consiste en sucre ou en dextrine, qui se trouvent rapidement absorbés, la teneur du sang de la carotide en sucre est un peu plus élevée, et en même temps un peu de ce sucre est éliminé par l'urine, ce qui est déjà contraire à toute supposition d'un dépôt de sucre au delà du foie. Mais même la quantité de sucre restant invariable dans le sang, on ne pourrait en conclure que l'excès de sucre introduit se dépose nécessairement sous forme de glycogène musculaire, attendu que dans son passage de l'intestin à la carotide, en passant par le foie et par le cœur, le sucre ne trouve pas l'occasion de se déposer sous une forme quelconque dans les muscles.

Je suis d'avis, quoique cela ne soit pas prouvé, qu'une petite partie du sucre contenu dans le sang donne lieu dans les muscles à un dépôt de réserve sous forme de glycogène. Cela me paraît d'autant plus plausible que le glycogène musculaire, ainsi que le sucre du sang lui-même, ne dépend guère du mode d'alimentation. Lorsque le glycogène est repris aux muscles, pour servir à un travail exceptionnel quelconque, il se retransforme d'abord en sucre, puis est utilisé comme tel. Ce qui

(1) Bunge, *Lehrbuch der physiol. Chemie*, 1887.

justifie cette hypothèse, c'est l'existence d'un processus analogue dans la plante, c'est-à-dire la présence d'amidon dans des organes où il ne s'en forme pas. Ce transport de l'amidon (1) ne peut s'expliquer que par sa transformation en sucre et son passage de cellule en cellule sous cette forme, enfin par son retour à l'état d'amidon dans le tissu où il est déposé. On n'a pas encore expliqué comment a lieu cette double transformation, mais le fait est établi, et l'on ne peut nier sans autre forme de procès que le glycogène musculaire ne puisse se comporter d'une manière semblable.

(1) A. Mayer, *Lehrbuch der Agriculturchemie. Wanderung der organischen Substanzen.* Heidelberg, 1886.

TREIZIÈME LEÇON

ROLE DU SUCRE DANS L'ÉCONOMIE. — THÉORIE DE LIEBIG SUR LA SOURCE DE L'ÉNERGIE MUSCULAIRE. — EXPÉRIENCES DE FICK ET WISLICENUS. — LETTRE DE J. R. MAYER A GRIESINGER. — EXPÉRIENCES DE VOIT, D'ED. SMITH, ETC. — LE SUCRE EST LA SOURCE DE L'ACTIVITÉ FONCTIONNELLE DANS L'ÉCONOMIE. — EXPÉRIENCES DE CHAUVEAU ET KAUFMANN. — RELATIONS ENTRE L'ALIMENTATION ET L'ACTIVITÉ FONCTIONNELLE.

Nous avons suivi le processus glycogénique à travers toute l'économie. Nous avons vu les matériaux alimentaires entrer dans le foie par le sang de la veine porte, puis passer, modifiés ou à l'état de sucre, dans le sang des veines sus-hépatiques et dans toute la circulation. Nous avons observé que la formation de sucre a lieu quel que soit le mode d'alimentation. Dans l'alimentation exclusive à la viande dégraissée, dans le régime gras exclusif, de même que dans l'abstention prolongée, allant presque jusqu'à la mort par inanition, le foie cède au sang à peu près la même quantité de sucre. Nous avons vu que le sucre du sang est soumis à une décomposition constante, et que le moindre arrêt de la glycogénie détermine un abaissement considérable de la teneur du sang en sucre. Par le dosage comparatif du sucre dans le sang à son entrée dans le foie et à sa sortie de cet organe, par l'évaluation approximative du volume de sang qui traverse le foie dans l'unité de temps, nous avons réussi à déterminer la proportion de sucre qui dans l'unité de temps passe du foie dans le sang. Nous avons constaté que chez un chien de 20 kilogrammes il se forme dans le foie, en vingt-quatre heures, 200 grammes de sucre qui passent dans le sang, et nous avons pu conclure de là que chez l'homme une quantité de sucre deux à trois fois plus grande est produite et cédée au sang. Une fonction de cette étendue doit avoir une importance équivalente et *j'ai formulé le rôle du sucre sanguin en l'envisageant comme la source de la chaleur animale et du travail mécanique accompli par l'organisme.* Il s'agit maintenant d'établir cette proposition sur des bases aussi solides que possible.

Lavoisier a déjà irréfutablement démontré que la chaleur animale est produite exactement comme la chaleur de nos poêles, par l'oxydation du carbone. Le charbon arrive dans l'organisme sous forme d'aliments et c'est pour ce motif que Liebig a donné le nom d'*aliments respiratoires* à ceux qui sont riches en carbone, c'est-à-dire aux matériaux qui fixent l'oxygène introduit par la respiration et reviennent dans l'atmosphère sous forme d'acide carbonique, en abandonnant à l'économie la chaleur produite pendant cette transformation chimique. Liebig pensait, d'autre part, que, contrairement aux aliments respiratoires, les aliments azotés ont pour rôle de faire du muscle et, en conséquence, leur donna le nom d'*aliments plastiques;* « les parties plastiques des aliments, dit-il (1), sont donc les conditions de toute activité, de toute production de force, dans l'économie animale de la part des sens ou des membres. » Quant à la manière dont a lieu cette production de force, Liebig nous le dit dans un ouvrage paru plus tard (2) : « J'ai exprimé jadis l'opinion qu'il fallait chercher dans la transformation des parties azotées des muscles les premières conditions de la production de la force physique dans l'économie. »

« Or, si la substance des muscles en se transformant devient l'origine de la force musculaire, si le terme azoté ultime de cette décomposition déterminée par l'oxygène est l'urée, la quantité de travail produit doit pouvoir se mesurer par la proportion d'urée excrétée. La décomposition doit se trouver en rapport avec le travail produit et la quantité d'urée avec l'activité de la décomposition. »

(1) Liebig, *Nouvelles lettres sur la chimie*, trad. par Ch. Gerhardt; Paris, 1852, p. 131.

(2) Liebig, *Ueber Gährung, über Quelle der Muskelkraft*, 1870.

Un grand nombre de physiologistes ont cherché à reconnaître si l'excrétion d'urée est plus grande pendant le travail musculaire forcé que pendant le repos, mais la plupart des expériences ont donné des résultats négatifs.

Ed. Smith (1) a déterminé l'élimination de l'urée comparativement chez des détenus en repos et chez d'autres marchant dans le tambour d'un treuil. L'élimination d'urée fut un peu supérieure chez ces derniers, mais l'augmentation ne dépassa pas de 3 p. 100 la normale. Le travail de ces hommes consistait à élever un poids de 354 à 413 tonnes à la hauteur d'un pied, L'augmentation de l'urée ne se produisait que les jours de travail.

Voit a fait deux séries d'expériences sur des chiens ; les premières (2) portèrent sur un grand chien, encore jeune, peu gras, qu'on faisait jeûner ou chez lequel on maintenait l'équilibre des azotés en le nourrissant avec 1500 grammes de viande.

Voici les résultats de ces expériences :

Nos D'ORDRE des expériences.	ALIMENTATION.	ÉTAT D'ACTIVITÉ.	URÉE.
I	Nulle.	Repos.	14.3
	—	Travail.	16.6
II	—	Repos.	11.9
	—	Travail.	12.3
III	1500 grammes de viande.	Repos.	109.8
	—	Travail.	117.2
IV	—	Repos.	110.6
	—	Travail.	114.1

La seconde série d'expériences (3) fut faite sur un grand chien âgé et gras, qu'on faisait jeûner, puis courir de force ; voici les résultats obtenus :

(1) Ed. Smith, *On the elimination of urea*, etc. *Philos. transact.*, 1862.
(2) Voit, *Untersuch. über den Einfluss des Kochsalzes*, etc. München, 1860.
(3) *Zeitschr. f. Biologie*, Bd. II, 1866.

Nos D'ORDRE des expériences.	JOUR DU JEÛNE.	ÉTAT D'ACTIVITÉ.	URÉE.
I	1er jour.	Repos.	15.4
	2e —	Repos.	15.4
	3e —	Travail.	15.8
	4e —	Repos.	18.9
II	1er jour.	Repos.	11.6
	2e —	Repos.	11.6
	3e —	Travail.	11.2
	4e —	Repos.	12 5
	5e —	Repos.	11.8

Pettenkofer et Voit (1) ont opéré sur l'homme au repos et en activité et ont déterminé les quantités d'urée excrétées.

Nos D'ORDRE des expériences.	ALIMENTATION.	ÉTAT D'ACTIVITÉ.	URÉE.
I	Jeûne.	Repos.	26.8
		Repos.	26.3
		Travail.	25.0
II	Régime ordinaire.	Repos.	37.2
		Repos.	35.4
		Repos.	37.2
		Travail.	36.3
		Travail.	37.3

Parkes (2) a également fait une série d'expériences sur l'élimination de l'urée chez l'homme à l'état de repos et de travail. Les premières de ces expériences portèrent sur deux militaires et donnèrent comme résultat un accroissement de l'azote excrété pendant la période de repos qui suivit le travail. La différence fut d'environ 2 grammes d'urée. Dans une expérience ultérieure, Parkes trouva un accroissement modéré de l'excrétion de l'azote pendant le travail; elle s'éleva une fois de 18,9 à 21,6, et une autre fois de 19,1 à 20,1.

(1) Pettenkofer u. Voit, *Zeitschr. f. Biologie*, Bd. II, 1866.
(2) Parkes, *Proceedings of the royal Society*, t. XV, XVI, XIX.

O. Kellner (1) dans une série d'expériences faites sur des chevaux avec la collaboration de plusieurs de ses collègues, constata que, la quantité de nourriture restant la même, l'élimination d'azote augmentait à mesure que le travail fourni était plus considérable. Elle fut successivement :

Pour un travail évalué à	500.000	kilogr. de	98gr,8	en 24 heures.
—	—	1.000.000	—	109gr,3	—
—	—	1.500.000	—	116gr,8	—
—	—	500.000	—	98gr,3	—

Les expériences dans lesquelles l'excrétion d'azote resta invariable pendant le travail prouvent nettement que l'activité déployée ne l'avait pas été aux dépens de la substance musculaire décomposée, tandis que les expériences où l'élimination azotée s'accrut lors du travail signalent non moins clairement la décomposition des albuminoïdes comme source d'énergie.

Fick et Wislicenus (2) ont suivi une autre voie pour arriver à la solution de la question de savoir « si l'énergie musculaire a pour source unique la combustion des substance albuminoïdes ». Voici la suite de leur raisonnement : « Admettons qu'une personne ait produit un travail extérieur susceptible d'être mesuré, en kilogrammes-mètres par exemple, et que cette personne ait brûlé dans ses muscles p grammes d'albumine pour accomplir ce travail; admettons en outre que l'on connaisse la quantité de chaleur dégagée par la combustion d'un gramme d'albumine ou par sa transformation en produits prêts à être éliminés; si l'équivalent thermique m du travail dépasse la quantité de chaleur produite par la combustion de p grammes d'albumine, la réponse à la question posée sera nécessairement négative. » Il fallait donc obtenir un travail facile à mesurer exactement, et déterminer quel poids de substance musculaire décomposé correspondait à ce travail. Les deux expérimentateurs firent l'ascension du Faulhorn dans l'espace de six heures. L'urine émise pendant l'ascension (urine du tra-

(1) O. Kellner, *Landwirtsch. Jahrbücher*, VIII.

(2) Fick u. Wislicenus, *Ueber die Entstehung der Muskelkraft. Vierteljahrsschr. d. Zürcher naturforsch. Gesellsch.*, 1865.

vail) fut recueillie, ainsi que l'urine rendue pendant les six heures qui suivirent l'ascension (urine après le travail), et dans ces deux sortes d'urine on détermina l'urée et la totalité de l'azote. Voici, exprimées en grammes, les quantités d'azote trouvées :

	F.	W.
Urine du travail....................	3.31	3.13
Urine après le travail..............	2.42	2.41

Pendant les six heures de travail et dans les six heures consécutives, F. avait excrété 5gr,73 et W. 5gr,54 d'azote ; ce qui représente en substances protéiques détruites 38,28 pour F. et 37,0 pour W. En tenant compte de la chaleur produite par la combustion du carbone et de l'hydrogène contenus dans l'albumine, on calcula que F. disposait pour son travail musculaire de 250 calories, W. de 249 calories. En exprimant ces valeurs en unités de travail, on trouve pour F. 106 250 kilogrammes-mètres et pour W. 105 825 kilogrammes-mètres. Or le travail musculaire réellement produit s'obtient en multipliant le nombre qui exprime la hauteur du sommet du Faulhorn au-dessus du niveau du lac de Brienz, soit 1 956 mètres, par le poids du corps (pour F. 66 kilogrammes, pour W. 76 kilogrammes), ce qui donne pour F. 129 096 et pour W. 148 556 kilogrammes-mètres. Ajoutons le travail du cœur et le travail respiratoire, et nous arriverons aux chiffres suivants, 159 637 pour F. et 184 287 pour W. Il faut encore remarquer qu'une portion seulement de la force vive engendrée se trouve transformée en travail mécanique. D'après les calculs de Helmholz, 1/5 seulement de la chaleur de combustion des tissus décomposés se transforme en travail extérieur. Mais même si le rapport de la force vive produite à la force susceptible d'être tranformée en travail était 1 : 0,5, il faudrait encore doubler les nombres trouvés pour le travail produit pour connaître approximativement la somme de force vive engendrée, ce qui donnerait pour F. 319 274 kilogrammes-mètres et pour W. 368 574 kilogrammes-mètres.

Voici la réponse donnée par ces deux auteurs à la question posée ci-dessus : « La combustion des substances protéiques ne peut constituer à elle seule la source de l'énergie musculaire, attendu que dans les deux observations analysées le travail extérieur mesurable fourni était plus considérable que ne le comporte l'équivalent de chaleur correspondant à la combustion des albuminoïdes. » Plus loin Fick et Wislicenus formulent la conclusion suivante : « Comme la machine musculaire peut incontestablement être chauffée par un combustible non azoté, c'est ce dernier qui sera partout utilisé par elle. » *Cette conclusion ne repose sur aucun fait.* Bien que les matériaux azotés ne suffisent pas pour fournir par leur décomposition la force nécessaire à l'accomplissement du travail constaté, il ne s'ensuit pas qu'ils ne sont pas capables de produire une partie de cette force.

A l'opinion de Liebig, encore actuellement représentée par Playfair, que la décomposition du tissu musculaire constitue la seule source de la force nécessaire à l'accomplissement du travail mécanique dans l'économie, vient aujourd'hui s'opposer une autre, non moins exclusive, qui attribue la production du travail mécanique *uniquement* à l'oxydation des substances non azotées. D'après Voit, c'est la graisse ; d'après d'autres, c'est le glycogène qui constitue la source exclusive du travail musculaire.

L'intéressante expérience de Fick et Wislicenus, ainsi que les essais d'alimentation de Voit, d'Ed. Smith, mettent hors de doute que la production de travail n'a pas lieu *exclusivement* aux dépens d'une combustion de la substance des muscles, comme on le croyait jadis généralement. En revanche, je ne puis accepter l'opinion exprimée pour la première fois par les susdits physiologistes et considérée aujourd'hui comme un axiome, que « la matière combustible dynamogène ne consiste qu'en combinaisons non azotées, en graisse et en hydrates de carbone ». Je suis du reste absolument convaincu que la fibre musculaire est une machine travaillant dans des conditions semblables à la machine à vapeur, qu'elle reçoit comme elle son impulsion du dehors, enfin, que les matériaux albuminoïdes qui ont servi à la construction de la machine animale ne prennent pas plus part à la production de la force que le fer qui a servi à édifier la machine à vapeur. Pour moi, *le combustible qui dans l'économie sert à la production de la chaleur animale et à celle du travail n'est autre chose que le sucre du sang, et l'ensemble des matériaux alimentaires, qui concourent à la glycogénie, fournit à l'organisme les forces de tension qui, grâce à l'oxydation, se convertissent en forces vives et le mettent en état d'accomplir ses fonctions.*

Récemment W. Preyer a publié des lettres (1) adressées par J. R. Mayer à Griesinger et dans lesquelles l'immortel auteur de la découverte de la loi de conservation de l'énergie exposait à son ami les premiers éléments de sa doctrine. Dans une de ces lettres, datée de 1844, il y a donc environ un demi-siècle, Mayer développait l'analogie qui existe entre la machine humaine et la machine à vapeur ; la force est engendrée dans l'une et l'autre par la combustion du charbon ; « la fibre musculaire n'a pas besoin, pour produire un travail par sa contraction, de subir une altération matérielle ; pour chauffer nos appartements nous n'employons pas de bois finement sculpté ; des bûches de hêtre font l'affaire aussi bien, sinon mieux. Est-ce à dire qu'il n'y a pas d'usure des matériaux qui composent les organes ? Certes, mais c'est une affaire à part ; dans la machine à vapeur il y a également usure à toute heure et tous les jours. Mais il n'y a pas de comparaison à faire entre les matériaux nécessaires à la réparation et le charbon qui sert de combustible ».

Ce qui fait que la physiologie fut si longtemps dans l'erreur sur une question de cette importance, c'est que, comme le disait déjà fort bien Mayer, on admettait que « l'activité fonctionnelle dépend des échanges qui ont lieu dans l'intimité même des tissus qui composent les organes », et, vingt ans après, Fick et Wislicenus exprimaient de leur côté la conviction que « les idées erronées sur la cause de la force musculaire venaient de ce que les physiologistes et les chimistes dérivaient l'activité des muscles d'une décomposition de leur substance ».

Les recherches de Bischoff et Voit, complétées par de nom-

(1) *Deutsche Rundschau*, juin 1889.

breux travaux de Voit, furent décisives à cet égard, en établissant que l'excrétion d'urée correspond à la quantité d'aliments azotés assimilés. Il importe peu à la solution de cette question que tout l'azote des aliments passe dans l'urine, ou qu'une partie en est éliminée par une autre voie. Les expériences d'alimentation démontrèrent clairement *que l'élimination d'urée est proportionnelle à la quantité d'aliments azotés ingérés*, et que chez un animal dont le poids reste invariable l'azote des aliments se trouve éliminé dans les vingt-quatre heures.

C'est dans l'établissement de ce fait, déjà reconnu auparavant par Gilbert et Lawes, ainsi que par Ed. Smith, que consiste la haute importance des travaux de Voit pour la physiologie. Jusqu'alors on était persuadé que les tissus organiques étaient dans un état continuel de mutation, l'on considérait l'urée comme un produit de la décomposition des éléments azotés de l'économie, et l'on prétendait mesurer l'étendue de cette décomposition par la quantité d'urée éliminée. Le fait de l'élimination totale ou à peu près totale, dans l'espace de vingt-quatre heures, de tout l'azote introduit par les aliments est contraire à l'hypothèse de la transformation des aliments en tissus organiques et de l'élimination d'une *quantité d'azote exactement correspondante*, provenant des éléments azotés de l'organisme. Le dernier coup a été donné à cette théorie par la constatation d'un départ d'azote presque égal à l'apport. Il n'est pas admissible, en effet, que le travail physique restant le même, la décomposition des éléments organiques soit différente selon la quantité plus ou moins grande d'aliments azotés introduits. *Les faits sont tels qu'ils ne comportent qu'une seule interprétation, c'est que l'azote excrété provient des aliments modifiés, que ceux-ci se décomposent sans être entrés préalablement dans la constitution des éléments organiques, enfin, que les produits de décomposition qui abandonnent l'économie dérivent pour la majeure partie de la nourriture.* Les matériaux alimentaires, dont une faible portion seulement sert à remplacer les déchets organiques, lorsque le poids de l'animal ne varie pas, servent donc principalement à entretenir le fonctionnement physiologique, c'est le charbon que la machine animale brûle pour produire de la chaleur et du travail.

De nombreuses expériences de Voit, les miennes et d'autres encore mettent hors de doute qu'on peut maintenir pendant de nombreux mois des animaux en possession de leurs forces vives et de leur activité physiologique en les nourrissant exclusivement avec de la viande dégraissée; il est donc évident que c'est dans la viande qu'il faut chercher la source d'énergie nécessaire pour l'accomplissement de toutes les fonctions de l'organisme, et ainsi se trouve réduite à néant de prime abord l'opinion qui veut que « le combustible non azoté seul convient à la machine musculaire ».

L'élément de la viande qui, par son oxydation, fournit la force vive nécessaire pour la production de la chaleur et du travail, est sans aucun doute le carbone. Fick et Wislicenus ont déjà exprimé la pensée que les matériaux dynamogènes doivent être identiques pour ces deux formes d'activité de l'organisme, « attendu que dans l'état actuel de la science la chaleur et le travail mécanique ne sont que des formes différentes de manifestation du même agent ». Des expériences directes ont montré du reste que, lors du travail musculaire, la quantité d'oxygène inspirée et la quantité d'acide carbonique exhalée sont plus grandes qu'à l'état de repos. Voit et Pettenkofer (1) trouvèrent, chez un homme qui jeûnait, pour l'exhalation d'acide carbonique pendant les douze heures de jour, 403 dans l'état de repos, et 930 lors du travail, de même l'inspiration d'oxygène fut de 435 pendant le repos, de 922 pendant le travail. Le travail avait donc doublé l'absorption d'oxygène et l'exhalation d'acide carbonique. Ed. Smith (2) trouva ces deux phénomènes accrus dans une bien plus grande proportion encore pendant le travail. La marche augmente l'exhalation d'acide carbonique; celle-ci devient deux fois et demie plus grande si l'on fait par exemple deux milles anglais en une heure. Les individus qui marchent dans le tambour d'un treuil exhalent autant d'acide carbonique qu'ils en dégageraient en quatre heures et demie par le repos

(1) *Loc. cit.*

(2) Ed. Smith, *Experimental inquiries into the chemical and other phenomena of respiration. Philosoph. Transact.*, 1859.

avec alimentation ou en six heures par le repos avec abstinence.

Il résulte déjà de là que dans le régime animal exclusif la plus grande partie du carbone alimentaire doit servir comme source de force pour l'accomplissement des fonctions vitales de l'économie; mais sous quelle forme ce carbone subit-il l'oxydation? J'ai établi par d'autres expériences quelle est la quantité de sucre qui parvient dans la circulation dans l'unité de temps. Les facteurs qui ont servi à cette occasion sont : 1° la détermination de l'excédent moyen de sucre dans le sang des veines sus-hépatiques comparativement au sang de la veine porte; 2° l'évaluation du volume de sang qui traverse le foie dans l'unité de temps. Le premier point fut établi par près de soixante-dix expériences sur des animaux, dans lesquelles on dosait le sucre du sang de la veine-porte et du sang hépatique. Le sang des veines sus-hépatiques se montra *sans exception aucune* plus riche en sucre; à sa sortie du foie, il renfermait en moyenne un excédent de $0^{gr},1$. Le second point, l'évaluation du volume de sang qui traverse le foie, fut établi par la détermination de la quantité de sang qui passe de la veine porte dans le foie; on ne tint aucun compte de la quantité de sang qu'amène au foie l'artère hépatique et qui en sort avec le sang hépatique. En raison de cela, les chiffres trouvés par moi étaient effectivement inférieurs à ceux obtenus par d'autres expérimentateurs avec des méthodes différentes. Ainsi, j'ai constaté que chez un chien de 41 kilogrammes, par exemple, il s'écoule en vingt-trois secondes 113 centimètres cubes de sang par une canule engagée dans la veine splénique et pénétrant jusque dans le tronc de la veine porte, cette veine étant oblitérée; cela fait $4^{cmc},9$ par seconde, $17^{lit},6$ par heure, $433^{lit},3$ par vingt-quatre heures.

Chez cet animal la teneur en sucre du sang à son entrée dans le foie était de 0,112 p. 100 et à la sortie de cet organe de 0,256 p. 100, ce qui donne un accroissement de 0,144 p. 100. Mais comme on pouvait craindre que le passage du sucre du foie dans le sang ne fût pas uniforme, j'ai pris comme base de mes calculs la moyenne de l'accroissement du sucre dans toutes mes expériences, soit 0,1 ; il en résulte que chez l'animal en expérience le foie a fourni à la circulation 433 grammes de sucre dans les vingt-quatre heures. Or 100 grammes de glycose contiennent 40 grammes de carbone. Pour former 433 grammes de sucre, 173 grammes de carbone étaient donc nécessaires ; ce qui correspond à 323 grammes d'albumine, si l'on admet que ce carbone provient exclusivement d'albuminoïdes. L'animal étant nourri avec de la viande maigre, il lui en fallait environ 1300 grammes par jour pour absorber le carbone nécessaire à la glycogénie. De nombreux essais d'alimentation m'ont fait reconnaître qu'un chien de 30 à 40 kilogrammes a besoin d'environ 1500 grammes de viande dégraissée par jour pour ne pas perdre de son poids. Ce poids de viande contient à peu près 200 grammes de carbone. En admettant que 15 à 20 grammes de ce carbone se transforment en urée, presque tout le reste sert à la formation du sucre.

Comme le sucre du sang renferme la majeure partie des matériaux combustibles de l'aliment protéique, *il en résulte nécessairement que le sucre du sang constitue la source exclusive de l'énergie nécessaire à l'activité fonctionnelle de l'organisme, à la production de la chaleur animale et du travail mécanique.*

Mes expériences m'avaient encore appris que, même dans l'alimentation exclusive ou presque exclusive par les corps gras, il se forme autant de sucre du sang que dans l'alimentation par la viande. En dosant l'azote dans une des expériences d'alimentation par la graisse pendant toute sa durée, j'ai établi que l'albumine décomposée ne saurait fournir qu'une faible portion des matériaux nécessaires à la formation du sucre éliminé pendant le même temps. Les expériences de jeûne me donnèrent les mêmes résultats. L'excédent de sucre du sang des veines sus-hépatiques ne varia pas jusqu'à la mort par inanition, et en admettant même que, par suite du ralentissement de la circulation, la glycogénie fût moins active, elle n'en persista pas moins, et les albuminoïdes décomposés pendant la période de jeûne n'auraient pu fournir qu'une faible portion des matériaux nécessaires à la formation du sucre. Il était dès lors bien démontré que celle-ci avait lieu aux dépens des graisses.

Mes expériences d'alimentation par les corps gras sont impuissantes à prouver que la graisse *n'offre que* sous forme de sucre du sang les matériaux combustibles nécessaires à l'activité fonctionnelle de l'organisme, car les graisses étaient introduites en si grande quantité qu'une portion seulement de leur carbone pouvait être utilisée pour la glycogénie. Mais rien que de voir engraisser les animaux par ce régime suffisait à prouver que le reste de la graisse n'était pas brûlé. Pour savoir exactement si, dans le régime gras, le sucre du sang formé constitue la seule source de travail, il fallait ne donner que juste assez de graisse pour fournir la quantité de carbone nécessaire à la formation journalière de sucre. A un certain point de vue, les essais de jeûne prouvent déjà que les matériaux combustibles dérivés de la graisse ne sont autre chose que du sucre. Pettenkofer et Voit constatèrent, chez un chien de 31 kilos, que la dépense de graisse atteint, le sixième jour de jeûne, 107 grammes et, le dixième jour, 83 grammes. Quant au tissu musculaire, il en disparut les mêmes jours respectivement 42 et 38 grammes (évalué à l'état sec). Le muscle décomposé aurait pu fournir environ 50 grammes de sucre du sang. Quoique à ce moment avancé du jeûne l'activité fonctionnelle du corps eût notablement diminué, il fallait néanmoins que toute la graisse disparue eût été employée à produire le sucre nécessaire à la production du travail corporel. N'eussions-nous même pas de donnée numérique pour la quantité de graisse dépensée journellement par l'animal qui jeûne, la quantité totale de graisse disparue après une longue période d'abstinence nous apprendrait cependant avec une quasi-certitude que la dépense en est réglée et que l'économie ne cède pas plus de graisse qu'il n'en faut pour former la quantité de sucre strictement nécessaire à l'entretien des fonctions vitales.

Je ne puis admettre comme légitimes les raisons données par Fick et Wislicenus, lorsqu'ils assimilent la machine animale à la machine à vapeur pour le choix du combustible qui leur convient, je ne puis pas admettre davantage qu'on déduise de leur assertion l'inutilité de combustibles différents pour le corps ; je dois cependant faire observer qu'il n'est pas douteux qu'un organe commun à tous les animaux et dont le volume fait pressentir l'importance, le foie, a pour rôle de préparer les matériaux dont l'oxydation est nécessaire au bon fonctionnement de l'organisme ; or mes expériences d'alimentation ont établi que ces matériaux se forment aux dépens des substances albuminoïdes et grasses ; je suis donc pleinement autorisé à affirmer que le combustible ainsi formé, *le sucre du sang*, constitue la source *exclusive* de l'énergie vitale.

Chauveau (1) a cherché, en collaboration avec Kaufmann, à démontrer expérimentalement que la chaleur et le travail mécanique dans l'économie animale ont pour cause la combustion du sucre du sang. Lorsqu'en 1856 Chauveau démontra, dans une communication à l'Académie, la continuité de la fonction glycogénique du foie, il exprima ses vues sur le sort ultérieur du sucre du sang ; d'après lui une très faible partie de ce sucre, environ 1/100 p. 100, passe dans la lymphe ; « quant à l'autre partie, elle subit une métamorphose dont la la nature reste à prouver ». Dès cette époque, il avait prouvé que le sucre contenu dans le sang du cœur droit passe intégralement dans le cœur gauche, et n'est jamais détruit dans les poumons, comme le pensait d'abord Cl. Bernard. C'est à la même époque qu'il fit ses dosages comparatifs du sucre dans le sang artériel et le sang veineux et qu'il trouva le premier plus riche en sucre. J'ai indiqué plus haut les chiffres trouvés par Chauveau. L'importance même que ce physiologiste attachait à cette perte de sucre subie par le sang en passant des artères dans les veines l'engagea à continuer ses recherches. En effet, c'est dans le lieu même où cette perte s'effectue, c'est-à-dire dans les capillaires de la circulation générale, que se passent les phénomènes de combustion, source de la chaleur animale. De là à l'idée de faire jouer un rôle considérable dans la production de ces phénomènes à l'oxydation du sucre il n'y avait pas loin.

L'activité thermogène, à l'état physiologique, est très iné-

(1) Chauveau, *La glycose, le glycogène, la glycogénie, en rapport avec la production de la chaleur et le travail mécanique dans l'économie animale* (en collabor. avec M. Kaufmann). (*Compt. rend. Acad. des sciences*, t. CIII, 1886).

gale suivant les organes et en rapport avec l'activité des combustions organiques ; celle-ci se traduit par la différence des quantités d'oxygène absorbé et d'acide carbonique produit. Si c'est aux dépens du sucre qu'a lieu la combustion, la disparition partielle du sucre doit être directement en rapport avec les effets produits, avec le volume du gaz dégagé et la chaleur engendrée. Chauveau et Kaufmann ont fait leurs expériences sur des chevaux. Comme, au point de vue de la faculté thermogène, il existe une grande différence entre les muscles et les glandes, ils examinèrent le sang sortant de la parotide et celui venant du masséter, y dosèrent le gaz et le sucre, puis comparèrent les résultats obtenus avec ceux donnés par l'examen du sang carotidien. Le sang pris dans la veine maxillo-musculaire différait du sang de la carotide par :

	Première expérience.	Seconde expérience.
Oxygène absorbé........... ...	7vol,8	11vol,4
Acide carbonique produit......	13vol,2	8vol,7

Pour le sang de la veine auriculo-parotidienne, le résultat fut le suivant :

	Première expérience.	Seconde expérience.
Oxygène absorbé..............	0vol,62	3vol,9
Acide carbonique produit......	2vol,37	2vol,1

Six autres dosages comparatifs de sucre furent faits sur le sang des mêmes départements vasculaires. Voici les résultats p. 100 obtenus par ces auteurs :

Nos D'ORDRE des expériences.	SANG DE LA CAROTIDE.	SANG MUSCULAIRE veineux.	Nos D'ORDRE des expériences.	SANG DE LA CAROTIDE.	SANG GLANDULAIRE veineux.
I	0.074	0.069	I	0.102	0.094
II	0.076	0.052	II	0.065	0.060
III	0.102	0 087	III	0.074	0.073
IV	0.090	0.086	IV	0.069	0.066
V	0.108	0.091	V	0.092	0 093
VI	0.082	0.073	VI	0.093	0.092
Moyenne.	0.088	0.076	Moyenne.	0.080	0.079

Les différences sont égales à 0,012 et à 0,001.

Dans d'autres expériences Chauveau et Kaufmann ont déterminé l'absorption d'oxygène, le dégagement d'acide carbonique et la perte de sucre dans le sang veineux des mêmes organes *pendant la mastication*, en prenant toujours le sang carotidien pour terme de comparaison. Ils trouvèrent comme moyenne de trois expériences pour le sang artériel 0,103 p. 100 de sucre, pour le sang massétérin 0,090 ; différence, 0,013 ; le sang parotidien renfermait 0,097 p. 100 de sucre et le sang carotidien pris en même temps 0,098.

Les auteurs de ces expériences ont établi que pendant la mastication les organes en question sont irrigués par trois fois plus de sang que pendant le repos ; il faut donc multiplier par 3 les différences obtenues ; il en résulte que le sang a perdu dans le masséter 0,039 p. 100 de sucre et dans la glande seulement environ 0,003 p. 100. Le travail de la mastication a donc triplé la disparition du sucre dans le muscle, tandis qu'il ne l'a que légèrement augmentée dans la glande. Ces différences correspondent aux combustions accrues par le travail et à la plus grande activité des échanges gazeux dans le muscle, tandis que l'activité sécrétoire n'augmente que faiblement les combustions et les échanges gazeux. Il est prouvé par là qu'il existe des relations étroites entre la disparition du sucre, la production de chaleur et de travail physiologique. Ces recherches sont fort intéressantes, mais elles présentent ce seul inconvénient que les différences observées entre les teneurs en sucre du sang artériel et du sang veineux ne dépassent pas la limite des erreurs possibles. Quiconque a fait de nombreux dosages de sucre, après l'emploi des meilleures méthodes de désalbumination, doit être convaincu qu'entre deux analyses d'un même sang des différences de 0,01 à 0.015 p. 100 peuvent aisément se présenter et ne permettent pas des conclusions trop étendues.

Il est du plus haut intérêt de savoir si le glycogène musculaire a sa part dans la production du travail, et jusqu'à quel point. D'après quelques observations très affirmatives il se décomposerait pendant le travail musculaire. S. Weiss tétanisa des cuisses de grenouille jusqu'à complet épuisement et y rechercha la quantité de glycogène comparativement aux muscles non tétanisés des cuisses du côté opposé. Les muscles tétanisés renfermaient 24 à 50 p. 100 de glycogène de moins que les muscles non tétanisés. Chauveau et Kaufmann trouvèrent dans le masséter après un repos prolongé $0^{gr},177$ de glycogène, tandis que le masséter du côté opposé, examiné après un travail de mastication d'une demi-heure, en renfermait $0^{gr},139$. Chez des animaux mis au jeûne et forcés de produire un travail mécanique pénible, Külz et autres ont constaté la disparition rapide du glycogène. De mon côté j'ai constaté que le muscle maintenu vivant au moyen de sang artériel est capable de transformer de grandes quantités de glycogène en sucre. Il est permis d'en conclure que le muscle forme aux dépens de sa réserve de glycogène le combustible nécessaire au fonctionnement organique, c'est-à-dire du sucre. Ces mêmes observations prouvent clairement que le glycogène musculaire est utilisé pour la production du travail physiologique. Mais il est facile de se rendre compte que ce rôle du glycogène est très limité. Déjà les expériences de jeûne sont très affirmatives à cet égard. Il ressort, en effet, de nombreuses observations que le glycogène musculaire ne diminue que très lentement pendant l'abstinence, et il faut une diète absolue de quinze jours et plus pour voir disparaître tout le glycogène des muscles. Prenons un chien de 40 kilogrammes; son système musculaire représente environ les 45 p. 100 du poids de l'animal, ce qui donne environ 18 kilogrammes. Si la teneur moyenne en glycogène est prise égale à 0,4 p. 100, ce qui d'après mes recherches est exagéré, tout le glycogène musculaire de ce chien pèserait à peu près 72grammes; si nous adoptions le chiffre le plus élevé, obtenu par O. Nasse pour quelques muscles, soit 0,9, comme moyenne pour tout le système musculaire, nous n'aurions encore que 162grammes pour tout le glycogène musculaire. Le foie d'un chien de 40 kilogrammes pèse environ 800 à 1000 grammes. En admettant même que la période d'abstinence ait été précédée par une alimentation amylacée abondante, la teneur du foie en glycogène serait d'environ 5 à 6 p. 100, donc en tout de 48 à 60 grammes. Supposons, en outre, que pendant la période de jeûne le glycogène hépatique passe graduellement dans les muscles; cet animal n'aurait toujours à dépenser, pendant tout cette période, que 70 à 80 grammes de glycogène. Il ne viendra à l'idée de personne de penser que la combustion de cette faible quantité de glycogène puisse suffir à la calorification et à toute l'activité physiologiqne de cet animal. Les conditions sont encore bien plus mauvaises chez les animaux qui ont accompli un travail forcé au début de la période d'abstinence. Il est certain, nous l'avons vu plus haut, qu'un animal qui jeûne, soumis à un travail forcé, perd tout son glycogène au bout de quelqnes heures. Or un animal qui est dans ces conditions ne périt pas après le premier jour de jeûne, et peut même vivre encore de nombreux jours, et quoiqu'il ne tarde pas à être incapable de produire un travail mécanique pénible, il ne doit pas moins, tant qu'il vit, suffire au travail physiologique intérieur, qui est loin d'être insignifiant, et régénérer constamment la chaleur qu'il perd. C'est à bon droit qu'O. Nasse a dit, dans son travail sur le glycogène musculaire : « Il est évident que le glycogène ne peut suffire au travail mécanique et qu'il faut rechercher d'autres sources de l'énergie musculaire. » Cette assertion est bien plus vraie encore lorsqu'on l'applique non seulement au travail musculaire, mais encore à l'activité physiologique de tout l'organisme. Le glycogène ne peut contribuer que pour une petite part au fonctionnement de tous les organes. Nous pouvons donc formuler la conclusion suivante : *Le sucre du sang est la source dynamique de l'activité physiologique de tout l'organisme. Le glycogène musculaire, qui constitue probablement pour les muscles une réserve formée aux dépens du sucre du sang, peut devenir, par sa décomposition, une source de force pour le muscle et l'un des agents du travail musculaire.*

Il s'agit maintenant avant tout de savoir quel sera, d'après les faits établis plus haut, le régime le plus favorable à l'accomplissement du travail interne et du travail physique et à la conservation de l'intégrité absolue de l'organisme humain, en d'autres termes, quel sera le régime le plus apte à fournir à l'économie, sous forme de sucre du sang, les forces de tension nécessaires au maintien de son intégrité.

C'est Vierordt, c'est von Voit et Pettenkofer, qui ont déterminé, en partie empiriquement, mais surtout par des expériences de jeûne et d'alimentation sur l'animal et sur l'homme, quel doit être le régime de celui-ci pour ne rien perdre de son poids; d'après von Voit, un homme vigoureux, travaillant modérément, a besoin de 118 grammes d'albumine, de 56 grammes de graisse et de 500 grammes d'hydrates de carbone; si la quantité d'albumine introduite était inférieure, la proportion des albuminoïdes dans le corps s'abaisserait au-dessous de la normale, quelles que fussent les quantités de graisse et d'hydrates de carbone absorbées. Ce régime alimentaire passa longtemps pour être conforme aux exigences physiologiques, malgré les objections opposées par Beneke, Flügge, au sujet de la grande quantité d'albumine exigée (soit en viande près de 600 grammes). Mais ces objections furent impuissantes à amoindrir le rôle prépondérant qu'on faisait jouer aux albuminoïdes dans l'alimentation. Ce rôle leur était attribué pour deux raisons; d'abord, de tous les aliments, les albuminoïdes *seuls* sont capables d'entretenir l'organisme sans l'aide d'aucune autre substance, c'est-à-dire sont *seuls* capables de lui fournir les matériaux nécessaires à la réparation des tissus et toutes les forces de tension requises; puis, tout le monde sait qu'un individu à muscles fortement développés est capable de fournir une plus grande somme de travail. Voit (1) lui-même, tout en reconnaissant que « l'étendue de la destruction des albuminoïdes n'est pas en rapport avec le travail fourni », pensait cependant « que la somme possible de travail est en rapport avec l'étendue de la destruction des albuminoïdes en tant qu'un homme vigoureux et, par suite, capable de produire plus de travail, doit conserver en état d'intégrité une plus grande masse d'organes riches en albumine (notamment les muscles) et pour ce motif doit introduire plus d'albumine sous forme d'aliments ».

(1) Voit, *Ueber die Kost in öffentlichen Anstalten*, 1876.

Mais graduellement se sont multipliées les expériences qui prouvent qu'il suffit d'une quantité moindre d'albuminoïdes pour conserver l'intégrité de l'organisme d'un homme adulte et toutes ses aptitudes fonctionnelles, à la condition que les aliments non azotés soient introduits en quantité snffisante ; je ne citerai que les expériences de Pflüger et Bohland (1), de Hirschfeld (2) et de Kumagawa (3). Ces deux derniers ont expérimenté sur eux-mêmes le régime pauvre en albumine. L'alimentation de Hirschfeld consistait en riz, pommes de terre, beurre ou lard et en bière ; il ne perdit pas de son poids et fut même en état de fournir une somme de travail importante ; comme résultat il constate « qu'un homme vigoureux peut rester d'abord pendant quinze jours, puis pendant dix jours en équilibre de matériaux azotes avec un régime qui ne comporte pas plus de 35 à 40 grammes d'albumine ». Kumagawa, expérimentant le régime européen, puis le régime mixte japonais, enfin le régime végétal, est arrivé à conclure « qu'avec un régime dont le contenu d'albumine assimilable est inférieur à la quantité d'albumine qui disparaît par le jeûne, un homme adulte peut non seulement maintenir dans l'organisme l'équilibre des azotés, mais dans certaines conditions même faire provision d'albumine, pourvu que la graisse et les hydrâtes de carbone introduits suffisent pour fournir le nombre de calories nécessaires ». Ces essais de régime ont apporté la démonstration expérimentale du fait clairement énoncé pour la première fois par M. Rubner, que les substances alimentaires peuvent se substituer les unes aux autres en proportion de la quantité de chaleur de combustion qu'elles fournissent.

Rubner (4) a justement reconnu que le rôle des aliments est de fournir au corps un nombre de calories suffisant pour l'exécution du travail physiologique. Il a constaté expérimentale-

(1) *Pflüger's Archiv f. d. ges. Physiol.*, Bd. XXXVI.

(2) F. Hirschfeld, *Untersuchungen über den Eiweissbedarf des Menschen. Pflüger's Archiv.* Bd. XLI.

(3) Kumagawa, *Vergleichende Untersuchungen über Ernährung. Virchow's Archiv*, Bd. CXVI.

(4) Max Rubner, *Die Vertretungswerthe der hauptsächlichen organischen Nahrungsstoffe im Thierkörper. Zeitschr. f. Biologie*, Bd. XIX u. Bd. XXI.

ment que chez un chien de poids donné la somme des calories formées dans l'unité de temps reste sensiblement la même, tant pendant l'abstinence que par un régime riche en albuminoïdes; pendant le jeûne, ces calories étaient fournies en majeure partie par la graisse décomposée et en plus petite partie par l'albumine détruite, tandis que dans l'alimentation par les albuminoïdes le contraire avait lieu. Il a également évalué le nombre des calories formées par les aliments ingérés chez des personnes de toute condition et a trouvé : 1° que ce nombre varie d'après le travail produit, 2° que l'albumine, la graisse et les hydrates de carbone prennent une part très variable à la formation de ces calories, selon la composition du régime.

C'est en se servant de déterminations calorimétriques qu'on a déterminé les valeurs isodynamiques des différents aliments, c'est-à-dire les poids des divers matériaux nutritifs capables de produire dans l'organisme la même quantité de calorique. Une fois qu'on a établi combien il faut de calories à un individu pour produire un travail donné, il devient facile de déterminer le régime, qui doit se composer d'une somme d'aliments capables de fournir la somme de calories nécessaire sans que l'organisme ait à en souffrir. Ce régime doit renfermer un minimum d'albumine pour remplacer la petite quantité d'albuminoïdes disparus de l'organisme par usure ; en ce qui concerne l'équilibre dynamique, dont le maintien constitue le principal rôle de l'alimentation, peu importe quelles sont les substances alimentaires introduites, pourvu qu'elles renferment le nombre de calories nécessaire.

Cette conception très juste des lois de la nutrition devient plus simple encore si l'on se rappelle que le sucre du sang est la source unique de force dans l'organisme, c'est-à-dire que c'est seul le sucre qui fournit les calories nécessaires au fonctionnement des organes. Voici donc comment se pose la question : quel est l'aliment le plus approprié pour fournir à l'organisme les matériaux nécessaires à la glycogénie? Nos expériences nous ont appris que ce sont les substances albuminoïdes et les corps gras qui par leur transformation donnent le sucre du sang ; dès lors la réponse à la question posée est aisée : il est *absolument indifférent* aux dépens de quelle substance se forme le sucre, en d'autres termes, peu importe que nous mangions de la graisse ou des albuminoïdes. Cependant si théoriquement c'est indifférent, il n'en est pas de même au point de vue pratique. Car pour former une quantité déterminée de sucre du sang, il faut une proportion très différente de l'un ou de l'autre de ces deux aliments. Pour former 100 grammes de glycose, il suffit d'environ 40 grammes de graisse, tandis qu'il faut introduire plus de 300 grammes de viande dans l'organisme pour former la même quantité de sucre. Un homme d'activité modérée, un médecin par exemple, dépense environ 2700 à 2800 calories. Pour les fournir il faut environ 760 grammes de glycose, et pour former cette quantité de glycose environ 300 grammes de graisse sont nécessaires, ou bien près de 2300 grammes de viande. Il est donc évident de prime abord que de manger exclusivement ou en majeure partie de la viande pour former le sucre du sang dont nous avons besoin pour maintenir l'équilibre de nos forces constitue une consommation de luxe. Ce luxe est double, d'abord parce que l'aliment que nous consommons coûte cher, puis parce que nous forçons l'organisme à accomplir un travail qui ne lui est utile d'aucune façon, celui de dédoubler la molécule d'albumine et d'éliminer l'azote.

Les hydrates de carbone ne prennent pas directement part à la formation du sucre du sang. Mes expériences d'alimentation par ces composés ternaires ont fait voir qu'à moins d'introduction exagérée de saccharose ou de dextrine, le sucre alimentaire ingéré directement ou formé dans le canal intestinal ne prend pas part à la glycogénie hépatique, attendu que le sang des veines sus-hépatiques est toujours plus riche en sucre que celui de la veine porte ; il est possible que le sucre d'alimentation se dépose dans le foie sous forme de glycogène. Mais comme la provision de glycogène ne répond pas à l'abondance des aliments introduits, il faut que le glycogène en excès trouve une autre destination, et il y a tout lieu de supposer qu'il se transforme en graisse. Tscherwinsky, Soxhlet, J. Munck, etc., ont établi d'une manière indiscutable que de la graisse peut se former aux dépens des hydrates de carbone. Les physiologistes en question firent des expériences sur des animaux auxquels ils donnaient, outre de très petites quantités d'albumine, des hydrates de carbone en abondance; or ces animaux devinrent si obèses qu'il n'était pas possible d'admettre que toute leur graisse venait du dédoublement des albuminoïdes.

Si donc les hydrates de carbone ne se transforment pas directement en sucre, ils arrivent à ce but par une voie indirecte grâce à la graisse qu'ils forment, et s'ils ne peuvent être mis sur le même rang que la graisse dans la série des aliments, c'est que leur transformation en graisse exige une somme de travail dont l'introduction directe de la graisse dispense l'organisme.

La conception exacte du rôle de l'alimentation nous conduit donc à cette conclusion : *que les substances albuminoïdes n'ont aucun droit au rang élevé qu'elles ont occupé jusqu'à présent dans la série des aliments tandis que, d'un autre côté, une part bien plus large doit être faite à la graisse dans l'établissement du régime alimentaire.*

QUATORZIÈME LEÇON

ÉLIMINATION DU SUCRE PAR L'URINE : *a*) A LA SUITE D'INTRODUCTION EXAGÉRÉE DE SUCRE, *b*) SOUS L'INFLUENCE DE POISONS, *c*) COMME MANIFESTATION MORBIDE.

On s'est beaucoup occupé de la question de savoir si l'urine renferme du sucre à l'état normal. Brücke et Bence-Jones considéraient ce fait comme démontré, et, sur la foi des observations de Brücke, Kühne affirmait que l'urine physiologique peut renfermer jusqu'à 0,1 p. 100 de sucre. De nombreuses expériences m'ont apporté la conviction qu'avec les moyens d'investigation qui sont à notre disposition il n'est pas possible d'affirmer d'une manière certaine la présence de sucre dans l'urine normale (1). Külz ne fut pas capable de déceler du sucre dans plus de 100 litres d'urine. Abeles a traité 300 litres d'urine par la solution chaude de chlorure de plomb, recueilli et examiné le précipité et, enfin, a obtenu une solution offrant toutes les propriétés du sucre : réduction, fermentation et déviation à droite du plan de polorisation. R. Moscatelli a traité de la même manière 50 à 200 litres d'urine provenant d'hommes *bien portants*, mais il ne put y découvrir de sucre ni au moyen de la solution de Trommer, ni par la fermentation, ni enfin par le saccharimètre.

Tout récemment, Molisch pensait avoir trouvé une méthode capable de déceler le sucre dans l'urine normale et consistant à traiter celle-ci par l'α-naphtol et l'acide sulfurique. J'ai fait voir que cette méthode n'est pas sûre, des traces de corps albumi-

(1) Seegen, *Genügen die bis jetzt angewendeten Methoden, um kleine Mengen Zucker in Harn mit Bestimmtheit nachzuweisen? Sitzungsber. der k. Akad. d. Wissensch.*, Bd. LXIV.

noïdes produisant la même réaction et l'urine normale en renfermant toujours, d'après Posner et autres. Mais chaque jour ce sont de nouvelles recherches qui ont la prétention de démontrer la présence du sucre dans l'urine physiologique. Je crois cependant que tous les physiologistes sont d'accord aujourd'hui pour reconnaître que l'urine normale ne saurait renfermer une quantité de sucre suffisante pour être décelée dans de petites quantités de ce liquide par nos moyens actuels d'analyse.

J'ai fait connaître, il y a déjà fort longtemps, une méthode permettant de déceler sûrement de très petites quantités de sucre dans l'urine. C'est l'essai dit par le charbon. On filtre l'urine sur du noir animal jusqu'à ce qu'elle soit limpide comme de l'eau. Le charbon retient totalement l'acide urique qui peut devenir une cause d'erreur; tandis qu'au contraire il abandonne une partie du sucre absorbé à l'eau de lavage. On fait plusieurs lavages et l'on examine et la liqueur filtrée et les eaux de lavage. Par cette méthode on peut *reconnaître* 0,01 *p.* 100 *de sucre avec pleine certitude.* Je n'ai *jamais* vu réussir ce procédé avec l'urine normale, et il en ressort avec évidence que si le liquide urinaire renferme du sucre, ce ne peut être qu'une quantité inférieure à 0,01 p. 100. L'homme sain rend environ 1 500 à 1 800 centimètres cubes d'urine dans les vingt-quatre heures; la plus grande quantité de sucre qui serait ainsi excrétée ne pourrait donc dépasser $0^{gr},15$ à $0^{gr},18$, car tout excédent serait facile à reconnaître.

Pavy (1) prétend avoir extrait, de 100 centimètres cubes d'urine, le sucre sous forme de saccharate de plomb (!) et en évalue la quantité à 0,027 jusqu'à 0,009 p. 100. Il pense que l'excrétion de sucre par l'urine est en rapport avec la teneur en sucre du sang, et il considère comme démontré que le sang ne peut renfermer une plus grande quantité de sucre par cela même que l'urine n'en contient qu'une quantité minime. Le sucre, d'après lui, est du reste si diffusible qu'il ne pourrait rester dans le sang et si nous admettions que le sang renferme

(1) Pavy, *On certain points connected with diabetes*, London, 1878.

du sucre, nous devrions être tous diabétiques. Or, des faits nombreux, et à peu près irréfutables, prouvent que des centaines de grammes de sucre parviennent chaque jour dans le sang sans être éliminés par l'urine. Des dispositions particulières, peut-être la structure de l'épithélinm normal des reins, empêchent donc le sucre de se diffuser lors du passage du sang dans les reins. Et tandis que Pavy pense que la présence de sucre dans l'urine prouve que le sang normal ne peut en renfermer des quantités notables, parce que ce sucre passerait aussitôt dans l'urine, nous dirons avec plus d'apparence de raison que précisément le *fait* indiscutablement établi de l'arrivée quotidienne de plusieurs centaines de grammes de sucre dans le sang, sans qu'il n'en passe dans l'urine de quantité appréciable, démontre clairement que les reins de l'organisme sain ne peuvent livrer passage au sucre.

Cependant, quoique l'urine physiologique ne renferme pas de sucre ou n'en renferme que des traces, il peut arriver que des quantités de sucre plus ou moins grandes se trouvent excrétées d'une manière anormale par le liquide urinaire. Ce sucre peut provenir de deux sources, ce peut être, *a*), du sucre alimentaire et, *b*), du sucre formé physiologiquement dans le foie.

Le sucre introduit directement ou formé dans l'estomac ou dans l'intestin grêle aux dépens des aliments est sans nul doute retenu en majeure partie sous forme de glycogène. Mais il peut arriver qu'une nourriture trop riche en sucre de canne, et particulièrement l'ingestion simultanée de grandes masses de saccharoses, détermine l'apparition d'une partie de ce sucre dans l'urine. Worm-Müller (1) a fait à cet égard d'importantes recherches sur l'homme. Pour 250 grammes de saccharose ingérés, l'urine en renfermait 0,7 à 0,8 p. 100, pour 50 grammes elle en contint 0,2 p. 100 ; l'urine ne contenait ni lévulose, ni glycose.

J'ai (2) fait plusieurs expériences sur des chiens auxquels

(1) Worm-Müller, *Die Ausscheidung des Zuckers im Harn. Pflüger's Archiv*, Bd. XXXIV.

(2) Seegen, *Ueber Zucker im Harn bei Rohrzuckerfütterung. Pflüger's Archiv*, Bd. XXXVII.

on donnait, après deux jours de jeûne, et à la fois, 100 à 120 grammes de sucre de canne en morceaux. On recueillait l'urine et on y recherchait le sucre. On y constata à la fois de la saccharose et du sucre interverti. La proportion relative de ces deux variétés de sucre ne fut pas toujours la même. Certains jours l'urine renfermait 1,1 à 1,5 p. 100 de sucre fermentescible. La proportion de sucre doué de propriétés réductrices était de 1,1 à 1,5 p. 100, tandis que la saccharose excrétée ne formait que 1/3 à 1/4 du sucre interverti excrété. Un autre jour la totalité de sucre excrété était de 7 p. 100, tandis que la proportion de sucre réducteur n'était que de 3 p. 100. Dans ce cas l'élimination de la saccharose était supérieure à celle du sucre interverti.

En somme, l'élimination totale de sucre par l'urine, quelque considérable qu'elle paraisse être à de certains jours, est faible comparativement à la quantité de sucre absorbée. Dans *une* série d'expériences on donnait 520 grammes de sucre dont 15,2 étaient éliminés, soit environ 3 p. 100. Dans une seconde série d'expériences on donnait 750 grammes de sucre et l'urine n'en contenait que $7^{gr},4$, soit 0,9 p. 100 de la quantité absorbée.

De toute façon ces essais apprennent que dans l'alimentation exclusive par le sucre de canne, une plus ou moins grande partie de ce sucre est éliminée à l'état de saccharose aussi bien que de sucre interverti.

Le sucre d'alimentation est excrété en quantité bien plus grande dans la maladie qui a reçu le nom de diabète sucré. Dans la forme légère de cette affection, c'est le sucre alimentaire seul qui est éliminé par l'urine, car la glycosurie cesse avec l'ingestion de sucre; mais la glycosurie peut être très considérable selon la gravité du cas. Dans les cas les plus légers de cette catégorie, une grande partie des aliments amylacés peut encore être utilisée dans l'organisme, tandis que dans les cas plus graves la tolérance pour les amylacés est très faible et toute ingestion d'amylacés est suivie d'une glycosurie abondante.

Mais l'économie est bien plus sérieusement influencée par

l'élimination du sucre formé dans le foie. Ce sucre, arrivé dans le sang, devient la source dynamogène de tout travail physiologique. Le sucre est pour la machine animale ce qu'est le charbon pour la machine à vapeur: c'est lui qui fournit les forces de tension qui, transformées en forces vives par oxydation, servent à la production de la chaleur et du travail mécanique.

De même qu'une machine, supposée bien construite, ne fonctionne convenablement que si l'introduction du combustible et la combustion sont réglées l'une sur l'autre et bien conduites, de même l'organisme ne fonctionne normalement que si la glycogénie et la destruction du sucre ont lieu sans perturbation et régulièrement. Tout trouble dans un sens ou dans l'autre détermine une perturbation sérieuse de l'économie. D'après l'opinion de Cl. Bernard, la teneur normale du sang en sucre ne doit pas dépasser 0,25 p. 100.

Cette opinion se fondait sur des analyses de sang faites chez des animaux rendus artificiellement diabétiques par le curare. Avant la curarisation le sang artériel renfermait 0,17 p. 100 de sucre. L'animal fut curarisé étant à jeun. La proportion de sucre s'éleva à 0,22 p. 100, mais il n'y en eut pas dans l'urine. On laissa l'animal se remettre, puis le lendemain on le nourrit abondamment et on attendit que la teneur du sang artériel fût revenue à 0,17 ; on le curarisa encore une fois ; le sang contint alors 0,26 p. 100 de sucre et on observa nettement de la glycosurie. « La limite extrême de sucre que le sang peut tolérer, dit Cl. Bernard, est donc comprise entre ces deux nombres. C'est environ 0,25 p. 100 pour le chien. » Ainsi, pour le physiologiste français il est nésessaire qu'il y ait glycémie ou surcharge de sucre dans le sang pour que ce sucre puisse être excrété par les reins, c'est-à dire pour qu'il se produise de la glycosurie.

On attribuait toujours la glycémie anormale à une formation exagérée de sucre dans le foie, et quoiqu'on ne pût fournir de preuve directe de cette suractivité glycogénique, il était plausible d'admettre que dans certaines conditions anormales une fonction organique, une sécrétion glandulaire par exemple, pût se trouver exagérée. On ne songeait jamais au second facteur, à l'accumulation possible du sucre dans le sang, et cependant il est bien évident qu'une semblable accumulation peut se produire lorsque pour une raison ou pour une autre la combustion du sucre n'est pas aussi active que la glycogénie, si, par exemple, elle est enrayée par une cause quelconque.

Or je suis arrivé à reconnaître que sous l'influence d'agents extérieurs, spécialement de quelques poisons, la destruction du sucre est entravée et qu'ainsi le second facteur, nécessaire pour le maintien de l'équilibre dans l'organisme animal, subit une perturbation notable. J'ai constaté que l'anesthésie par le chloroforme ou la morphine et que la curarisation gênent la décomposition du sucre du sang. Les expériences portèrent sur des animaux chez lesquels on prélevait du sang de la carotide avant la curarisation, puis après anesthésie ou curarisation complète. Dans quelques essais le sang carotidien fut prélevé, après la narcose, par échantillons successifs, à des intervalles plus ou moins éloignés. On dosait le sucre dans tous les échantillons.

Comme on pouvait craindre que la teneur en sucre du sang pût être altérée par ces saignées successives, j'ai fait diverses expériences préliminaires. Sur des animaux non intoxiqués on prélevait successivement trois à quatre échantillons de sang, aussitôt après les avoir liés sur la table d'expérience, puis un quart d'heure, une demie heure et jusqu'à trois quarts d'heure après. Chacun de ces échantillons était de 40 à 50 centimètres cubes. J'obtins comme résultat *constant* que tous les échantillons de sang prélevés sur le même animal *renfermaient exactement la même quantité de sucre*.

Le tableau suivant fait connaître les résultats des analyses du sang carotidien pris sur les animaux anesthésiés et curarisés :

Nos d'ordre des expériences.	Sucre du sang p. 100.	Moment de l'examen.
Chloroforme.		
I	a) 0,117	Avant la narcose.
	b) 0,200	Après la narcose.
II	a) 0,111	Avant la narcose.
	b) 0,173	Après la narcose.
III	a) 0,135	Avant la narcose.
	b) 0,155	Après la narcose.
IV	a) 0,084	Avant la narcose.
	b) 0,098	Après la narcose.
V	a) 0,137	Avant la narcose.
	b) 0,135	Après la narcose.
VI	a) 0,120	Avant la narcose.
	b) 0,129	5 min. apr. la narcose.
	c) 0,147	Au bout de 15 minutes.
	d) 0,157	Au bout de 30 minutes.
VII	a) 0,103	Avant la narcose.
	b) 0,122	5 min. apr. la narcose.
	c) 0,175	20 min. apr. la narcose.
	d) 0,333	40 min. apr. la narcose, sang complètement foncé, d'aspect veineux.
Injections de morphine.		
VIII	a) 0,137	Avant la narcose.
	b) 0,170	Après la narcose.
IX	a) 0,125	Avant la narcose.
	b) 0,278	Après la narcose.
X	a) 0,095	Avant la narcose.
	b) 0,164	Après la narcose.
XI	a) 0,144	Avant la narcose
	b) 0,202	Après la narcose.
Injections de morphine.		
XII	a) 0,180	Avant la narcose.
	b) 0,202	Après la narcose.
XIII	a) 0,117	Avant la narcose.
	b) 0,158	5 min. apr. la narcose.
	c) 0.188	20 min. apr. la narcose.
XIV	a) 0,106	Avant la narcose.
	b) 0,114	5 min. apr. la narcose.
	c) 0,149	20 min. apr. la narcose.
XV	a) 0,117	Avant la narcose.
	b) 0.158	5 min. apr. la narcose.
	c) 0,188	20 min. apr. la narcose.
	d) 0,180	30 min. apr. la narcose.
Curarisation.		
XVI	a) 0,103	Avant la curarisation.
	b) 0.113	30 min. après la curar.
XVII	a) 0,125	Avant la curarisation.
	b) 0,172	25 min. apr. la curar.
XVIII	a) 0,122	Avant la curarisation.
	b) 0,159	Après la curarisation.
XIX	a) 0,120	Avant la curarisation.
	b) 0,238	15 min. apr. la curar.
	c) 0,266	2 heures apr. la curar.
XX	a) 0,166	Immédiatement après la curarisation.
	b) 0,240	Au bout de 30 minutes.
	c) 0,280	Après 1 heure.
	d), 0,204	Après 2 heures, animal absolument exténué.

A de rares exceptions près le sang était toujours plus riche en sucre pendant la narcose ou après la curarisation qu'auparavant. La possibilité d'une suractivité de la fonction glycogénique du foie était exclue par des expériences précédemment mentionnées (p. 76). Il résultait même de ces expériences que spécialement la chloroformisation ralentissait notablement la glycogénie hépatique, puisque la différence des teneurs en sucre du sang hépatique et du sang de la veine porte était plus faible que la moyenne donnée par mes autres expériences.

Dans quelques-unes des expériences mentionnées dans le tableau ci-dessus j'ai, outre le dosage du sucre du sang carotidien, pratiqué, après la narcose, le dosage du sucre contenu dans les veines sus-hépatiques, et je constatai dans quelques cas que le sang carotidien prélevé pendant la narcose était plus riche en sang que le sang veineux pris au même moment. Ainsi, dans l'expérience XI, la teneur du sang carotidien s'était élevée de 0,144 à 0,204, tandis que le sang des veines sus-hépatiques ne contenait que 0^{gr},186 de sucre. Dans un autre essai la quantité de sucre contenue dans le sang carotidien s'éleva de 0,128 p. 100 avant la narcose morphinique à 0,278 p. 100 après elle, tandis que le sang hépatique prélevé dans la narcose n'en renfermait que 0,196 p. 100. Le fait de l'accroissement du sucre dans les échantillons de sang prélevés pendant l'anesthésie ou après la curarisation ne peut donc s'expliquer qu'en admettant *que les anesthésiques employés ou le curare entravent la décomposition du sucre du sang.*

J'ai vu, antérieurement, après ligature de la veine cave dans l'abdomen (1), la teneur en sucre du sang s'élever comme par l'anesthésie morphinique ou chloroformique et par la curarisation. Effectivement, dans toutes mes expériences antérieures sur la glycogénie, je me procurais le sang des veines sus-hépatiques par l'introduction d'une canule dans l'une des veines, par l'intermédiaire de la veine cave, au-dessus du diaphragme, et après ligature de la veine cave dans l'abdomen et dans le thorax.

Je constatai par l'effet du hasard que le sang carotidien recueilli après l'extraction du sang des veines sus-hépatiques est plus riche en sucre qu'avant et même qu'il contient plus de sucre que le sang hépatique.

Je m'assurai que ce n'étaient pas les saignées faites antérieurement qui avaient amené cet accroissement du sucre dans le sang carotidien prélevé en dernier lieu, car un essai direct me fit reconnaître qu'en faisant trois à quatre saignées de 40 gram-

(1) Seegen, *Zucker im Blute, seine Quelle und seine Bedeutung. Pflüger's Archiv f. Physiol.*, Bd. XXXV.

mes chacune sur une carotide, les différences des teneurs en sucre constatées entre ces divers échantillons ne dépassent pas la limite des erreurs possibles. Je passai ensuite en revue toutes les opérations que nécessitait l'extraction du sang hépatique, et je les éprouvai toutes au point de vue de l'augmentation de la production de sucre. La respiration artificielle, thorax ouvert, resta sans action ; la ligature de la veine cave ascendante dans le thorax n'accrut que faiblement la proportion de sang contenue dans le sang de la carotide ; en revanche la ligature de la veine cave ascendante dans l'abdomen exerça une grande influence sur l'augmentation du sucre, comme le montre le petit tableau ci-dessous, dans lequel carotide I désigne l'échantillon de sang tiré immédiatement après que l'animal a été lié sur la table, et carotide II l'échantillon prélevé après application de la ligature dans l'abdomen au-dessus des veines rénales.

CAROTIDE I.		CAROTIDE II	
Sang en centim. cub.	Sucre p. 100.	Sang en centim. cub.	Sucre p. 100.
59	0.120	39	0.289
43	0.128	59	0.172
70	0.107	100	0.242
40	0.104	36	0.246

Cet accroissement du sucre ne pouvait être interprété comme une conséquence d'une exagération de la fonction glycogénique déterminée par les manœuvres opératoires, car dans les quelques expériences où je me procurai le sang des veines sus-hépatiques par une ponction directe du foie ou par l'introduction d'une canule dans l'une des veines par l'intermédiaire de la jugulaire, le sang sortant du foie était également riche en sucre, tandis que celui de la carotide, prélevé avant et après l'extraction du sang hépatique, n'accusait que peu ou point de différence quant à la proportion de sucre, comme le montre le tableau suivant :

Nos D'ORDRE des expériences.	PROCÉDÉ EMPLOYÉ.	CAROTIDE I	VEINES hépatiques.	CAROTIDE II
I	Ponction.	0.115	0.196	0.121
II	—	0.104	0.156	0.122
III	Par l'intermédre de la jugulaire.	0.104	0.146	8.107
IV	— —	0.104	0.166	0.101

L'accroissement de sucre du système artériel constaté après la ligature de la veine cave n'est susceptible que d'une seule interprétation, *c est qu'à la suite de la ligature de la veine cave dans l'abdomen le sucre charrié par le sang des veines sus-hépatiques n'est pas décomposé aussi activement qu'à l'état normal.*

Je n'oserais hasarder une explication relativement aux causes de cet arrêt de la décomposition du sucre à la suite de l'action des poisons ou de la ligature de la veine cave. On pourrait songer à attribuer ce fait au trouble de la respiration déterminé par les anesthésiques. Mais la même cause ne saurait être invoquée dans la curarisation, car la respiration artificielle y fut entretenue avec une énergie qui ne le cédait en rien à la respiration physiologique.

Cependant il est probable que la *qualité* de la respiration influe sur les métamorphoses du sucre. Ewald (1) a remarqué que chez des chiens profondément narcotisés par la morphine, l'oxygène contenu dans le sang est diminué de moitié. L'anesthésie par le chloroforme paraît également déterminer une diminution de la différence qui existe normalement entre le sang artériel et le sang veineux quant à la proportion d'oxygène. J'ai constaté à mon tour que, particulièrement dans la narcose morphinique, le sang carotidien est beaucoup plus foncé, parfois d'aspect presque veineux, et dans ces cas le sucre se trouvait toujours accru dans la plus forte proportion. Röhrig et Zuntz observèrent, dans l'empoisonnement par le curare, une diminution colossale des oxydations. On pourrait dès lors supposer que

(1) *Archiv f. Anatomie u. Physiologie*, III, 1876.

par suite de ces empoisonnements l'hémoglobine ait perdu la faculté de fixer l'oxygène et que par là les oxydations, et en première ligne celle du sucre, se trouvent entravées. Quant à l'arrêt de la décomposition du sucre par la ligature de la veine cave dans l'abdomen, on pourrait l'expliquer en admettant que, par suite de cette ligature, du moins pendant un certain temps et jusqu'à ce que la circulation collatérale se soit bien établie, une grande partie du sang et par là une grande partie des élément porteurs d'oxygène ne peuvent parvenir dans le poumon et qu'ainsi une moindre quantité d'oxygène arrive dans la circulation. Naturellement c'est là une simple hypothèse et seules des analyses des gaz du sang, effectuées après la ligature de la veine cave, pourraient renseigner sur sa valeur.

Dans tous mes essais d'intoxication je me suis préoccupé de savoir s'il y avait du sucre dans l'urine. Je n'ai réussi que sur deux animaux empoisonnés par la morphine et le curare à recueillir de petites quantités d'urine. Chez tous les autres la vessie était complètement rétractée et ne renfermait que quelques gouttes d'urine. Dans les quatre échantillons d'urine que j'ai réussi à analyser, je pus déceler des traces nettes de sucre au moyen de mon procédé au noir animal. Dans les essais au chloroforme je ne trouvai jamais d'urine dans la vessie. J'eus cependant l'occasion d'analyser quatre échantillons d'urine provenant de malades de la clinique de Billroth, qui avaient été anesthésiés pendant vingt à cinquante minutes pour de grandes opérations; on avait eu l'obligeance de me faire parvenir en outre des échantillons d'urine des mêmes malades prélevés avant l'opération. Mon procédé d'analyse me permit de déceler du sucre dans les quatre échantillons d'urine pris après l'anesthésie; le liquide filtré sur le noir animal ainsi que les eaux de lavage réduisaient manifestement la liqueur de Fehling avec dépôt d'une couche épaisse d'oxydule de cuivre hydraté. L'urine prélevée avant l'anesthésie prit simplement la coloration habituelle, d'un jaune un peu plus intense. Il y avait donc des traces manifestes de sucre. Dès lors, si mes expériences d'intoxication ne permettent pas de parler d'un diabète provoqué par la morphine, le chloroforme ou le curare, elles prouvent néanmoins que le trouble apporté à la décomposition du sucre du sang entraîne une excrétion, si faible qu'elle soit, de sucre, et des recherches suivies permettraient de constater que toutes les glycosuries artificielles déterminées par des poisons peuvent être attribuées à un arrêt de la décomposition du sucre et à son accumulation dans le sang.

Il n'est pas impossible que l'action de certains médicaments dépende de leur influence sur la décomposition du sucre du sang. Lépine (1) vient de publier une étude très intéressante à cet égard. Il a étudié l'action de quelques antipyrétiques sur la consommation de sucre, en déterminant la teneur en sucre du sang avant et après l'administration de ces substances (chlorhydrate de quinine, antipyrine, thalline) ; il trouva cette teneur notablement plus élevée après qu'avant. Il s'agissait de savoir s'il y a dans l'économie formation plus grande de sucre ou diminution de sa consommation ; dans ce but, il dosa le sucre du sang artériel et du sang veineux retirés simultanément de leurs vaisseaux, avant et après l'administration de l'agent actif. Il trouva qu'après l'ingestion la teneur en sucre du sang veineux relativement à celle du sang artériel, était plus grande qu'avant. Lépine en conclut que sous l'influence des antipyrétiques il y a diminution de la consommation du sucre du sang. Malheureusement les différences évaluées étaient en général trop faibles pour être bien concluantes. Lépine étudia également, avec le concours de Porteret, l'action des mêmes agents sur le glycogène ; comme témoins il prit des animaux qui ne recevaient pas d'antipyrétiques. Il trouva toujours que le glycogène hépatique des animaux à l'inanition, soumis à l'action de l'antipyrine, était plus abondant que celui des animaux témoins également à l'inanition. Les conclusions que Lépine en tire relativement à la glycogénie hépatique se rattachent à l'ancienne théorie de la formation du sucre aux dépens du glycogène.

La glycogénie et la consommation du sucre dans les maladies commencent également à attirer l'attention des médecins.

(1) Lépine, *De l'action de quelques antipyrétiques sur la consommation des substances hydrocarbonées. Archives de médecine expérimentale*, 1889.

Au huitième Congrès de médecine à Wiesbaden, E. Freund a fait connaître des dosages de sucre pratiqués sur le sang de deux cancéreux. Il trouva une fois 0,17 p. 100 et l'autre fois 0,26 p. 100, et il en conclut que le sang renferme un excès de sucre dans le cancer. Ces deux observations ne sont pas concluantes, attendu que dans des dosages pratiqués chez dix personnes bien portantes (p. 101) je trouvai plusieurs fois 0,180 à 0,190 p. 100 pour la proportion de sucre dans le sang, et comme moyenne de tous les dosages 0,170 p. 100. Un fait très intéressant, en revanche, c'est la découverte en grande abondance, par Freund, dans le sang de ses deux cancéreux, d'un hydrate de carbone susceptible de se convertir en sucre.

Ces sortes de recherches n'en sont qu'à leur début ; une fois qu'on sera bien convaincu de toute l'importance de la glycogénie et des mutations du sucre pour la vie physiologique, alors seulement on reconnaîtra l'utilité d'études sérieuses dans cette direction.

QUINZIÈME LEÇON

DU DIABÈTE SUCRÉ EN TENANT COMPTE DES FAITS NOUVEAUX ACQUIS SUR LA GLYCOGÉNIE ANIMALE.

Il n'existe guère de maladie qui ait été, au même degré que le diabète sucré, l'objet des recherches combinées des physiologistes et des pathologistes. La glycosurie en constitue le symptôme le plus caractéristique. Ce symptôme a une grande importance pour le médecin, car souvent il est l'indice d'altérations graves des centres nerveux, et quelle qu'en soit la cause, il entraîne les troubles les plus graves des fonctions physiologiques et souvent conduit à une issue fatale. Le physiologiste reconnaît dans le symptôme de la glycosurie un trouble des échanges organiques normaux et si d'un côté il s'efforce de trouver la cause de cette anomalie, il espère de l'autre y trouver l'explication de maint autre phénomène physiologique.

Les théories du diabète sucré se sont toujours trouvées en relation étroite avec celles concernant la formation du sucre dans l'économie ; à mesure que les idées sur la glycogénie deviennent plus nettes, elles jettent plus de lumière sur le processus pathologique. Les premiers qui se sont occupés de cette question plaçaient les causes du diabète dans l'estomac : c'étaient les aliments ingérés qu'une digestion anormale transformait en sucre. Depuis que Tiedemann et Gmelin ont découvert la propriété de la salive de transformer l'amidon en sucre, ces théories ont perdu tout fondement sérieux. Lorsque Cl. Bernard découvrit pour la première fois en 1849 que la glycogénie constitue une fonction normale, physiologique du foie, il parut tout naturel de rapporter la glycosurie à une formation exagérée de sucre ou à une perturbation des mutations du sucre formé normalement. Quand il parut prouvé par les travaux de Pavy que la glycogénie hépatique est un phénomène cadavérique et qu'il ne se forme jamais du sucre pendant la vie, la théorie du diabète subit une nouvelle évolution conforme aux idées de Pavy. Les efforts des physiologistes et des pathologistes se portèrent dès lors sur la question de savoir comment le ferment qui, d'après Pavy, n'entre en activité qu'après la mort pour transformer le glycogène en sucre, peut arriver à jouer son rôle funeste déjà pendant la vie. Selon Schiff c'étaient des troubles de la circulation qui entraînaient l'action du ferment. Tout récemment W. Ebstein, s'appuyant sur une expérience *in vitro*, d'après laquelle l'acide carbonique exercerait une action inhibitoire sur les ferments saccharifiants, a développé une nouvelle théorie, d'après laquelle l'action des ferments et la glycogénie seraient favorisées par le ralentissement de la formation de l'acide carbonique; Pettenkofer et Voit avaient bien, chez un malade atteint de diabète grave, observé la diminution de l'acide carbonique, mais celle-ci était une *conséquence* du ralentissement des mutations du sucre, et non la cause d'une action saccharifiante anormale.

J'étais l'un des adeptes les plus fervents de Pavy, dont la doctrine du diabète me paraissait le plus conforme à l'expérience clinique que j'avais pu acquérir. Dans un grand nombre de cas j'avais constaté qu'une glycosurie minime pouvait se trouver alliée à d'autres symptômes diabétiques très graves, surtout à des troubles du système nerveux. Je pensai donc que si la glycogénie était une fonction physiologique, la production d'un léger excès de sucre ne saurait vraisemblablement déterminer des symptômes graves. Ces symptômes s'expliquaient fort bien au contraire en considérant la formation du sucre comme une anomalie et comme l'expression d'un trouble des échanges organiqnes.

Naturellement je n'éprouvais pas le moindre doute sur la réalité des faits physiologiques qui formaient la base de la doctrine de Pavy. Or j'entrepris moi-même des expériences de glycogénie et j'arrivai aux résultats exposés plus haut; ils sont diamétralement opposés à ceux obtenus par Pavy et confirment d'une manière générale l'exactitude de la découverte de Cl. Bernard, bien qu'il y ait des divergences sur des points importants, notamment sur la question des matériaux servant à la formation du sucre. Nous devons tenir compte de ces nouvelles découvertes physiologiques pour nous faire une idée juste de ce qui se passe dans le diabète. Il ne s'agit pas évidemment de bâtir une nouvelle théorie ajustée à un lit de Procuste physiologique; nous voulons voir simplement s'il est possible de mettre des *faits cliniques non douteux* en harmonie avec des *phénomènes physiologiques* non moins solidement établis.

Je résumerai une fois de plus les résultats de mes recherches avant d'entrer en matière.

1° La glycogénie est une fonction normale, absolument permanente du foie. L'existence de cette fonction, découverte par Cl. Bernard et assimilée plus tard par Pavy à un phénomène cadavérique, a été établie de nouveau et indiscutablement : *a*) par les expériences que j'ai faites en commum avec Kratschmer et qui ont démontré que le foie des animaux les plus divers enlevé sur le vivant et jeté immédiatement dans de l'eau bouillante renferme constamment 0,4 à 0,5 p. 100 de sucre; *b*) par mes propres expériences prouvant que l'accroissement du sucre dans le foie séparé du corps, accroissement allant de 0,4 à 0,5 p. 100 jusqu'à 3 p. 100 et au delà, est l'expression de la fonction glycogénique continuant après la mort grâce à la survie de la cellule hépatique; *c*) par ce fait prouvé péremptoirement par de nombreuses expériences que le sang des veines sus-hépatiques, recueilli par les méthodes les plus variées, renferme 60 p. 100 de sucre de plus que le sang amené au foie par la veine porte.

2° La quantité de sucre qui passe du foie dans la circulation dans les vingt-quatre heures est très considérable et s'exprime chez l'homme par plusieurs centaines de grammes. Ce fait est établi sur des chiffres : *a*) sur la différence des proportions de sucre contenus dans le sang avant son entrée dans le foie et après sa sortie de cet organe; *b*) sur la détermination approximative du volume du sang qui passe par le foie dans l'unité de temps.

3° Le sucre formé dans le foie se décompose sans interruption dans l'organisme. Ce qui prouve déjà cette destruction constante du sucre, c'est qu'il ne s'accumule pas dans le sang dont la teneur en sucre oscille dans d'étroites limites. La disparition du sucre ne fût-elle enrayée que pendant une heure, le sang contiendrait quatre fois plus de sucre que normalement, en admettant, bien entendu, que la formation du sucre ne subisse aucun arrêt, ce qui est probable pour bien des raisons. Du reste la décomposition du sucre est démontrée par les expériences d'isolement du foie. Au bout de trente à quarante minutes, la teneur du sang en sucre diminue de moitié ou des deux tiers; dans les expériences de Minkoswki sur des oies il n'y avait plus de trace de sucre dans le sang quelques heures après l'isolement du foie.

4° Le sucre des aliments ou les hydrates de carbone introduits avec les aliments ne prennent pas une part directe à la glycogénie hépatique. C'est ce que démontrent : *a*) l'accroissement du sucre dans le foie extrait de l'organisme sans que le glycogène subisse de variation; *b*) l'augmentation du sucre ainsi que des hydrates de carbone dans le foie maintenu vivant par du sang artériel.

5° L'albumine et la graisse constituent les matériaux aux dépens desquels le foie forme du sucre ; cela a été démontré : *a*) par voie expérimentale, car on s'est assuré que le foie est capable de transformer la peptone et la graisse en sucre ; *b*) par des essais d'alimentation, par le régime exclusif à la viande maigre ou à la graisse, et par des essais d'abstinence prolongée.

6° Contrairement au sucre du foie, la formation de glycogène offre les relations les plus étroites avec la nature de l'alimentation ; elle augmente considérablement par l'ingestion des hydrates de carbone et atteint et dépasse 10 p. 100 par l'ingestion de sucre de canne et de dextrine. Elle est faible au contraire dans le régime animal exclusif et s'abaisse à un minimum dans l'alimentation par les corps gras et dans l'abstinence prolongée.

Ces six points résument les résultats les plus importants d'expériences nombreuses et variées. Reste à savoir comment ces faits peuvent cadrer avec ceux qu'on observe habituellement dans le diabète sucré.

Nous devons remarquer avant toute autre chose *que le diabète sucré présente deux formes distinctes :* les malades de la première catégorie sont souvent bien nourris, parfois obèses, la face est généralement bien colorée; la peau n'est pas sèche, elle est parfois même humide; rarement la faim dégénère en boulimie, rarement la soif et l'émission d'urine sont exagérées. Les malades de la seconde catégorie maigrissent très rapidement, leur peau est sèche et flétrie, la face pâle ou légèrement cyanotique, les forces musculaires sont réduites à un minimum; à cela s'ajoute une boulimie insatiable; les autres symptômes du diabète, surtout la soif et la polyurie, présentent une intensité excessive. La première forme se présente le plus souvent chez des malades qui ont dépassé l'âge moyen, la seconde chez les diabétiques jeunes. Mais le caractère différentiel le plus important, c'est que les malades de la première catégorie ne présentent de la glycosurie que s'ils absorbent du sucre ou des hydrates de carbone avec leurs aliments. Dès que ces substances sont supprimées du régime, la glycosurie cesse et tous les autres symptômes de la maladie disparaissent. Chez les malades de la seconde catégorie la suppression du sucre dans les aliments n'entraîne pas la cessation de la glycosurie; celle-ci persiste même lorsque les malades sont mis au régime animal exclusif.

J'ai décrit le premier ces deux formes il y a environ vingt-cinq ans; je ne les ai pas imaginées devant mon bureau, je les ai observées cliniquement. Ce qui prouve que mes observations étaient exactes, c'est que, avec le nombre énorme de cas observés depuis lors (j'ai moi-même traité plus de 1 000 diabétiques), la division que j'ai proposée est restée en honneur et qu'elle permet dans chaque cas particulier de formuler un jugement sur la gravité de la maladie.

Çà et là, il est vrai, on a considéré ces deux formes comme de simples phases du diabète, la première forme représentant le diabète à sa première période, la seconde à une période plus avancée.

Les médecins qui ont eu l'occasion d'observer de nombreux diabétiques, Frerichs et Külz par exemple, ont maintenu les deux formes du diabète. Je ne nierai pas que plus d'une fois j'ai rencontré des cas dans lesquels la première forme passait à la seconde, mais ce ne sont là que des exceptions. J'ai vu la plupart des cas de la première catégorie persister sans changement jusqu'à la mort du malade, en d'autres termes, les symptômes diabétiques ne survenaient que par l'introduction d'hydrates de carbone et disparaissaient par l'absorption plus restreinte ou la suppression de ces aliments. D'autre part, j'ai observé de nombreux cas, notamment chez des personnes jeunes, qui dès le début présentaient les caractères de la seconde forme, avec persistance des symptômes diabétiques les plus graves. Pour tenir compte du pronostic, j'appliquai à la première forme le nom de *forme légère*, et à la seconde celui de *forme grave*, ces formes étant nettement différenciées quant à leur influence sur l'ensemble de l'organisme et sur son fonctionnement. Tandis que dans la première un régime approprié laisse subsister les conditions normales de fonctionnement et abrège à peine la vie du malade, la seconde forme entraîne rapidement la ruine de toutes les forces et comme conséquence la mort.

Des auteurs français qui ont vu beaucoup de diabétiques ont désigné ces deux formes sous les noms de *diabète maigre* et de *diabète gras*. Des auteurs anglais, tels que Pavy, Harley, etc , ont également décrit deux formes de diabète sucré.

Lorsque je partageais encore les idées de Pavy, j'avais cherché à expliquer la production de la forme légère en admettant que les choses se passaient comme dans le foie sain après la mort, qu'un ferment préexistant agissait sur le glycogène, et provoquait la formation de sucre. Pavy a du reste une manière de voir toute semblable. Pour lui le foie est un organe destiné à emmagasiner tout le sucre sous forme de glycogène pour l'empêcher d'arriver dans la circulation. Car, dit-il (1), « si le sucre parvenait dans la circulation, il devrait, grâce à

(1) *Loc. cit.*

sa grande diffusibilité, passer dans l'urine, et nous serions ainsi tous diabétiques ». En ce qui me concerne, je n'éprouvais à cette époque de réelles difficultés que pour expliquer la forme grave du diabète et je hasardai l'hypothèse que la matière amyloïde du foie offre une résistance variable à l'action des ferments selon qu'elle s'est formée aux dépens des hydrates de carbone ou des albuminoïdes. Je le supposai moins résistant dans le premier cas et susceptible par conséquent de se transformer plus rapidement en sucre et de donner lieu ainsi à la forme légère du diabète, tandis que dans le second cas il serait plus stable et opposerait plus de résistance. Les expériences que j'ai faites *ad hoc* m'ont démontré l'inanité de cette hypothèse, car le glycogène provenant du pain et celui provenant de la viande se comportaient exactement de même en présence des ferments. Du reste cette théorie, basée entièrement sur les vues de Pavy, a perdu toute valeur depuis qu'il a été établi que le sucre constitue un produit de l'activité physiologique du foie et qu'il en passe tous les jours des centaines de grammes dans le sang sans que pour cela il s'en élimine des quantités appréciables par l'urine.

Cl. Bernard (1) s'est exprimé sur la pathogénie du diabète en affirmant « que le sang ne peut renfermer au delà d'une certaine quantité de sucre; si cette quantité augmente soit par accroissement dans la formation du sucre, soit par diminution de la destruction sucrée, l'excès est nécessairement éliminé par l'urine et ainsi se trouve réalisé le symptôme principal du diabète ». Cl. Bernard considère donc la glycosurie comme la conséquence d'une glycémie exagérée, et d'après lui elle fait son apparition dès que le sucre renferme plus de 0,25 p. 100 de sucre. Mes recherches sur les diabétiques sont en désaccord avec cette manière de voir. J'ai à diverses reprises analysé le sang de diabétiques (2), après avoir préalablement établi, par dix examens de sang pris sur des hommes bien portants, que sa teneur en sucre est en moyenne égale à 0,17 p. 100.

Le tableau suivant fait connaître les résultats obtenus :

(1) Cl. Bernard, *Leçons sur le diabète et la glycogénèse animale*. Paris, 1877.
(2) *Wiener med. Wochenschr.*, n° 47-48, 1886.

Nos d'ordre	NOMS.	FORME.	SUCRE de l'urine.	SUCRE du sang p. 100.	REMARQUES.
1	Mme A.	Grave.	386 gr. (1) 355 gr. (2)	0,476 0,436 (2)	(1) En 24 heures. (2) Deuxième examen après trois semaines de séjour à l'hôpital.
2	Mme B.	Grave.	390 gr. (1)	0,377	(1) En 24 heures.
3	Mme C.	Grave.	305 gr. (1)	0,417	(1) En 24 heures.
4	M. X.	Grave.	2 %	0,341	
5	M. L.	Légère.	0,2 %	0,185	
6	M. S. P.	Légère.	traces.	0,123	
7	M. L.	Légère.	3,8 % (1) 0,6 % (2)	0,182 (1) 0,181 (2)	(1) Après alimentation mixte. (2) Après régime animal absolu pendant 2 jours.
8	M. M.	Grave.	2,4 % 1,7 % (1)	0,254 0,230 (1)	Héréditaire. (1) Deuxième examen au bout de 14 jours.
9	M. D. Z.	Grave.	0,8 %	0,233	Héréditaire.
10	M. B. S.	Légère.	0,2 % 1,4 % (1)	0,182 0,180 (1)	(1) Après alimentation par les farineux.
11	Dr M.	Grave.	3,5 %	0,480	
12	M. K.	Grave.	1,4 % 0,6 % (1)	0,314 0,192 (1)	(1) Après une diète sévère pendant 1 mois.

Si nous comparons les résultats trouvés chez les diabétiques à ceux que nous avons constatés chez des personnes bien portantes, nous voyons que dans la forme grave la quantité de sucre est bien plus grande qu'à l'état normal. Dans huit cas graves la proportion de sucre dépassait celle désignée par Cl. Bernard comme normale; dans deux cas graves la teneur était inférieure à la limite de tolérance admise par le physiologiste français. Dans la forme légère, la teneur en sucre du sang dépassait à peine le chiffre moyen déterminé par moi pour les conditions physiologiques et était inférieur au maximum trouvé chez l'homme sain; il est intéressant de constater que dans deux des cas légers la glycosurie se trouva notablement augmentée après l'ingestion de féculents en abondance, sans que la teneur du sang en sucre s'élevât. Il n'est donc pas exact de dire que la glycosurie est nécessairement la conséquence d'une glycogénie exagérée.

Reste cette question : comment pouvons-nous concilier la production du diabète avec les faits physiologiques? Il me paraît probable qu'aux deux formes de la maladie correspondent des processus pathologiques différents. Dans la première forme de diabète, le sucre éliminé par l'urine provient sans aucun doute du sucre alimentaire. Ce n'est pas là une simple vue théorique, c'est l'expresion d'une notion d'expérience ; car dès que nous supprimons l'introduction des hydrates de carbone, la glycosurie s'arrête. Il est non moins avéré que l'ingestion de sucre ou d'hydrates de carbone chez un individu bien portant détermine la formation d'une grande quantité de glycogène. Il n'y a donc que deux alternatives possibles : ou bien les hydrates de carbone introduits et transformés en sucre passent directement dans la circulation sans être utilisés par le foie pour la production de glycogène, ou bien le glycogène formé à leurs dépens ne joue pas son rôle physiologique et se trouve transformé en sucre. On ne pourrait se prononcer qu'à la condition de savoir comment se passent les choses chez les diabétiques quant à la formation du glycogène. On ne sait rien de positif à cet égard. Les recherches sur le cadavre ne peuvent éclairer sur l'état des choses pendant la vie, car le glycogène diminue dans le foie après la mort et nous ne savons pas à quel moment précis cette disparition du glycogène commence. L'observation de Frerichs, qui trouva du glycogène dans une parcelle de tissu hépatique obtenue lors d'une ponction du foie chez un diabétique, ne prouve rien, car dans ces conditions on n'obtient guère qu'un atome de glycogène. Des observations faites dans diverses variétés de diabète artificiel sont plus importantes à ce point de vue. Ainsi Langendorf (1) ne put obtenir de diabète artificiel par la strychnine que chez les grenouilles dont le foie était riche en glycogène, et il constata qu'après la cessation du diabète le foie de ces grenouilles ne contenait presque plus de glycogène, tandis que celui de témoins en était surchargé. Diverses expériences de Luchsinger (2) ont de plus permis de constater que la piqûre du plancher du quatrième ventricule ne produit pas de résultat si l'on opère sur des animaux dont le foie ne renferme pas de glycogène, sur des animaux inanitiés par exemple, et que l'effet de

(1) *Du Bois-Raymond's Archiv f. Physiol.*, 1886.
(2) *Loc. cit.*

le piqûre est passager si le foie ne contient qu'une petite quantité de glycogène, d'où il conclut que le sucre se forme dans ces cas aux dépens du glycogène. Quelle que soit du reste la cause de la glycosurie, que ce soit l'impossibilité pour le foie de transformer les hydrates de carbone en glycogène ou celle de conserver ce glycogène et de l'utiliser normalement, nous sommes toujours amenés à attribuer le diabète à une altération de la cellule hépatique, et *on doit dès lors considérer la forme légère du diabète comme résultant d'une incapacité de la cellule hépatique de faire subir aux hydrates de carbone alimentaires leurs transformations normales.*

On pourrait donc désigner cette forme de diabète sous le nom d'*hépatogène.* Il ne s'agit pas ici, qu'on ne l'oublie pas, d'une lésion hépatique reconnaissable à l'œil nu; au contraire l'expérience nous a appris que les altérations anatomiques les plus étendues et les plus graves du foie ne déterminent pas de diabète, tandis que les nombreuses autopsies de diabétiques n'ont jamais fait découvrir la moindre lésion du parenchyme. Nous ne pouvons que soupçonner une inhibition de l'activité fonctionnelle des cellules hépatiques qui ont pour rôle de former du glycogène; mais dans l'état actuel de nos connaissances il n'est pas possible de dire comment cette inhibition a lieu ni quelle est la lésion anatomique ou chimique qui sans nul doute caractérise ce trouble fonctionnel.

Le glycogène ne joue aucun rôle dans la seconde forme du diabète. La glycosurie se produit sans qu'une trace d'hydrates de carbone soit introduite, et il n'y a guère lieu de douter que ce soit ici le *sucre de foie* normalement formé qui se trouve éliminé en plus ou moins grande quantité par l'urine. Le sucre provenant du foie subit une oxydation constante dans l'organisme, comme nous l'avons prouvé. Il est évident que cette destruction du sucre ne se fait pas dans un organe seulement, mais selon toute vraisemblance dans l'économie entière. Grâce à cette oxydation, les forces de tension se trouvent transformées en forces vives, qui constituent la source de la calorification et du travail mécanique.

La glycosurie est donc l'indice d'un ralentissement des décompositions du sucre, en d'autres termes : La glycosurie indique *que toute l'économie ou une partie plus ou moins grande de ses éléments ont perdu la faculté de détruire le sucre du sang.* Ainsi, tandis que dans le diabète de la première forme l'aptitude fonctionnelle d'*un seul* organe est mise en question, dans le diabète de la seconde catégorie *toutes les cellules de l'organisme ont perdu une de leurs aptitudes fonctionnelles les plus importantes.* Il en résulte naturellement que ces deux formes de diabète présentent une valeur pronostique bien différente, justifiée par l'observation clinique. La première forme constitue une maladie relativement légère. Si les malades évitent l'usage des hydrates de carbone et ont les moyens de se nourrir avec d'autres aliments en quantité suffisante, ils peuvent vivre très longtemps, malgré leur affection latente, et se trouver dans un état de santé très tolérable. L'observation est ici complètement d'accord avec les idées théoriques que nous avons sur la nature de la maladie. La cellule hépatique a perdu la propriété de mettre en œuvre le sucre introduit et de l'ajouter à la provision de glycogène. Par suite, une substance de réserve, d'une valeur inappréciable, est perdue pour l'organisme. Mais l'activité fonctionnelle d'aucun organe indispensable à la vie ne se trouve influencée.

Il en est tout autrement des diabétiques de la seconde catégorie. Ceux-ci non seulement sont amaigris, mais perdent en très peu de temps leurs forces et leur énergie; leurs muscles ne peuvent plus fournir de travail; le moindre effort les fatigue, leur calorification est abaissée, ils ne peuvent opposer de résistance à la moindre atteinte morbifique et succombent rapidement. Ces faits concordent exactement avec l'idée que nous nous faisons de la nature de cette maladie. La décomposition du sucre constitue la condition la plus importante de la vie normale et physiologique. L'activité fonctionnelle de l'organisme est liée à cette décomposition; du moment qu'elle subit un ralentissement de cause quelconque, l'activité fonctionnelle diminue également et l'organisme périt aussi vite que s'éteint une lampe privée d'huile ou incapable d'utiliser celle qu'on y verse.

Nous ne savons pas encore comment s'opèrent les changements qui entraînent à leur suite le diabète de l'une ou de l'autre catégorie. Mais l'expérience nous a appris que les troubles nerveux en constituaient certainement l'une des plus importantes conditions étiologiques. C'est ce que l'on peut constater dans quatre-vingt-dix cas sur cent. J'exclus, bien entendu, les affections graves des centres nerveux, parfois associées à du diabète. C'est là une coïncidence rare, mais le plus souvent on observe des anomalies que tout praticien rapportera à un trouble nerveux, même en l'absence de toute lésion anatomique. Dans les nombreux cas de diabète héréditaire on voit toujours, dans la famille des malades, des membres atteints d'affections psychiques, surtout de mélancolie, qui souvent conduit au suicide, tandis que d'autres sont diabétiques. Comme causes les plus certaines du diabète nous trouvons généralement les affections morales dépressives, de profonds chagrins, un shock à la suite de quelque grand malheur, en un mot pour le médecin familiarisé avec cette maladie, il n'est pas douteux que dans la majorité des cas le diabète a pour cause principale des troubles nerveux. Cela peut s'appliquer à des cas de la première catégorie, mais est vrai surtout de ceux de la seconde. Il n'est pas absurde, au point de vue physiologique, de supposer que de semblables troubles puissent diminuer l'énergie vitale de la cellule. Je ne m'étendrai pas davantage sur ce sujet, que l'absence de données bien positives laisse encore obscur. Je veux simplement faire ressortir que l'observation clinique ne se trouve pas en désaccord avec nos vues théoriques. Il n'est pas douteux qu'il existe d'autres causes du diabète sucré. Je renverrai, par exemple, aux travaux de Minkowski et de von Mering, qui paraissent fournir la confirmation expérimentale de l'ancienne doctrine rattachant certains cas de diabète sucré à des maladies du pancréas. Cependant nous ne saurions expliquer la connexité de ces deux ordres de phénomènes.

Pour ce qui est du traitement du diabète, nous ne possédons aucun moyen spécifique, et aucun des agents thérapeutiques proposés jusqu'à ce jour n'a montré une efficacité réelle. Parmi les moyens relativement favorables nous citerons la morphine et l'eau de Carlsbad. La morphine diminue incontestablement la glycosurie, et cela dans les deux formes du diabète. Mais cet effet cesse lorsqu'on cesse l'usage du médicament. L'usage de l'eau de Carlsbad n'est d'une utilité réelle que dans la forme légère du diabète, et autant que j'ai pu en juger, l'action de cet agent consiste à augmenter la tolérance pour les aliments amylacés et à la maintenir pour un certain temps. Dans l'esprit de notre théorie cela s'explique par une action spéciale du médicament sur la cellule hépatique qui sous son influence retrouve la faculté d'utiliser les amylacés introduits ; si nous nous rappelons que l'eau de Carlsbad exerce certainement une action favorable sur toutes les fonctions du foie, il ne paraîtra pas extraordinaire qu'on lui attribue une influence analogue sur la forme légère du diabète, c'est-à-dire sur le diabète hépatogène.

Le régime est bien plus important que toute espèce de médication. L'exclusion plus ou moins systématique des aliments sucrés ou féculents ne manque pas d'amender les symptômes de la forme grave du diabète, tandis que dans la forme légère il abolit totalement la glycosurie et avec elle fait disparaître les autres symptômes du diabète. Comme on le sait, par une interprétation erronée de ce fait, un grand nombre d'auteurs attribuent au régime bien réglé une valeur curative. Je ne puis partager cette manière de voir ; je ne saurais me figurer la guérison du diabète autrement que comme une cessation de la glycosurie, ne se reproduisant pas même lorsque la quantité d'aliments amylacés introduits est la même que chez un individu bien portant. Je n'ai jamais observé *aucun* cas de ce genre et, d'après mon expérience personnelle, les malades ne restent bien portants qu'à la condition de rester soumis au régime. Avec l'introduction des aliments sucrés ou amylacés la glycosurie reparaît et avec elle tous les symptômes du diabète.

Lorsque je publiai les résultats de mes expériences d'alimentation sur les animaux et démontrai que le sucre du foie se forme aux dépens de la graisse et de la viande, un grand nombre de médecins, me demandèrent de quel droit on recommandait aux diabétiques comme inoffensif le régime gras et animal, du moment que ce genre d'aliments fournit précisément les matériaux nécessaires à la formation du sucre. Avant tout je rappellerai que l'expérience apprend, mille fois pour une, que les cas de la forme légère s'améliorent dès que les hydrates de carbone se trouvent exclus de l'alimentation et que le régime est composé exclusivement de graisse et de viande. Tout praticien expérimenté a eu l'occasion d'observer des diabétiqnes qui au début avaient 5 à 6 p. 100 de sucre dans l'urine. Un régime sévère étant prescrit, le sucre disparaît de l'urine au bout de quelques jours et avec lui disparaissent tous les symptômes diabétiques, en particulier le plus pénible pour le malade, la soif et la polyurie. L'effet paraît merveilleux au malade. En admettant donc qu'il y eût contradiction entre l'observation clinique et les faits physiologiques les mieux établis, il faudrait cependant s'incliner devant la première et laisser à l'avenir le soin d'expliquer ce désaccord. Mais en réalité il n'y a pas de contradiction et d'après notre théorie du diabète ces deux ordres de faits s'accordent très bien. Dans la forme du diabète où l'exclusion des hydrates de carbone est suivie d'un effet si favorable, c'est-à-dire fait disparaître la glycosurie, ce n'est pas le sucre formé dans le foie qui se retrouve dans l'urine ; c'est au contraire le *sucre alimentaire*, celui qui dans l'économie normale est mis en réserve sous forme de glycogène. Du moment qu'on cesse d'introduire du sucre avec les aliments, la glycosurie doit nécessairement s'arrêter. La viande et la graisse, qui fournissent exclusivement les matériaux du *sucre hépatique*, ne sauraient qu'être utiles aux diabétiques de cette catégorie et peuvent leur être donnés à l'exclusion de tout autre aliment, attendu que pas un atome du sucre formé dans le foie ne passera dans leur urine. Dans les cas graves de *cette même* catégorie, il faut exclure impitoyablement *tous* les hydrates de carbone, car la plus petite parcelle de sucre introduite avec les aliments reparaîtrait dans l'urine. Dans les cas plus légers, lorsqu'il y a encore une certaine tolérance à l'égard du sucre introduit, il n'est pas nécessaire de proscrire aussi sévèrement les hydrates de carbone. Ici encore l'observation est d'accord avec la théo-